KB181516

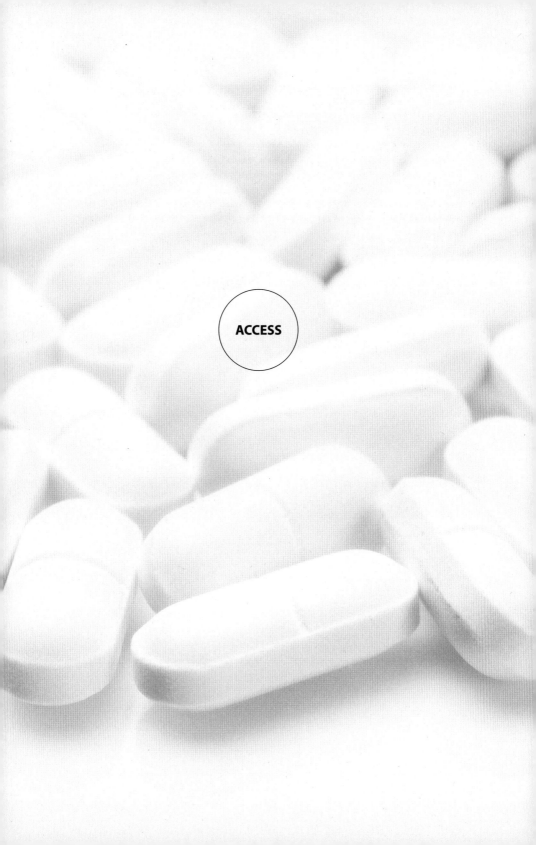

ACCESS

ACCESS: How do good health technologies get to poor people in poor countries?

by Laura J. Frost and Michael R. Reich

Copyright ⓒ 2008 by President and Fellows of Harvard College

Korean translation edition ⓒ 2013 by Humanitas Publishing Company

Published by arrangement with Harvard University Press, Massachusetts, USA

Through Bestun Korea Agency, Seoul, Korea. All rights reserved.

의료 접근성

가난한 나라에는 왜 의료 혜택이 전해지지 못할까

1판1쇄 | 2013년 10월 25일

지은이 | 로라 J. 프로스트, 마이클 R. 라이히
옮긴이 | 서울대학교 이종욱글로벌의학센터

펴낸이 | 박상훈
주간 | 정민용
편집장 | 안중철
책임편집 | 윤상훈
편집 | 이진실, 최미정, 장윤미(영업 담당)
업무지원 | 김재선
표지 디자인 | 박대성

펴낸 곳 | 후마니타스(주)
등록 | 2002년 2월 19일 제300-2003-108호
주소 | 서울 마포구 합정동 413-7번지 1층 (121-883)
전화 | 편집_02.739.9929/9930 제작·영업_02.722.9960 팩스_02.733.9910
홈페이지 | www.humanitasbook.co.kr

인쇄 | 천일_031.955.8083 제본 | 일진_031.908.1407

값 20,000원

ISBN 978-89-6437-194-7 93510

이 도서의 국립중앙도서관 출판시도서목록(CIP)은 e-CIP홈페이지(http://www.nl.go.kr/ecip)와
국가자료공동목록시스템(http://www.nl.go.kr/kolisnet)에서 이용하실 수 있습니다.
(CIP제어번호: CIP2013019550)

의료 접근성

• 가난한 나라에는 왜 의료 혜택이 전해지지 못할까

로라 J. 프로스트 · 마이클 R. 라이히 지음 | 서울대학교 이종욱글로벌의학센터 옮김

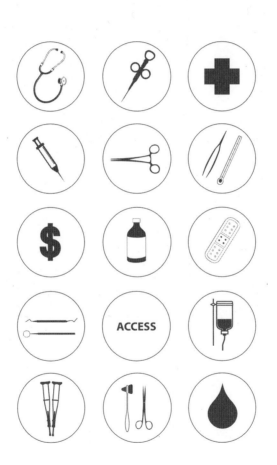

후마니타스

일러두기

1. 한글 전용을 원칙으로 했다. 고유명사의 우리말 표기는 국립국어원의 외래어 표기를 따랐다. 그러나 관행적으로 굳어진 표기는 그대로 사용했으며, 필요한 경우 한자나 원어를 병기했다.
2. 본문의 대괄호([ ])와 각주는 옮긴이의 첨언이다.
3. 원서에서 이탤릭 표기는 고딕체로 표시했다.
4. 주요 용어에 대한 설명은 '용어 해설'에 담았고, 원서에 있던 사항에 더해 옮긴이가 추가했다. 찾아보기 중 용어 해설과 겹치는 항목에는 위첨자 기호(예 : 접근성 향상 전략*)를 달았다.

한국어판 서문

이 책의 한국어판 출간은 한국에는 매우 경사스러운 시기에 이루어진 듯하다. 한국은 1996년 경제협력개발기구OECD에 가입한 지 불과 10여 년 만인 2009년 경제협력개발기구 개발원조위원회DAC 회원국이 되었다. 60여 년 전만 해도 한국은 전쟁으로 황폐화된 최빈국 가운데 하나였다. 개발원조위원회는 한국의 국제 원조 활동이 개발원조위원회의 기준을 충족하는지 검토하고, 한국을 회원국으로 최종 승인했다. 한국은 원조 수원국受援國에서 원조 공여국으로 탈바꿈했을 뿐만 아니라, 오늘날에는 국제 무대에서 솔선수범해 개발과 원조를 향상하는 데 애쓰고 있다.

물론 한국이 원조 선진국 모임인 개발원조위원회에 가입한 사실만으로는 개발 원조 현장에 만연한 심각한 문제들을 해결할 수는 없다. 최근 수년간 국제적으로 '원조의 효율성'에 대해 큰 관심이 모이고 있으며, 원조에 참여하는 모든 이들이 이른바 [원조 자금으로 물품을 구매할 때 수원국은 공여국에서 생산한 물품만 사용한다는 조건이 붙는] 구속성 원조, [중장기적 전망이나 목표가 결여된] 단기 목표, [불투명한] 지속 가능성, [수원국의 프로그램에 조응하기보다 공여국의 관심을 중심으로 좁은 영역에 국한해 지원하는 방식의] 프로젝트 중심 사고, [수원국이 자율적으로 마련하기보다는 공여국에 의해] 강요된 해결책, 공여자 사이의 [과도한 원조] 경쟁이나 [조율 부족으로 말미암은] 중복 원조, 이와 같은 난관들을 해결해 가기 위한 [원조 공여국과 지원 기관 사이의] 협의와 조정이 부족하다는 점에 이르기까지 여러 가지 문제점을 시인하고 있다. 그러나 이런 문제점들의 본질에 대한 의견은 일치하는 반면, 효과적인 해결책이 무엇인지에 대해서는 합의에 이르지 못하고 있다. 그러므로 개발원조위원회의 새로운 회원국이 된 한국은, 원조 수원국과 원조 공여국의 양면을 모두 경험했다는 독특한 역사를 바탕으로, 오래된 미궁에서 빠져나오기 위해 필요한 새롭고 독창적인 관점을 제공할 수 있을 것이다. 한국에 희망을 거는 부분 또한 여기에 있다.

이 책은 여러 가지 의료 기술들이 어떻게 빈곤 국가의 가난한 사람들의 복지를 향상할 수 있는지에 대해 고찰했다. 혁신적인 기술 자체는 빈곤국의 건강을 증진하는 요소 가운데 하나이다. 많은 국가들의 사례에서 관찰되었듯이 의료 기술은 건강을 증진하는 데 필요조건이기는 하나, 그 자체만으로는 충분조건이 될 수 없다. 기술 사용을 물리적으로 가능하게 하는 방침만으로는 대중의 건강을 증진하는 효과를 기대하기 어렵다. 그 밖에도 수많은 장애 요인들이 극복되어야 하고, 여러 필요조건들이 언급되어야 하며, 각 해결책들은 해당 수원국의 실정에 맞게 개발되고 적용되어야 한다. 이 책은 이런 과정들을 분석하기 위한 기본 틀과 함께 빈곤국에 의료 기술을 도입했을 때의 성공 사례 및 문제 사례를 제공한다. 우리는 이런 기술적·분석적 접근이 장차 한국이 개발 공여국의 역할을 확대하는 데 도움이 되기를 바란다.

마지막으로 이 책을 번역하는 데 힘써 준 이들에게 감사를 표한다. 우리는 각 주제와 공중 보건에 대한 그들의 공헌과 헌신을 높게 평가한다. 그리고 '접근성'에 대한 이 책의, 한국 내 접근성을 높이고자 한 그들의 노고에 감사하는 바이다.

2013년 9월 1일
마이클 라이히

머리말

　우리는 공중 보건의 역사에서 특별한 시기에 살고 있다. 질병과 싸우고 삶을 향상시킬 기술이 이토록 발전한 적은 없었다. 그렇지만 이런 기술들이 가장 필요로 하는 사람들에게 이르지 못한다면 의학에서의 이런 기술 발전은 아무런 의미가 없다. 오늘날 최빈곤 국가의 사람들 수백만 명이 효과적인 백신과 약품, 여러 구명救命 도구들에 접근하지 못하고 있다.

　보건 의료 기술에 대한 전 세계적인 접근성을 보장하는 과정은 복잡하다. 그렇지만 이런 과정들이 성공할 수도 있다는 증거들이 나타나고 있으며, 이 책에서도 이를 확인할 수 있다. 그런 노력이 성공하기 위해서는 흔들림 없는 리더십, 혁신적인 발상에 걸맞은 세심한 계획, 장기간의 헌신이 필요하다.

　우리는 전례 없는 규모의 성공들을 목도했다. 5년 전까지만 해도, 아프리카에서 HIV 약에 접근할 수 있다는 것은 환상에 불과했으나 오늘날 GFATM(AIDS·결핵·말라리아 퇴치 국제기금)이나 PEPFAR(AIDS 경감을 위한 [미국] 대통령 긴급방안)와 같은 기구들이 치료법을 가장 필요로 하는 수백만의 사람들에게 치료약을 전달하고 있다. 이와 동시에, GAVI(세계백신면역연합)는 전 세계의 예방접종률을 사상 최고치로 올리고자 각국 정부들과 백신 제조사들을 한자리에 모았다.

　우리의 당면 과제는 이와 같은 최근의 진보에서 출발한다. 빌 앤드

멀린다 게이츠재단Bill & Melinda Gates Foundation(이하 게이츠재단)은 새로운 보건 의료 도구를 발견하고 개발하는 데 상당 부분 초점을 맞추고 있지만, 이 새로운 기술을 누리지 못하고 있는 사람들에게 빠르게 전달되도록 보장하는 데도 헌신하고 있다. 이 책에 담긴 사례연구들과 개념 틀은, 보건 의료 해결책[신기술들의 접근성을 높여 가는 과정에서 재단이 잘 대응할 수 있도록 도와줄 것이다. 이 책에서 분석하고 서술한 내용들이 우리와 같은 일을 하려는 이들에게 도움이 되리라 믿는다.

　나는 앞으로 수년간 발전의 속도는 지속될 것이라 기대한다. 헌신과 독창성으로, 우리는 건강하고 생산적인 삶을 사는 데 필요한 도구들에 모든 사람들이 접근할 수 있는 세계를 만들 수 있다.

게이츠재단 세계보건프로그램 의장

의학박사 다다타카 야마다

서문

　이 책은 좋은 보건 의료 기술이 존재한다는 것만으로 빈곤 국가의 가난한 사람들을 건강하게 만들 수 없다는 단순한 현실 인식에서 시작되었다. 지난 몇 년간 이런 인식에 동의하는 이들이 전 세계적으로 늘고 있다. 국제 보건을 위한 신기술 개발을 지원하는 데 엄청난 자금을 투자하고 있는 게이츠재단 역시 이에 동의하는 국제 보건 분야 단체 가운데 하나이다. 2005년 초 『랜싯』 *Lancet* 은 게이츠재단이 기술 개발에만 지나치게 집중하고 있다고 비판한 바 있다. 이들은 게이츠재단이 "경제적·사회적·정치적 맥락을 전혀 고려하지 않고 오직 기술적 개입의 결과로만 건강을 이해하고 있다."고 주장했다.[1] 역설적이게도, 거의 같은 시점에, 재단은 이런 현실적인 문제들을 도와줄 것을 우리에게 요청해 온 상태였다. 게이츠재단의 지원 아래 개발 중인 50여 개 상품들이 건강 증진에 잠재력을 발휘할 기회를 더 주기 위해 재단은 무엇을 할 수 있을 것인가? 특히 그들은 구체적인 사례연구를 통해 경제적·사회적·정치적 맥락을 탐색해 줄 것을 요청했다. 이 책은 그 결과물이다.

　얼마 전부터 게이츠재단은 기술을 개발하는 것만으로는 사람들의 건강 상태를 증진하는 데 충분하지 않다는 것을 깨달았다. 이런 인식은 미국 국영 라디오 방송에서 게이츠재단의 지원을 받는 사업의 협찬 발표에 반영되어 있다. "생명을 구하는 의료 기술이 발달해, [이를] 가장 필요로 하는 사람에게 반드시 도달할 수 있도록." 2005년 5월 16일 열린 세계보건총회World Health Assembly, WHA에서 빌 게이츠가 연설한 논점도 비슷했다. 그는 "세계는 더 많은 생각과 자금을 (단지 기술을 발견하는 것이 아니라) 기술 전달에 써야 한다."고 말했다.[2] 뒤이어 게이츠재단은 세 개의 부서 — 발견·개발·전달 — 로 조직을 개편했는데, 이는 필요로 하는 사람에게 기술을 전달하는 과정이 매우 중요하다는 점을 강조하기 위해서였다.

우리는 2005년 3월부터 전 세계의 빈곤층 질병과 싸우는 기술들을 성공적으로 도입하는 방법을 더 잘 이해하고, 효율적으로 계획하기 위해 이 프로젝트를 시작했다. 프로젝트 내내 우리는 이 작업을 위해 배정된 게이츠재단 내의 팀과 소통했다. 우리는 다양한 범위의 기술을 보여 주는 사례연구들을 정리하면서, 빈곤 국가에 좋은 의료 기술을 도입하는 과정에서 직면하는 도전들을 정리할 기본 틀을 만들자는 데 동의했다. 우리는 분석 내용을 보여 주고 멋들어진 파워포인트 슬라이드 뭉치를 남기는 여느 컨설팅 회사 식의 접근법은 피하려고 했다. 게이츠재단은, 빈곤 국가에 의료 기술의 접근성을 만들어 내면서 생기는 중층의 복잡성을 잘 전달하기 위해, 맥락과 역사적 세부 사항들이 잘 살아나면서도 확실한 학술적 연구에 기반을 둔 일련의 이야기 소개 형식의 서술들을 만들어 내도록 요구했다. 우리는 단순한 해답을 찾고 있는 것이 아니었다. 폭넓게 적용되는 교훈을 발견하려고 노력하면서 접근성의 격차에 대해 고민하는 전 세계의 다양한 재단, 공여 기관 등에 지침을 제공하기를 바랐다. 이런 사례들을 '접근성 이야기'라고 불렀는데, 여기서 다양한 주제와 교훈들을 이끌어 냈다.

마이클 R. 라이히Micheal R. Reich와 로라 J. 프로스트Laura J. Frost는 연구 팀의 두 선임 연구원이다. 라이히는 2005년 7월까지 하버드 대학 인구 및 개발 연구센터의 책임자로 근무하고 이후 안식년 동안 멕시코 국립 공중위생연구소Instituto Nacional de Salud Pública에서 근무 중이다. 프로스트는

2006년 6월까지 프린스턴 대학 보건 및 복지 센터에서 연구와 강의를 하고, 그 후 2년간 콩고에서 근무 중이다. 프로젝트의 첫 두 해 동안, 하버드에서 박사 후 과정을 마친 일라베닐 라미아Ilavenil Ramiah가 연구팀에 속해 있다가 제노바의 유엔에이즈계획UNAIDS으로 옮겨 갔다. 게이츠재단 안에서 주로 함께 작업한 이는 한나 케틀러Hannah Kettler, 댄 크레스Dan Kress였다. 작업하는 내내 유익한 조언과 비판, 따뜻한 유머로 우리를 이끌었고 지원을 아끼지 않았다. 또한 2006년 게이츠재단의 세계보건프로그램Global Health Program 책임자로 온 이래 연구팀을 열성적으로 지원해 준 다다타카 야마다Tadataka Yamada에게도 감사드린다.

우리는 이 책을 검토하고 세심하게 조언해 준 많은 전문가들에게 감사하고 싶다. 조지프 쿡Joseph Cook, 시빌 엥Sybil Eng, 더크 엔젤스Dirk Engels, 스콧 고든Scott Gordon, 더그 홀츠먼Doug Holtzman, 다이 호즈미Dai Hozumi, 카린 재퀸Karin Jacquin, 하이디 라슨Heidi Larson, 칼라 리Carla Lee, 카일 피터슨Kyle Peterson, 로라 라이헨바흐Laura Reichenbach, 앨런 샤피라Allan Schapira, 크레이그 샤피로Craig Shapiro, 베로니카 워츠Veronika Wirtz, 캐서린 울프Katherine Wolf, 패트릭 주버Patrick Zuber 등은 개별 장에 대해 조언해 주었다. 리처드 캐시Richard Cash, 마이클 고로프Michael Goroff, 조엘 람스타인Joel Lamstein, 아데토쿤보 루카스Adetokunbo Lucas, 조지 자이덴스타인George Zeidenstein 등은 전체 원고를 검토하고 지적해 주었다. 또한 우리의 면담 요청을 수락하고 귀한 시간을 내어 각 사례에 대한 이야기를 들려준 분들에게 특히 감사드린다. 내용을 검토하고 책을 출간하기로 결정하는 과정에서 하버드 대학 보건대학원의 배리 블룸Barry Bloom과 하버드 대학 인구 및 개발 연구센터의 리사 버크먼Lisa Berkman이 베푼 친절한 지원에 감사드린다.

이 책을 준비하는 데서 보조 연구원과 편집자 들의 지원은 각별했다. 베스 앤 프랫Beth Anne Pratt, 제니퍼 난니Jennifer Nanni, 태코 프로스트Taeko

Frost는 로라 프로스트의 사례연구를 지원해 주었다. 제임스 해머슬리James Hammersley는 프라지콴텔을 다룬 3장의 초고 작업에 기여했다. 세라 하디 Sarah Hardy는 2007년 초와 2008년 초 각 장을 교열해 주었고, 제시카 퍼 킨스Jessica Perkins는 2007년 여름 전체 원고를 살피며 부족한 점을 지적해 주었다. 메건 리디Meghan Reidy는 사진들을 모아, 그 사용을 허가받는 일을 도왔다. 세라 티민스Sarah Timmins는 참고 문헌을 조사하고 정리해 주었다. 캐럴 마글리타Carol Maglitta는 표와 그림 작업 및 표지와 본문 디자인을 담 당하며 제작 과정의 전반을 총괄했다.

우리는 전체 내용을 공동으로 집필했지만, 각각의 장을 약간씩 다른 방식으로 작성했다. 로라 프로스트가 2장과 9장을 주도적으로 집필하고, 마이클 라이히가 1장의 초고를 집필했다. 로라가 4장부터 7장을 집필하 고 마이클이 수정했다. 마이클은 프라지콴텔에 관한 3장을 (주혈흡충증관 리기구의 앨런 펜위크Alan Fenwick, 하워드 톰슨Howard Thompson과 함께) 집필하고 로라가 수정했다. 로라가 여성형 콘돔을 다룬 8장을 베스 앤 프랫과 공 동 집필하고 마이클이 수정했다. 모든 장은 2006년 초고가 나온 이후 논의와 수정을 거쳐 여러 차례 개고를 거듭했다. 마이클과 로라는 이렇 게 원고를 교차 검토함으로써 묘사 방식과 분석 틀을 서로 맞춰 갔다. 필자들은 늘 원고를 가지고 다녔으며, 대륙과 국경을 넘나들어 휴대·유 선·인터넷 전화와 이메일, 문자 메시지를 통해 의견을 교환했고, 가끔 은 직접 만나 논의하는 등 집필에 최선을 다했다.

이 책은 빈곤 국가의 가난한 사람들을 위한 좋은 보건 의료 기술의 접근성 문제가 제기되고 해결될 수 있으며, 그들에게 실질적인 이익을 반드시 가져다줄 수 있다는 우리의 깊은 믿음을 잘 나타내고 있다. 우리 두 사람은 접근성 주제에 관해 다양한 공공 및 민간 영역에서 지난 20여 년간 협력 단체들과 작업해 왔다. 이 책은 어떻게 진보가 성취되는지 그리고 어떻게 하면 지금보다 더 빨리 그것을 이룰 수 있는지를 보이려는 우리 공동의 노력을 나타내는 것이기도 하다.

마지막으로 이 프로젝트를 수행했던 지난 몇 년간 집필에 전념할 수 있도록 아낌없이 지지해 준 가족들에게 감사를 전한다.

2008년 5월

콩고민주공화국 킨샤샤에서 로라 프로스트

미국 매사추세츠 주 브루클라인에서 마이클 라이히

1

접근성이란?

The Issue of Access

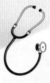

개발도상국의 많은 사람들이 보건 의료 기술의 접근성 문제에 직면해 있다. 이런 기술에는 HIV 항抗바이러스제처럼 생명을 구하는 의약품과 항천식제처럼 삶의 질을 향상하는 의약품이 포함된다. 또한 상당수의 부모들이 아이가 질병에 걸릴 위험을 막을 수 있는 예방접종의 혜택을 받지 못하고 있다. 게다가 전염성 질환과 만성질환에 대한 진단, 살충제 처리된 모기장 같은 예방 기술, 콘돔과 피임약 같은 피임 방법 등 기존의 다양한 보건 의료 기술의 접근성도 제한되어 있다. 1995년 세계보건기구WHO는 세계 인구의 약 3분의 1인 17억 명가량이 필수 의약품과 백신에 지속적으로 접근하지 못한다고 추정했다.[1] 실제로 이 같은 추정은 1980년대 중반부터 지속되어 왔으며, 그 뒤로도 상황은 크게 달라지지 않았다.[2]

접근성을 가로막는 가장 큰 장애 요인은 비용 문제이다. 경제적 제약은 일반 대중이나 정책 분석가들 대부분이 가장 먼저 떠올리는 부분이기도 하다. 가난한 사람들을 위한 접근성을 고려할 때마다 비용은 주요 고려 사항이 된다. 다시 말해 가난한 사람들은 의약품이나 다른 보건 의료 기술을 구매할 돈이 부족하다. 그들은 값비싼 신약, 새로운 기구와 진단법 등을 이용할수록 더 깊은 빈곤의 늪에 빠진다. 또한 자원이 부족하기 때문에 빈곤 국가의 정부는 공공 기관에 보건 의료 신기술을 도입하기가 어렵다. 이런 정부는 만성적인 예산 부족에 시달리기 때문에 건강을 향상할 수 있는 기술을 구매하기가 어렵다. 예를 들어 2002년 남아시아의 일인당 보건 의료비 지출은 26달러였고, 사하라 이남 아프리카 지역은 32달러, 라틴아메리카와 카리브 해 지역은 218달러였으며, 고소득 국가는 3,039달러였다.[3] 다시 말해 자원이 부족한 곳에서는 정부나 개인 모두 보건 의료 기술 구입 비용을 감당하기가 어렵다.

하지만 접근성을 가로막는 장애 요인이 비용만은 아니다. 취약한 공공 보건 의료 체계, 건강에 대한 정치적 책임성의 부재, 공공 및 민간 보건 의료 시설의 부패, 국제무역 및 특허 분쟁, 질병과 치료에 대한 문화적 차이, 생산품을 분배·처방·전달·사용하는 데서 발생하는 어려움 등이 대표적인 장애 요인이다.

이처럼 다양한 문제들이 개발도상국의 보건 의료 기술의 접근성을 저해하고 있다. 가끔은 이런 문제들이 이로운 보건 의료 기술의 접근성을 확대하려는 노력을 압도하기도 한다. 많은 논문들이 가격, 특허권, 최종 사용자의 수요 등에 대한 장애 요인을 제거하기 위한 노력에 대해 서술하고 있다. 우리는 접근성을 가로막는 장애 요인들을 다룬 문헌을 조사했고, 최근의 논문 44편을 검토했다.[4] 그러나 개발도상국에서의 보건 의료 접근성에 영향을 미치는 사회적·경제적·정치적·문화적 요인 — 그리고 이런 기술이 집단마다 어떻게 달리 이해되는지를 포함해 — 에 대한 포괄적인 연구는 드물었다.

의약품 접근성이 국제적 정책 의제가 되는 진전이 있었음에도, 의약품뿐만 아니라 모든 종류의 보건 의료 기술의 접근성을 방해하는 문제들이 아직도 많다. 비록 대부분의 논쟁이 의약품과 백신[의 접근성]에 초점을 맞추고 있지만, 다른 보건 의료 기술에도 비슷한 문제가 존재한다. 예를 들어 진단의 접근성 문제는 상대적으로 정책적 논의에서 제외되었다. 그리고 가격과 특허권이 강조되면서 분배·전달·채택 문제 등을 비롯해 다른 중요한 접근성 장애 요인은 무시되었다. 의약품이 필수 의약품 목록에 포함되기만 하면 접근성 문제가 해결되었다고 가정하는 경우가 비일비재하고, 이런 관점이 분배·전달·수요[자의 채택] 문제를 간과하게 했다. 예를 들어 1990년대에 프라지콴텔(주혈흡충증schistosomiasis 치료약)의 가격이 내렸음에도 빈곤 국가에는 여전히 심각한 접근성 문제가 있었다. 프라지콴텔의 특허권이 끝나자, 더 많은 공급자들이 세계 시장에 진입했으나 이것만으로는 접근성이 향상되지 않았다. 3장에서 우리는 프라지콴텔과 관련해 어떤 일이 있었고, 왜 접근성 문제가 지속되었으며, 상황을 바꾸기 위해 어떤 변화가 최근에 있었는지에 대해 살필 것이다.

이 책에서는 빈곤 국가에 사는 가난한 사람들의 보건 의료 기술의 접근성을 향상하기 위한 도전과 접근법에 대해 살핀다. 이를 통해 접근성의 장애 요인에 대해 체계적으로 사고하는 방법을 개발하고 설명하는 한편, 접근성을 향상할 전략을 보여 주고자 한다. 궁극적으로 우리는 실제로 실행할 수 있는 구체적인 방법론을 찾고 있다. 물론 다른 연구자들도 비슷한 목적에서 이런 문제를 다뤘다. 예를 들어 1970년대 어데이Lu Ann Aday와 앤더슨Ronald Andersen은 미국의 의료 접근성 연구의 틀을 개발했다.[5] 그들은 접근성에 대한 보건 의료 체계의 역할과 인구학적 요인에 역점을 두고 있다. 그러나 이 책에서는 좀 더 넓은 접근법을 사용해 국제적 요인을 고려했다. [선행 연구의] 다른 예로, 런던 대학 위생 및 열대의학 대학London School of Hygien and Tropical Medicine의 연구자들은 사업 확대를 가로막는 장애 요인을 분석하며 "필수적인 보건 의료 개입의 접근성 확대"라는 기획 논문을 출간했다.[6] 이 논문에서 전반적으로 고려하고 있는 사항 및 아이디어는 이 책과 겹친다. 하지만 그들이 '개입'에 초점을 맞춘 반면, 이 책은 보건 의료 기술에 초점을 맞추었다는 점에서 접근법을 달리한다. 또한 그들이 '수준'과 '제한점'을 주로 고려한 반면, 이 책은 접근성의 각 단계를 포괄적으로 고려했다. 이에 더해 이 책에는 몇몇 보건 의료 기술에 대한 서술식 사례연구를 통해 접근성을 분석한 내용이 기술되어 있다.

이 책은 지난 20여 년간 진행된 접근성 관련 정책 토론을 거쳐 나온 것이다. 우리는 국제기구, 공공·민간 협력체, 민간 자원봉사 조직, 민간 기업, 재단, 대학, 각국 정부, 현장 의료 서비스 제공 단체direct service group 등 여러 기구들이 참여한 접근성 관련 토론에 함께해 왔다. 접근성을 향상하려는 시도가 많았는데, [그 시도를] 체계적·포괄적으로 분석해 서술한 것은 드물었다. 이 책은 의약품, 백신, 진단법, 의료 기구, 피임법, 기타 예방 기술 등 구체적인 보건 의료 기술에 초점을 맞춰 접근성을 확대하는 데 효과가 있었던 것과 그렇지 않았던 것을 설명하고자 한다. 우리는 개발도상국에서 건강을 획기적으로 향상할 가능성이 있는 기술에 초점을 맞췄다. 또한 [무형의] 시술procedure보다는 판매와 구입이 가능한 실질적인 생산물을 주로 고려해 살폈다.[7] 가령 B형간염을 예방하는 백신을 포함했지만, 첩모난생증trichiasis을 치료하는 새로운 수술법은 포함하지 않았다.

우리는 문제의 본질과 근본적 해결 방법을 살펴보고 이것들이 각 이해 당사자에게 어떻게 받아들여지는지를 알아보기 위해 다양한 사례연구를 면밀히 검토했다. 그리고 각 사례를 맥락에 따라 자세히 기술했다. 이 책에서 언급한 사례들은 저마다 성공 수준이 다른 보건 의료 기술을 다룬 접근성 이야기로, 여섯 개 장에 여섯 개 사례로 서술되어 있다. 이를 통해 어떤 사례가 효과적이었고, 그렇지 않은 사례는 무엇이었는지를 살피며 좀 더 일반적인 결론을 내리고자 했다. 이 책의 방법론을 다룬 2장에서 설명되겠지만, 특정 사례에 기초한 분석으로 이 같은 목적을 달성하기가 쉬운 것은 아니다. 그럼에도 이 책의 서술식 접근법이 빈곤 국가에서 보건 의료 기술의 접근성을 향상하는 방법을 이해하는 데 도움이 되기를 희망한다.

국제적 보건 의료 의제인 접근성

최근 들어 접근성 문제는 가장 중요한 국제적 개발 정책 의제가 되었다. [2015년까지 빈곤을 절반으로 줄이자며 2000년 국제연합UN(이하 유엔)에서 채택된 의제인] 새천년개발목표Millennium Development Goals 중 제8번 목적(국제적 개발 협력 확대)의 17번째 항목에 접근성이 포함되는데, 그 내용은 다음과 같다. "제약 회사와 협력해, 개발도상국에 필수 의약품을, 감당할 만한affordable 가격으로 제공해 접근성을 높인다."[8] 의약품 접근성은 빈국과 부국을 가리지 않고 정치 지도자들의 주요 의제이다. 예를 들어 영국 국제개발부DFID는 빈곤 국가의 의약품 접근성을 향상할 새로운 프로그램을 개발했다. 이 프로그램에서는 의약품 공급 과정의 투명성과 책임성을 증대할 목적에서 '다자 출자 방식'muti-stake-holder approach이 강조된다.[9] [전 세계 빈곤층의 구호를 목적으로 활동하는 국제 비정부기구인] 옥스팜Oxfam이나 국경없는의사회MSF와 같은 비정부기구NGO들은 접근성 문제를 부각하기 위해 많은 노력을 기울였다. 심지어 조지 W. 부시의 공화당 정부 시절의 미국 정부조차 소득이 낮은 HIV/AIDS* 위험 국가들의 항바이러스제 접근성을 높이는 데 수십억 달러를 지출했다.

정부 정책이 이렇게 의약품 접근성에 초점을 맞추는 것은 세계보건기구의 30여 년간에 걸친 활동의 연장선상에 있다.[10] 세계보건기구 사무총장 할프단 마흘레르Halfdan Mahler는 1975년도 [당시] 연례 세계보건총회에 국가 의약품 정책을 개발도상국의 [보건 의료 향상을 위한 정책 가운데] 최우선 순위로 올려야 한다는 내용의 보고서를 제출했다. 그때 세계보건기구는 필수 의약품을 "인구 집단의 보건 의료 필요에 기초적이고 필수 불가결하게 여겨지는 가장 중요한 것으로, 누구든 언제나 적정 용량 형태로 이용할 수 있어야 한다."라고 정의했다.[11] 이 보고서는 보건 의료 필요와 경제적 우선순위에 적합한 의약품 정책을 요구했고, 필수 의약품의 접근성을 높이는 것이 빈곤 국가의 보건 의료 상황을 효과적으로 향상하는 방법임을 강조했다. 이 보고서는 세계보건기구가 제약 산업의 다양한 측면에 대해 오랫동안 우려해 왔던 역사적 맥락에서 작성된 것으로, 이 문제는 1948년 제1회 세계보건총회에서도 제기된 바 있었다.[12] 그러나 1975년 보고서는 필수 의약품에 대한 개념과 빈곤 국가의 정부 정책에 영향을 미치려는 목적을 밝혔다는 점에서 제약 산업에 대한 캠페인에 명확한 진전이 있었음을 보여 주고 있다.

첫 번째 필수 의약품 목록은 1997년 발표되었고 224개의 약과 백신이 포함되어 있다.[13] 목록에 있는 대부분의 제품은 치료 효과가 인정된 것이며, 특허권이 없는 것이었다. 1980년 초의 필수 의약품 프로그램 관리자는 이를 두고, "국제 공공 보건의 평화적인 혁명"의 시작을 천명한

● 인체면역결핍바이러스(HIV)와 후천면역결핍증(AIDS)은 각각 바이러스 및 그에 따라 걸리는 질병을 의미한다. 다만 실제로는 그 의미를 엄밀히 구분하지 않고 혼용되기도 하는데, 이 책에서는 원서의 표기를 따랐다.

것으로 보았다.[14] 세계보건기구는 전 지구적인 건강 수준을 향상하기 위해 어떤 기술의 접근성을 누가 가질 것인가를 정하는 규칙을 바꾸고자 했다. 규칙을 바꾸려는 이런 노력은 세계보건기구를 접근성 확대의 기수로 변화시켰고, 개발에 대한 폭넓은 논쟁을 불러일으켰으며, 공공 보건과 기술의 관계에 중요한 영향을 끼쳤다.

1970년대 후반, 세계보건기구는 빈곤 국가의 주요 보건 의료 문제에 필수 의약품을 포함했다. 세계보건기구는 "2000년까지 모든 이에게 건강을"이라는 목적을 달성했는지를 평가하는 주요 지표에 몇몇 필수 의약품이 규칙적으로 공급되었는지 여부를 포함했다. 1978년 알마아타[현재 알마티] 선언은 일차 보건 의료의 기본 요소에 필수 의약품 공급을 포함하면서 이런 인식을 넓혔다.[15] 그리고 세계보건기구는 1978년과 1979년 필수 의약품과 백신에 대한 활동계획을 공식적으로 [준비하기] 시작했고, 이는 1981년 2월 실행되었다.

여러 해에 걸쳐, 세계보건기구의 필수 의약품 관련 활동은 지속적으로 확장되어 왔다.[16] 초기에는 적합한 의약품에 대한 **선택**을 강조했으나, 1970년대 후반에 이르러서는 의약품에 대한 **이용**을 강조하게 되었다. 이는 세계보건기구의 기본 문서 제목의 변화로도 확인할 수 있다. 필수 의약품과 백신에 대한 활동계획이 수립되고 나면 해당 영역이 다시 확대되어 약품의 선택, 공급, 질 관리, 인력 훈련, 법제화, 규제, 재원 등 국가 의약품 정책의 거의 모든 영역을 포괄했다. 이 프로그램은 약품 정책에 대한 국가정책을 변화시키고자 했으며, 정부로 하여금 필수 의약품 개념을 받아들이도록 강요했다. 1980년대 중반까지 80개국 이상이 공식적으로 이런 개념을 받아들였다.[17]

국제 공공 보건 전문가들은 1980년대와 1990년대에도 지속적으로 의약품 접근성에 대해 문제를 제기했다. 그 예로 빈곤 국가에서 지역사회에 기반을 두고 의약품 재원을 조달하는 방식을 지지하는 바마코 선언Bamako Initiative이 있다.[18] 1985년 11월 말 세계보건기구는 의약품의 합리적 이용에 대한 전문가 회의Conference of Experts on the Rational Use of Drugs를 개최했다. 제약 회사, 소비자단체, 학계, 국가정책 수립가 등 다양한 분야의 전문가들이 한데 모였다. 참석자들은 '합리적 이용'을 둘러싼 여러 주제에 대해 다른 의견을 보였다 — 여기에는 의약품에 대한 세계보건기구 시장 코드WHO marketing code에 대한 의견과 필수 의약품 목록의 시장적 함의가 포함된다. 그러나 그 회의에서 세계보건기구 사무총장이 발의한 몇몇 중요한 문제(가령 의약품 정보의 중요성, 국가 의약품 규제 프로그램, 의약품 광고에 대한 윤리적 문제, 적절한 처방, 처방자에게 더 나은 교육 제공 등)에 대한 합의가 도출되었다. 세계보건기구 사무총장인 마흘레르는 의약품을 더욱 합리적으로, 그리고 사회적 형평성의 원칙에 맞게 사용하는 문제와 관련해 각 집단들이 어떤 책임성을 가져야 하는가에 대해 지적했다. 그는 세계보건기구가 "초국가적 역할에 대비되는 국가 간 역할을 수행할 책임이 있다."라고 강조했다. 이는 "세계보건기구에서 정책들이 정의될 수는 있으나 세계보건기구가 이를 [각국에] 강요할 수는 없다."라는 것을 의미한다.[19] 궁극적으로 의약품 정책은 각 국가에서 정치적 과정을 통해 결정되어야 한다.

1990년대 후반 활동가activist 집단들이 특정 제약 회사가 만든 AIDS 치료제를 빈곤 국가에 더 공급하라며 해당 회사에 압력을 가하면서, 접근성 문제는 국제적인 정책 문제가 되었다. 새로 개발된 HIV/AIDS 항바이러스제는 이 약에 먼저 접근할 수 있는 부유한 국가의 사망률을 급감시켰다. 새로운 항바이러스제가 보급되면서, 미국에서 1996~97년 연령 보정 AIDS 사망률이 48퍼센트 감소되었고, 서유럽과 오스트레일리아에서도 비슷한 수준으로 사망률이 낮아졌다.[20] 이 같은 사망률의 급감은 의약품의 접근성이 생존과 직접적인 관계가 있고, 때로는 이것이 국제적인 범위에서도 그렇다는 확실한 예가 되었다. 중요한 점은, HIV에 감염된 전 세계 인구의 95퍼센트가 빈곤 국가에 살며, 그들 대부분이 비용 장벽[장애 요인]뿐만 아니라 프로그램상의 문제나 제도적 문제 탓에 생명을 연장할 치료법에 접근할 수 없다는 것이다.[21] 1998년 말 HIV/AIDS 환자의 67퍼센트가 사하라 이남 아프리카에 살고 있었으며, AIDS로 말미암은 사망의 80퍼센트가 이곳에서 발생했다.

AIDS 치료약의 접근성을 강화하기 위한 국제적인 운동은 AIDS 활동가, HIV/AIDS 환자 단체, 일반 의약품 제약 회사, 국제 비정부기구, 국제기구 등이 참여하면서 더욱 활발해졌다. 그들은 AIDS 치료약의 접근성을 국제 보건 의료 의제, 나아가 유엔과 주요 8개국G8 정책 의제의 우선순위에 올려놓는 데 성공했다.[22] 그 결과 각 회사의 의약품 기부 프로그램, TRIPs(무역 관련 지적재산권에 관한 협정)에 대한 도하 선언, (다양한 산업 부문에 걸쳐 여러 유엔 기구가 함께 참여하는) 접근성가속화기구Accelerating Access Initiative와 GFATM 설립 등이 이루어졌다. 이 모든 노력이 AIDS를 비롯한 질병에 쓰일 의약품의 접근성을 향상하는 데 기여했다.

국가의 부에 따라 의약품 접근성에 차이가 발생하고, HIV/AIDS 환자가 어느 나라 출신인가에 따라 그 운명이 현저히 갈린다는 사실은 필수 의약품과 신약을 누구나 평등하게 사용할 수 있어야 한다는] 권리에 대한 국제적 움직임을 만들었다. 움직임이 확대될수록 지적 재산권이 다른 정책에 우선한다는 생각에 반대하는 이들도 많아졌다. 그리하여 비교적 짧은 시간 안에, 주요 다국적 제약 회사의 경영진들은 빈곤 국가의 빈곤한 이들도 자사의 대표 제품에 더욱 손쉽게 접근할 방법을 고민하게 되었다. 이는 공공의 압력은 물론 회사를 상대로 직접적인 항의가 증가하면서 촉진된 것으로, 접근성에 대한 인식이 달라지고 있음을 잘 보여 준

다. 최근에는 의약품의 접근성이 인권과 명백한 관련이 있다는 논의가 늘어나고 있다.[23]

　AIDS 치료약에 대한 접근성을 확보하기 위한 국제적인 투쟁이 활발해짐에 따라 접근성의 문제는 필수 의약품의 가용성과 가격 적정성[감당 능력]affordability*에 대한 관심에서 벗어나 더 넓고 포괄적인 무역 및 개발 문제와 결부되면서 확장되었다. 나아가 가격 정책, 지적 재산권, 국제무역 체계가 더 많은 논쟁을 불러일으켰다. 또한 이 같은 문제들과 관련해 내린 결정이, 현재 소외 질환neglected disease 및 빈곤 국가의 가난한 사람들에게 일차적으로 영향을 미치는 질환에 쓰일 미래 신약 개발에 가져올 파급력도 주요 논쟁점이었다.

접근성의 의미

　간단히 말해, 접근성이란 사람들이 필요로 할 때 질 좋은 보건 의료 기술의 혜택을 받을 수 있는지를 의미한다. 접근성은 기술을 생산자로부터 최종 소비자에게 전달되는 방식과 관련된 기술적 문제만을 의미하지는 않는다. 접근성은 사회적 가치, 경제적 이윤, 정치적 과정을 포함한다. 접근성은 서비스뿐만 아니라 상품을 필요로 하며, 보건 의료 체계가 실제로 어떻게 작용하는가와 관련되어 있다. 우리는 접근성을 단일

● 주로 '가격 적정성'으로 옮겼으나 맥락에 따라 '감당 능력'으로 옮기기도 했다. 그 의미는 용어 해설을 참조.

한 사건이 아니라, 오랜 기간에 걸쳐 많은 활동들과 사람들이 관계된 과정으로 생각한다. 접근성은 단절적인 문제on-off switch가 아니라 다양한 단계의 연속적인 상황rheostat이다. 이 책에 나오는 사례들은 접근성의 복잡성과 다양한 단계를 보여 준다.

접근성에 대한 정의는 실질적이며 규범적인 차원과 관계가 있다. 제품 질의 올바른 수준은 어느 정도인가? 제품을 사용하기에 '적절한' 때는 언제인가? '필요'는 어떻게 정의되는가? 보건 의료 기술의 접근성은 '올바른' 제품을 '올바른' 장소에서 '올바른' 사용법과 함께 '올바른' 시간에 제공하는 것에 의해 좌우된다. 그러나 어떻게 이것이 달성되는지는 공공 정책과 사회적 가치에 좌우된다.[24] 올바른 접근성이 무엇인지를 정의하는 일반적인 방법 가운데 하나는 공리주의에 입각한 비용 효과 분석cost-effectiveness perspective이다. 이를 통해 정부는 제한된 자원을 가지고 특정 인구 집단의 건강을 최대화할 수 있다. [둘째로] 접근성을 어떻게 제공할지에 대한 또 다른 규범적 방법은 시장에 기초한 것으로, 시중가를 정하고 이를 지불할 수 있는 사람에게 상품을 판매하는 것이다. 세 번째 관점은 평등주의에 입각해, 인구 집단 가운데 가장 취약한 집단에 재정을 보조함으로써 효과적인 보건 의료 기술의 접근성을 높이는 것이다. [넷째,] 구제의 원칙rule-of-rescue에 따라 건강이 가장 열악한 사람들에게 보건 의료 기술의 접근성을 무료로 제공하는 것이다.[25] 대부분의 국가들이 접근성에 대한 국가정책을 세우고 접근성 수단을 결정할 때는 [각국의 맥락에 맞게] 저마다 다른 가치들을 반영한다.

또한 접근성은 환자가 필요 이상으로 많은 약을 처방받게 된다는 것을 의미할 수도 있다. 개발도상국 제약 산업의 비합리성을 다룬 한 논문에서는, 설사에 걸린 아이가 세 명의 다른 의사에게 각각 진찰을 받고 총 12개 약을 처방받은 경우가 있었는데, 그 가운데 같은 약이 다른 상자에 포장되어 있거나 외국어로 쓰여 있었다고 한다.[26] 그 아이는 일곱 종류의 항균제(소아과 교수는 복합 항생제를 처방했다)와 지사제·수액·진경제鎭痙劑·비타민을 처방받았다. 이 논문에서는 이런 문제를 "비정상적인 배분, 비뚤어진 처방, 보호되지 않은 사용"으로 표현했다.

보건 의료 기술의 힘은 이처럼 의약품과 관련된 다양한 상징적 의미에서 유래한 경우가 많다. 예를 들어 의약품은 종종 심각한 육체적·정신적 문제를 마술처럼 치료할 수 있는 것으로 여겨진다. 한 제약 마케팅 교과서는 의약품의 '잠재적 기능'에 대해 "현대 기술의 힘에 대한 상징"에서부터 "정치적 도구", "의사의 권위에 대한 표현"에 이르기까지 스물일곱 가지로 서술하고 있다.[27] 소비자들 또한 보건 의료 기술의 분명한 물리적 기능뿐만 아니라 내재한 잠재적 기능까지 받아들일 준비가 되어 있다.

우리는 접근성을 빈곤 국가의 가난한 사람들의 건강하지 못한 상태를 보여 주는 수단으로 간주한다. 우리는 접근성 그 자체를 목적으로 생각하지 않는다. 건강하지 못한 상태는 가난의 결과이기도 하지만 원인이기도 한 복잡한 문제이다. 개발도상국에서 빈곤은 [가난한 이들로 하여금] 부유한 사람들이라면 피할 수 있는 다양한 건강상의 위험에 노출되게 한다. 중국(및 다른 국가)의 사회 연구는 가족 구성원 중 한 명이 아프면 온 가족이 가난해진다는 것을 보여 준다.[28] 단순히 약, 백신, 기타 보건 의료 기술을 제공하는 것만으로는 질병과 지속적인 빈곤이 복잡하게 얽혀 있는 문제를 해결할 수 없다. 그러나 이런 기술이 없다면, '보건 목표의 달성을 가로막는 장애 요인'이 될 것이다.[29] 접근성 향상은 질병과 가난을 다루는 통합적 접근법의 한 요소이며, 때로는 필수적이다.

의약품, 백신, 진단법, 기타 보건 의료 제품 등의 접근성이 [보장된다고 해서] 곧바로 건강을 향상하는 것은 아니다. 특히 빈곤 국가에서는 환자가 비용을 지불해도 질 낮은 의약품을 얻는 경우가 비일비재하다. 환자나 보건 의료 기술의 소비자들은 공급자에게서 제품을 적절하게 사용하는 방법에 대한 정보를 거의 제공받지 못할 때가 많다. 대부분의 개발도상국에서 의약품은 설명서나 정보 없이 그냥 종이로 포장된 채 제공된다. 이런 현실은 제품의 질과 사용, 건강에 악영향을 미친다. 그래서 우리는 질과 사용을 접근성에 대한 우리의 정의에 포함했다.

이렇듯 기술의 접근성을 인구 집단의 건강 향상과 연계하는 일은 복잡하다. 이 책에서 우리는 여러 사례를 통해, 다양한 활동과 여러 활동가들이 개발도상국에서 보건 의료 기술의 접근성에 어떤 영향을 미쳤는지를 알아볼 것이다. 그리고 성공적인 기술의 접근성이 건강을 증진하는 데 긍정적인 역할을 미친 사례는 물론, 그렇지 않은 사례들을 살펴보고자 한다.

왜 접근성 보장이 어려운가

접근성을 달성하기가 어려운 근본적인 이유는 접근성[을 향상하는 데] 실패[하는] 이유가 단일하지 않다는 데 있다. 접근성 문제는 시장의 실패, 정부의 실패, 비정부기구의 실패 등 여러 요인이 복합적으로 얽혀 발생한다. 이를 바로잡기 위해서는 국제적·국가적·지역적 수준에 걸친 수많은 단계를 필요로 하고, 다양한 전문적 지식이 요구된다. 또한 문제를 해결하기 위해 종종 경제적·정치적 전략 및 인식에 개입하는 전략이 필요하기도 하다. 단순히 더 많은 돈을 제공한다고 해서 접근성 문제가 해결되는 경우는 거의 없다.

지적 재산권 또한 신제품의 접근성에서 만만치 않은 장애 요인이지만, 특허 장벽[장애 요인]을 제거한다고 해서 곧바로 접근성이 향상되는 것은 아니다. 심지어 신규 제약 회사가 진입해 경쟁을 효과적으로 촉발함으로써 가격이 내려가더라도 그렇다. 이 책에서는 상품 특허가 접근성의 즉각적인 확대 없이 만료되는 사례를 살펴볼 것이다(3장 "프라지콴텔"). 또한 특허 문제가 협상된 뒤에도 여전히 많은 문제가 남아 있는 사례도 볼 것이다(6장 "노르플란트"). 특허 문제는 많은 새로운 제품과 관계가 있으나, 우리가 여러 사례를 통해 기술했듯이, 접근성을 가로막는 유일한 문제라고 할 수는 없다.

또한 접근성은 인간의 행태와 관련이 있기 때문에 매우 어려운 문제이다. 하나의 기술은 상당히 다양한 방식으로 사용될 수 있다. 기술 개발자마저 상상하지 못한 방식으로 쓰이기도 한다. 짐바브웨의 여성들은 여성용 콘돔 고리를 장식품인 팔찌로 사용했다(8장).[30] 기술을 개발한 사람의 의도대로 [기술에 부합하게끔] 개인으로 하여금 그 기술을 사용하게 하기는 상당히 어렵다. 그저 제품을 사용했다는 이유만으로 사회적 낙인이 될 수 있는 문제(예를 들어 HIV 진단법의 사용)를 낳는 기술도 있다. 성관계에서의 협상이 필요한 기술(예를 들어 남성용·여성용 콘돔 사용)도 있다. 환자가 충실히 따라야 하는 행동 변화를 요구하는 기술(예를 들어 정신 질환, 당뇨와 같은 만성질환 약과 HIV/AIDS 및 결핵 치료제를 올바르고 지속적으로 사용)도 있다. 다시 말해 사람들이 보건 의료 서비스를 '적절하게' 사용하도록 하기란 쉽지 않다.

마지막으로, 접근성이 어려운 것은 제품에 따른 문제들이 천차만별이기 때문이다. 기술, [제품을 사용하는 사람의] 건강 문제, 국가, 민족이나 공동체 등에 따라 문제 양상이 달리 나타난다. 이 책에서는 일련의 기술을 둘러싸고 복잡하게 얽힌 문제들을 살펴보며, 이들이 어떻게 분석되고 다루어지는지를 보여 주고자 한다. 이런 작업이 기술 개발자와 기술 유포자들이 저마다의 과제를 더욱 성공적으로 수행하기 위한 접근 방법을 찾는 데 도움을 줄 것으로 믿는다.

이 책의 구성

이 책은 세 부분으로 나뉘어 있다. 첫째 부분은 접근성에 대한 일반적인 내용이다. 그다음은 실제 연구에 기초한 접근성 사례들이다. 마지막으로 사례에서 도출되는 교훈에 대해 논의할 것이다.

첫째 부분은 1장과 2장이다. 2장에서 보건 의료 기술의 접근성 과정을 분석하는 틀을 제시한다. 우리의 접근법은 기존의 접근성 연구를 뒤잇고 있으며, 특히 조직적 구조architecture, 가용성, 가격 적정성[감당 능력], 채택을 강조한다. 2장에서는 국제적·국가적·지역적 수준에서 일어나는 특정한 활동을 검토하면서 접근성의 네 가지 측면을 살핀다. 분석 틀은 접근성과 관련된 [다양한 영역의] 활동들이 어떻게 상호작용하며, 다양한 활동가들이 각기 다른 수준에서 어떻게 상호작용하는지를 설명한다.

다음 부분은 개발도상국의 다양한 보건 의료 기술에 대한 여섯 가지 심층 사례연구이다(3~8장). 2장의 [분석] 틀에 따라 우리는 주요 활동가, 장애 요인 및 조력 요인facilitating factors, 접근성 향상 전략access plan 등을 분석함으로써 여섯 가지 보건 의료 기술이 어떻게 개발·보급되었는지를 검토한다.

마지막 장인 9장에서는 이들 사례연구를 통해 얻을 수 있는 교훈에 대해 토론한다. 접근성을 향상하거나 가로막는 요인은 무엇이며, 사례들을 관통하는 주제는 무엇인지를 찾는다. 그리고 보건 의료 신기술을 소개하고 확대하는 과정에서 접근성을 증진할 수 있는 몇 가지 제안을 정리하며 결론을 내릴 것이다. 책 마지막 부분에서는 분석에 사용한 접근성 용어는 물론, 사례연구에서 언급된 공중 보건 개념, 질병, 건강 상태 등을 정의한 용어 해설을 실었다.

이 책의 방법론

이 책에서는 기술을 개발·배포하는 데 참여한 핵심 관계자들을 심층 면접했을 뿐만 아니라 발표·미발표 문헌들을 분석했다. 접근성 문제를 다양한 각도에서 이해하기 위해 되도록 여러 유형의 많은 사람들과 대화하려 했고, 다양한 문헌을 분석하려 했다.

사례를 선택하는 데 적용한 기준은 네 가지였다. 첫째, 의약품(3장), 백신(4장), 진단법(5장), 피임법(6장), 기구(7장), 이중 보호 기술(8장) 등의 다양한 보건 의료 기술 영역을 망라하고자 했다. 둘째, 기생충, 성병STIs (HIV 포함), 말라리아, 간염, 원치 않은 임신 등 다양한 건강 문제를 포괄하고자 했다.

셋째, [접근성의] 각 단계에 존재하는 조력 요인, 장애 요인, 전략이 무엇인지 살펴보기 위해 접근성의 다양한 단계에 있는 사례를 선택했다. 가령 여성용 콘돔을 다룬 8장에서는 접근성의 도입 단계에, 프라지콴텔을 다룬 3장에서는 [접근성] 확대 단계에 초점을 맞췄다. 이 책의 사례연구에서는 각국이 질병을 장기적으로 예방하거나 조절 및 박멸하기 위해 해당 기술을 지속적으로 사용하고자 하는 접근성의 마지막 단계는 검토하지 않았다. 분량을 고려하기도 했지만, 별도의 국가 수준 분석이 필요하며, 이는 이 책의 연구 범위를 넘어서는 것으로 판단했기 때문이다. 접근성의 각 단계에 대한 자세한 설명은 2장에서 소개한다.

　마지막으로 우리는 성공 사례와 더불어 난관에 직면한 사례까지 선택했다. 대부분의 사례가 이미 종결된 역사 속 이야기가 아니라, 여전히 접근성을 확대하려는 노력이 지속되는 과정에 있기 때문에 접근성 과정이 실패했다고 말하기는 이르다. 게다가 많은 사례에서 접근성의 공급이 성공적이었는지는 국가별로 크게 달랐다. 이 책에서는 다양한 접근성 결과를 검토하면서, 성공으로 이끈 과정을 밝혀내고자 노력했다.

　이 책에서 접근성 문제를 국가적·지역적·공동체적 수준에서 검토했지만, 다양한 국가 맥락에서 개별적인 심층 사례연구를 진행하지는 못했다. 다만 사례연구의 분석적 초점을 보건 의료 기술의 접근성에 영향을 미치는 과정들에 두었다. 이처럼 포괄적인 관점이 접근성을 확대하고 빈곤 국가의 가난한 사람들의 건강을 향상하는 데 도움이 되기를 희망한다.

2

분석 틀

The Access Framework

이 장에서는 하나의 분석 틀을 제시한다. 이를 통해 보건 의료 접근성을 제한하거나 촉진하는 다양한 과정과 더불어 보건 의료 접근성을 향상하는 데 영향을 미치는 주체들을 이해할 수 있을 것이다. 이 장에서 설명하는 분석 틀은, 다음 장부터 서술되는 보건 의료 기술의 접근성에 대한 여섯 가지 사례에 적용된다. 아울러 새로운 의료 기술의 접근성을 분석하는 데 이 분석 틀이 어떻게 사용될 수 있는지도 이야기하고자 한다.

1장에서 언급한 바와 같이, 이 책에서는 개발도상국의 건강 수준을 높이는 데 일조할 만한 실질적인 보건 의료 기술에 일관되게 초점을 맞추고 있다. 따라서 의약품과 백신뿐만 아니라 진단법, 피임약과 의료 기기의 사례들을 면밀히 살폈다. 우리의 관심사인 기술의 접근성을 확보하려면 국제적·국가적·지역적 수준의 여러 단계에서 공공 및 민간 부문 행위자들의 자금 운용, 제도 운영, 중재 활동은 물론 창의적 사고를 기반으로 한 다방면에 걸친 활동이 요구된다. 이 장에서 제시하려는 분석 틀에서는 개발도상국 보건 의료 기술의 접근성을 여러 수준의 다양한 활동 주체들을 염두에 두고 개념화할 것이다. 이 분석 틀을 통해 공중

보건 영역에서의 공공·민간 협력체의 역할에 대한 그간의 논의들을 이끌어 내고 확장할 수 있을 것이다.[1]

분석 틀의 핵심 요인

〈그림 2-1〉에서 나타나듯이, 접근성 분석 틀에는 보건 의료 기술의 접근성과 관련된 많은 과정들이 포함된다. 네 가지 요소4 A's가 분석 틀의 기저를 이루는데, 접근성을 위해 조직된 구조 및 관계를 뜻하는 '조직적 구조'architecture, 접근성의 공급 요소를 강조하는 '가용성'availability, 다양한 주체들의 비용 부담과 관련된 '가격 적정성'[감당 능력]affordability, 수요 요인 및 수용성과 관계된 '채택'adoption 등이 있다. 우리의 분석 틀은 결핵치료제국제연맹Global Alliance for TB Drug Development이 개발한 AAA 전략을 기본 토대로 하되 분석의 명확성과 이해도를 높이고자 일부 용어를 수정하고 몇 가지 아이디어를 추가했다. 즉 기존의 공급 요소(가용성), 비용 요소(가격 적정성), 수요 요소(채택)에 조직적 구조라는 개념을 더한 셈이다.[2]

이 네 가지 요소는 분석 틀 안에서 동시다발적으로 일어나는 일련의 활동 흐름activity streams으로 간주된다. 분석 틀은 여러 분석가들이 상품의 생산과 접근을 분석하는 데 사용하는 전통적인 가치 사슬value chain 개념보다 좀 더 복합적이다(〈그림 2-2〉 참조). 네 가지 활동 흐름의 권한을 얻는 것이 의료 기술에 성공적으로 접근하는 길이라고 말할 수 있다. 첫 번째 활동 흐름은 조직적 구조라고 하는 구조 체계에 관한 결정과 관련되며, 이는 보건 의료 접근성을 향상할 나머지 세 가지 활동 흐름을 조정하는 데 필요하다. 두 번째 활동 흐름은 보건 의료 기술의 가용성으로

그림 2-1 접근성 분석 틀

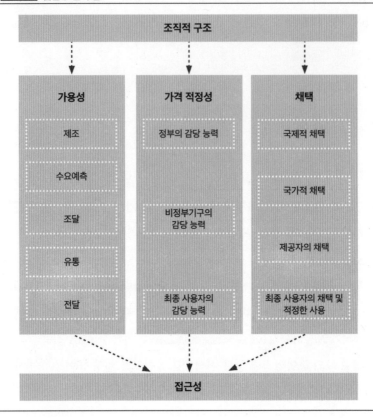

조직적 구조

가용성
- 제조
- 수요예측
- 조달
- 유통
- 전달

가격 적정성
- 정부의 감당 능력
- 비정부기구의 감당 능력
- 최종 사용자의 감당 능력

채택
- 국제적 채택
- 국가적 채택
- 제공자의 채택
- 최종 사용자의 채택 및 적정한 사용

접근성

서 물류 공급에 중점을 둠으로써 기술 공급이 규칙적이고 안정적으로 이루어지게 하는 여러 단계의 활동들을 포함하는 개념이다. 세 번째 활동 흐름은 기술 비용이 개발도상국의 정부와 최종 사용자 개인에게 가격 적정성을 지녔는지이다. 마지막 활동 흐름은 보건 기술의 채택인데, 이는 특히 수요 창출에 중점을 두고 있으며 의료 기술의 수용과 수요를 보장하기 위한 국제적·국가적·지역적·공동체적 차원의 활동과 연관되어 있다.

그림 2-2 의약품의 가치 사슬

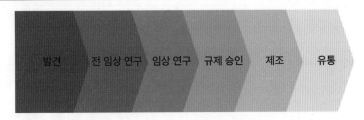

발견   전 임상 연구   임상 연구   규제 승인   제조   유통

　　접근성 향상 전략을 더욱더 개선하기 위해서는 앞서 말한 조직적 구조, 가용성, 가격 적정성, 채택을 실현하는 데 장애 요인과 조력 요인이 무엇이고, 핵심 요인은 무엇인지를 깊이 이해할 필요가 있다. 국제적인 차원부터 최종 사용자까지 보건 의료 서비스 접근이 이루어지는 데 필요한 활동을 이 개념 틀이 적용된 도표를 통해 제시하고자 한다. 〈그림 2-1〉에서 보는 바와 같이, 우리는 이런 과정을 보건 의료 접근성 활동 영역access activities으로 분류한다. 각 영역은 특정한 활동들로 정의될 수 있는데, 이들은 건강상의 이익을 얻기 위해 반드시 실행되어어야 할 활동이다(〈표 2-1〉 참조). 이 틀에서는 접근성을 서비스 및 상품을 개발하는 시작 단계부터, 최종 사용자(의료 공급자, 환자, 소비자)가 이를 적절하게 이용하는 마지막 단계까지 개념화하고 있다. 여기에서 보건 의료 접근성 개념을 단순히 최종 사용자에게 도달하는 차원 이상으로 확장하고 있다는 점이 중요하다. 사람들이 그 기술을 실제로 어떻게 이용하는지가 최종적인 접근성 효과를 향상하는 데 주요한 역할을 한다고 믿기에, 이 책에서 다루어지는 보건 의료 접근성에 대한 개념은 기술의 사용 단계까지 확장되어 보건 의료 기술 사용의 적절성과 부적절성이라는 개념까지 포함한다.

표 2-1 접근성 활동의 정의

접근성 활동	내용
조직적 구조는 세 가지 활동[흐름](가용성, 가격 적정성, 채택)이 조정·운영되게 하려는 목적을 가진 조직적 구조 및 관계	
가용성에는 보건 의료 기술이 최종 사용자의 손(또는 입)에 도달될 수 있도록 보장하는 보건 의료 기술과 서비스의 생산·주문·운송·저장·유통 및 최종 사용자에게의 전달 등 일련의 관리 과정	
제조	원자재를 가공해 직접 사용하거나 판매할 완제품을 만드는 것
수요예측	상품이 얼마나 생산되고 어느 정도의 가격에 얼마나 팔리고 쓰일지 평가하는 것
조달	보건 의료 기술을 공공 혹은 민간 공급자에게서 구입하는 것을 말하며, 여기에는 특정 상품의 물량 확보와 비용 지불, 받는 상품의 질과 관련된 모든 결정이 포함
유통	보건 의료 기술이 공공, 민간 또는 공공·민간의 유통 경로를 통해 이동하는 과정
배송	공급 과정에서 기술이 의도한 최종 사용자에게 민간 또는 공공 유통 경로를 통해 물리적으로 전달되는 단계
가격 적정성은 보건 의료 기술 및 관련 서비스를 필요로 하는 사람에게 너무 비싸지 않은 가격에 구입할 수 있게 하는 것	
정부 및 비정부기구의 가격 적정성	개발도상국 정부의 조달 기구 또는 비정부기구 측면에서 보건 의료 기술의 감당 능력
최종 사용자의 가격 적정성	환자와 소비자 개인 측면에서 기술의 감당 능력
채택은 보건 의료 신기술이 국제기구, 개발도상국 정부 등 다양한 수준의 활동가와 보건 의료 서비스 제공자 및 전달자, 개인 소비자와 환자들로부터 인정받아 수요가 창출되는 것	
국제적 채택	세계보건기구·유니세프·유엔에이즈계획·유엔인구기금과 같은 국제기구와 기술 전문가들의 수용
국가적 채택	정치적 결의, 규제 승인, 치료 지침의 채택과 관련된 개발도상국 정부 기관의 기술 수용
공급자 채택	공급자에 의한 기술의 수용과 적절한 처방
최종 사용자의 채택 및 적절한 사용	환자나 소비자들에 의한 기술의 수용 및 적절한 사용

이 분석 틀의 각 영역은 활동을 수행하는 특정한 행위자 혹은 일련의 행위자들의 기관과 연관된다. 보건 의료 접근성 활동 영역과 관련된 행위자들은 세계보건기구 같은 국제기구, 다국적 제약 회사 같은 국제 수준의 민간 기구, 게이츠재단이나 양자 간 공여 기관bilateral donors● 같은 공공 및 민간 부문의 국제적 기부 단체가 있다. 국가 내의 활동가로는

● 원조 공여국과 수원국 간의 원조를 담당하는, 공여국 측 원조 담당 기관을 가리킨다.

민간 부문의 기술 유통 회사, 보건 부처나 규제 기관 등의 국가 공공 기관, 보건소처럼 하위 지역 단위에서 공공 의료를 제공하는 기관, 지역사회에 기반을 둔 의료 기술 유통 회사, 환자 및 소비자 등 최종 사용자가 포함된다.

접근성 활동 영역에 따라 분석 틀을 구성했는데, 이는 활동의 성패에 영향을 주는 요소들을 쉽게 파악하기 위해서였다.[3] 활동을 제한하는 요인을 억제인자 또는 장애 요인이라고 한다. 보건 의료 기술이 조직적 구조, 가용성, 가격 적정성, 채택 과정을 통해 최종 사용자에게 성공적으로 전달되는 것을 돕는 인자를 조력 요인이라고 한다. 다음 절에서 우리는 보건 의료 접근성을 향상하는 과정에서 영향을 미치는 조력 요인과 장애 요인에 대해 알아볼 것이다. 이는 개발도상국의 기술 접근 장애 요인을 다룬 문헌을 통해 찾아볼 수 있었다. 예를 들면 보건 의료 제도의 역량, 정치적 결단, 질병과 기술의 특징, 환자의 호응 정도 등이 있다. 장애 요인과 조력 요인은 매우 복잡하고 사회적·문화적·경제적·정치적·기술적·법적 측면이 혼합되어 있다.

이 책에서는 보건 의료 접근성 과정access process의 특정 활동에 영향을 미치는 장애 요인과 조력 요인에 집중하면서, 이 요소들을 다룰 전략적 선택[의 중요성]을 강조하고자 한다. 일단 전략적인 선택이 이루어지면 이 요인들을 수정 또는 조정 가능한 정도에 따라 평가할 수 있다. 이를 통해 장애 요인을 극복하고 조력 요인을 강화할 접근성 전략을 수립할 수 있게 된다. 다음 절에서는 각각의 활동 흐름을 설명하는 한편, 이와 관련된 보건 의료 접근성 활동 영역, 행위자, 장애 요인과 조력 요인에 대해서도 알아볼 것이다.

네 가지 활동 흐름

첫 번째 활동 흐름 : 조직적 구조

보건 의료 접근성을 확보하기 위해서는 많은 사람과 조직이 참여해야 한다. 특정 보건 의료 기술의 접근성을 보장하는 데 관여하는 조직들의 관계를 조직적 구조라고 정의하며 이는 나머지 세 활동들(가용성, 가격 적정성, 채택)이 원활하게 조정·운영되는 데 필요하다.

조직적 구조 흐름의 첫 단계는 보건 의료 신기술의 도입을 결정하는 과정이다. 이 과정에는 [신기술의] 안전성과 효율성을 확인하는 표준 규격 평가는 물론이고 기존 기술과 신기술의 이점에 대한 비교 평가 또한 포함된다. 이 평가는 대개 각국 차원에서 시행되나, 유럽의약품평가기구European Agency for the Evaluation of Medicines의 경우처럼 여러 국가나 지역 수준에서 시행될 수 있다. 평가 대상 기술의 공식적인 비용 효과 분석을 연계해 비교 평가하는 국가도 있다(오스트레일리아와 뉴질랜드에서는 신약 평가 시 이를 요구한다). 평가 시에는 보건 의료 체계 역량의 실태와 더불어 기술을 필요로 하는 지역의 이용자 수요를 고려해야 한다. [일례로] 피임약을 도입할 때 평가할 목적으로 개발된 틀에서는 [결정할 수 있는] 네 가지 결과를 제시하고 있는데, 이는 ① 신기술을 도입하거나, ② 현행 기술을 발전시켜 이용하거나, ③ [신]기술을 도입하지 않거나, ④ 현재 쓰이는 기술의 사용을 중단하는 것이다.[4] 신기술을 도입하는 결정이 내려진다면, 구체적인 상황을 고려해 어떻게 도입할지에 대한 계획을 수립하는 데 [영향을 미치는] 기술 소유자technology owner, [제품] 지지자advocate, 규제자regulator 등에 대한 좀 더 깊이 있는 분석이 필요할 것이다. 기술 도입 이전에는 시범 도입, 서비스 전달과 사용자 관점에 대한 평가와 응용 연구가 필요하다.

보건 의료 신기술의 도입을 누가 결정하는가도 중요한 문제이다. 결정을 내린 관계자는 보건 의료 기술의 접근성 보장을 위해 모든 조직 및 기구들 ─ 개발도상국에서 선진국까지, 공공 부문에서 민간 부문까지 아우르는 ─ 과 협력하는 단계로 나아갈 필요가 있다. 다양한 조직들이 한데 모여 협력하기란 결코 간단하지 않다. 조직적 구조의 모습은 매우 다양한 형태를 띨 수 있다. 맥킨지앤드컴퍼니McKinsey & Company에서 수행한 연구에서는 국제 보건 협력 관계의 모델로서, 단순 제휴simple affiliation, 협력 관계 주도자lead partner, 총계약자general contractor, 사무국secretariat, 독립적인 공동 벤처 회사joint venture company(독립 주체) 등 다섯 가지 모델을 제시하고 있다.[5]

이 책에서는 여섯 가지 사례연구를 통해 국제적 보건 기술의 접근성과 관련된 과정들마다 핵심적인 역할을 하는 협력자를 평가할 것이다. 이 협력자들이 접근성을 확보할 조직적 구조를 어떻게 수립했는지, 그 구조는 특정 제품과 환경에 따라 형태와 책임 배분의 측면에서 어떻게 다른지를 평가하려 한다. 또한 지도적인 역할을 한 개인 혹은 조직이 누구인지, 이렇게 다른 형태의 구조들을 형성하고 도입하면서 얻은 교훈이 무엇인지를 알아보려 한다. 대개 일반적인 상품은, 생산자가 기술의 도입과 그 규모를 확대하기 위해 이런 종류의, 공식적인 협력 관계를 특징으로 하는 조직적 구조를 만들려 하지는 않는다. 하지만 이 책에서 살펴보는 보건 의료 기술의 경우, 전통적인 시장적 접근법이 (특히 빈곤 국가의 가난한 사람들에게는) 제대로 작동하지 않기 때문에, 다양한 협력자들을 모아서 조직적 구조를 만들어 내는 것이 성공적인 접근성을 위해 필수적이다.

오스틴James E. Austin은 전략적인 동맹에 관한 연구에서 이 같은 조직에 요구되는 일곱 가지 과제, 즉 ① 목적의 분명함, ② 사명·전략·가치의 일치, ③ 가치 창출, ④ 목적과 사람들의 연결, ⑤ 협력자 간의 의사소통, ⑥ 지속적인 학습(교육), ⑦ 협력 관계에 대한 헌신 등을 제시하고 있다.[6] 국제 보건 문제에서의 공공·민간 협력 관계에 대한 문헌들을 보면 이런 요소들이 국제 보건 협력 관계가 성공하는 데 얼마나 중요한지를 알 수 있다. 예를 들어 멕티잔기부프로그램Mectizan Donation Program에서, 제약 회사인 머크 사Merck●와 아동생존발달대책위원회Task Force for Child Survival and Development는 공통의 목적, 인력, 아이디어를 바탕으로 가치와 헌신(약속), 공통의 목표에 합의할 수 있었다.[7] 이들이 만들고 유지했던 공통성 덕분에 다양한 사회 영역으로 협력을 확장하고([머크가] 이버멕틴iver-mectin을 기증해 빈국에서 회선사상충증onchocerciasis을 치료한다는 공동의 목적을 추구하는 등) 성공적인 협력을 이끌어 낼 수 있었다.

성공적인 보건 의료 협력 관계를 위한 또 다른 요인으로는, 협력자들 간에 투명한 관리 구조를 수립하고, 의사 결정 과정의 투명성과 프로그램의 책임성을 유지하고, 활동에 따른 필수 사항들을 조정할 역량을 갖추고, 프로그램의 성공 여부를 평가하기 위해 성과를 판단하는 기준을 만들며, 개발도상국 정부들을 참여시켜 해당 국가의 주인 의식을 키우고 지속성을 보장하는 것 등이 있다. 한센병퇴치국제동맹GAEL의 사례는 성공의 판단 기준과 프로그램 전략에 대한 협력자들의 동의가 중요하다는 것을 보여 준다. 리날디Andrea Rinaldi는 한센병 캠페인이 성공했다는 '인식'이 어떻게, 2003년 세계 한센병 박멸 목표가 달성되었다는 세

● 독일 이머크 사(E. Merck)의 제약 산업 부문이 미국 머크 사로 분리 매각되면서, 이머크는 주로 화학 산업을 담당하고, 제약 산업과 관련해서는 미국계인 머크가 담당하고 있다.

계보건기구의 선언으로 이어지게 되었는지를 서술한 바 있다.[8] 그러나 세계보건기구와 한센병퇴치국제동맹의 내부에는 한센병이 박멸되었음을 나타내는 지표를 선택하는 데 반대하며 한센병이 여전히 중요한 국제 보건 문제라고 생각하는 이들도 있었다. 세계보건기구가 한센병 퇴치 캠페인의 핵심 전략으로 '유병률'과 '박멸'만을 계속 내세운 반면, 정작 한센병 환자의 관리에는 상대적으로 관심을 기울이지 않았기 때문에 한센병 퇴치 연합에 불화가 발생했고 이 갈등은 2001년 한센병퇴치국제동맹에서 반한센병주요동맹primary federation of antileprosy associations이 퇴출되면서 정점에 달했다. 그 후 전문가들은 한센병퇴치국제동맹이 한센병 문제의 초점을 박멸에서 관리로 전환하고, 유병률에 집중하기보다는 전파의 예방, 새로운 발병 사례의 감소, 발병 이후 지원 전략에 관심을 갖도록 권장했다.

이 책에서는 여섯 가지 사례를 통해 보건 의료 기술의 접근성을 향상하기 위해 협력 관계를 새롭게 만들고 유지하는 데 성패를 좌우한 요소들을 살펴볼 것이다. 보건 의료 서비스 접근성을 향상하기 위한 조직적 구조를 어떻게 설계하고 관리할지, 국제적·국가적·지역적 수준에서 어떻게 효과적으로 협력 관계를 개발하고 실행하며 평가할지를 이해하는 데 이런 정보가 도움이 되기를 희망한다(지역적 수준에 대해서는 세부적으로 논하지 않는다).

두 번째 활동 흐름 : 가용성

가용성[의 흐름]에는 보건 의료 기술을 최종 사용자에게 도달할 수 있도록 보장하는, 생산, 주문, 운송, 저장, 유통 및 최종 사용자에게 전달 등 일련의 관리 과정이 포함된다. 〈그림 2-1〉에서 보여 주듯이, 가용성의 핵심 활동으로는 제조·수요예측·조달·유통·전달이 있다. 이 같은 활동은 공공과 민간 부문의 활동가들에 의해 국제적·국가적·지역적·공동체적 수준에서 이루어진다.

제조manufacturing는 보통 원자재를 가공해 직접 사용하거나 판매용 완제품을 만드는 것을 말한다. 제약 산업의 제조에는 중요한 공정으로 대개 두 단계가 있다. 첫째, 활성 성분active ingredient을 생산하는 일차 제조 과정으로서 주로 선진국에서 이루어진다. 둘째, 제약 배합formulation을 통해 최종 제품의 형태를 갖추는 이차 제조 과정으로서, 보통 활성 성분을 생산하는 것보다는 기술적으로 덜 복잡하다. 하지만 백신, 유전자조작 처리된 의약 등의 생물학적 제제製劑[약품], 서방형 제제time-release medicines 와 같은 몇 가지 유형의 약품의 경우에는 제약 배합 단계가 더 복잡할 수도 있다. 제조 과정의 난이도는 상품의 특성에 따라 다르다. 활성 성분을 구하기가 어려워 공급 부족이 발생할 수도 있다. 예를 들어 말라리아를 고치는 데 쓰는 ACT(아르테미시닌 기반 병용 요법)의 경우, 식물에서 추출된 합성물인 아르테미시닌이 세계적으로 부족해 생산하는 데 곤란을 겪기도 했다. 이 식물은 몇몇 지역에서만 자라는 것으로 알려져 있고 재배하기까지 걸리는 기간도 길다. 공급 부족을 이겨내기 위해 대체 합성물을 개발하거나, 새로운 지역에 이 식물을 재배하려는 시도가 이어지고 있다.

누가 기술을 생산할지는 특허에 달려 있다. 상품 생산은 상품 특허 보유 업체, (상품 특허를 허용하지 않는 국가에서는) 생산기술 특허 보유 업체, 혹은 특허 보유자가 허가한 생산자가 보건 의료 상품을 생산한다. 특허 기간이 만료된 경우 (혹은 그 국가에서 특허가 인정되지 않는다면) 제네릭 generic● 약품 생산자가 상품을 생산할 수 있다. 제조 업체가 [보건 의료] 기술을 생산할 것인지를 결정할 때 특허, 국가정책, 법 체제, 시장 규모와 수익성에 대한 제조 업체의 인식, 실제로 상품을 택하고 구매할 소비자 등에 영향을 받는다.[9] 이 책에서는 개발도상국에서 쓰이는 보건 의료 기술을 생산하는 업체들을 다양한 사례로 살펴보며, 이들의 시장 진입 결정에 영향을 미치는 요인들을 탐색하고자 한다.

제조 업체가 개발도상국에서 사용될 의료 기술을 생산하겠다고 결정한 다음 단계는 수요예측이다. 여기서는 상품의 가격선과 [그에 따른] 판매·사용량을 조사한다. 제조 업체는 수요예측을 해 계획을 세우고, 예상 수요에 맞춰 충분히 공급할 수 있게 생산 설비에 투자한다.[10] 예측이 정확해야 상품과 생산자에 대한 확신을 줄 수 있기 때문에 이는 필수적이다. 상품이 주문한 만큼 만들어질 것이라고 믿지 못하게 될 때 수요자들은 주문량을 줄일 것이며, 결국 공급 부족을 유발해 보건 의료 기술에 충분히 접근하지 못하게 된다. 더군다나 제조 업체는 수요예측을 신뢰할 수 없는 상황에서 의료 기술 생산에 투자하는 데 주저하게 된다.[11] 2006년 워싱턴에 본부를 둔 세계개발센터Center for Global Development에 모인 국제보건전망실무단회의Global Health Forecasting Working Group에서는 국제 보건 단체들이 수요예측 기술을 향상하도록 노력할 것을 권고한 바 있다. 여기에는 정보 중개상informediary을 수립해 수요 정보를 유통하고 조정함으로써 제조 업체와 국제 보건 협력 단체 사이에 정보를 공유하게 하자는 제안도 포함되었다.[12]

조달은 보건 의료 기술을 공공 혹은 민간 공급자에게서 구입하는 것을 말하는데, 이는 특정 상품의 물량을 확보하고 비용을 지불하며, 수령

● 흔히 '복제약'으로 불리는 것의 공식 명칭으로, 자세한 내용은 용어 해설을 참조.

상품의 질과 관련된 모든 결정을 포함한다.[13] 많은 경우에 개발도상국 정부들은 다국적 혹은 지역 내 공급자에게서 입찰 절차를 밟아 상품을 직접 구매한다. 조달 과정에서는 생산자를 찾고 선택하기 어렵고, 예산을 편성하기가 쉽지 않으며, 지불이 불규칙하다는 점이 난제로 꼽힌다. 국제의약품분배연합International Dispensary Association 같은 국제적인 조달 대행 기구가 조달 과정의 장애 요인을 파악해 각국 정부가 의료 기술을 구입할 때 도움을 주곤 한다. 대개 비영리 단체인 국제적인 조달 대행 기구는 대량 구매를 통해 가격을 낮추고 이윤을 최소화해 정부가 비용을 감당할 수 있게 한다. 또한 이들은 공급자를 찾아 선택하고, 질 관리도 보장하는 역할을 한다. 지금까지 개발도상국에 (특히 특정 질병에 대한) 기술 조달을 돕는 국제단체가 많지는 않지만 설립되고 있다. 국제의약품기구Global Drug Facility가 그 예인데, 이 기구는 2001년에 설립된 이래 대량 구매와 국가 결핵 프로그램에 기술적인 보조 및 지원용 보조금을 지급하는 방식 등을 통해 항결핵제의 접근성을 향상하는 활동을 하고 있다.[14]

기술의 **유통 주기**distribution cycle는 제조 업체가 상품을 발송하면서 시작된다. 유통 과정에는 통관·검역·창고관리·저장을 비롯해 보건 의료 시설로 [상품을] 운반하고 소비량을 보고하는 것까지 포함한다.[15] 이 일을 성공적으로 수행하기 위해서는 여러 공공 기관과 민간단체가 적재적소에서 협력해야 한다. 전형적인 유통 체계의 구매 과정은 일차 도매상에서 시작해 중간 도매상을 거쳐 개별 보건 의료 시설에서 끝난다. 물류비용은 최종 사용자가 부담하는 기술의 가격 중 많은 부분을 차지할 만큼 매우 크다. 의료 기술의 유통에 영향을 미치는 요소는 여러 가지이다. 나이지리아의 약품 공급 체계를 다룬 연구에서는 운송 수단의 부족이 유통에 결정적인 영향을 끼친 것으로 나타났다. 의약품 관리 정보 체계가 부족하고, 의료진 성과 감시 및 평가 체계가 미비하다는 것 등의 행

정적인 실패 요인도 중요한 장애 요소로 꼽힌다.[16]

보건 의료 기술은 공공 병원과 보건소의 약국, 개인 약국, 공식 혹은 비공식적 가게, 대형 캠페인 중인 지역사회 등 다양한 공공 혹은 민간 환경 아래에서 최종 사용자까지 전달된다. 이집트에서는 경구용 수액제[탈수증 치료용 경구 보급염]ORS의 전달을 공공 기관인 다섯 개 전달 센터와 37개 지점, 그리고 경구용 수액제를 시골 지역에 배분하는 저장고를 가진 사람들depot-holders(시골 마을의 지역사회 지도자나 전통적인 조산사, ORS 사용을 훈련받은 의료 종사자들)이 담당했다.[17] 또한 경구용 수액제는 이윤이 많이 남는 지사제[설사 멈춤 약]를 판매하고, 가격경쟁이 존재하는 민간 약국에도 전달된다. 약국에는 경구용 수액제의 판매를 촉진하는 재정적 유인incentive의 일환으로 계량컵을 무료로 제공해 이를 경구용 수액제 세트와 함께 팔아 이윤을 남기도록 했다. 대부분의 경우 의료 기술을 효과적으로 전달하려면, 최종 사용자에게 상품을 이용할 때 필요한 명확한 사용 지침을 제공하면서 조언해야 한다. 전달 과정의 질적 수준에 영향을 미치는 요소는 여러 가지인데, 적절한 교육, 감독, 이용 가능한 상품 정보는 물론이고 유인 구조까지 포함된다. 환자의 부담이 과도한 경우에도, 기술 전달자의 낮은 사회적 신분이 미치는 영향과 마찬가지로, 전달에 영향을 미칠 수 있다.[18]

겉보기로는 단순한 상품이라도 전달 과정은 복잡한 접근성 활동이다. 예를 들어 바부B. V. Babu 등은 인도 오리사Orissa 주에서 림프성 사상충증lymphatic filariasis을 박멸하기 위해 1회 분량의 디에틸카바마진DEC과 알벤다졸albendazole을 저가로 공급하는 대규모 의약품 관리 프로그램을 연구한 바 있다.[19] 주 전체에 걸쳐 주민이 동원되었고, 1년에 한 번만 복용하면 되므로 이 프로그램이 성공하는 데는 무리가 없어 보였지만, 연구 결과 약의 보급율과 순응도는 상대적으로 낮았다. 보급율은 조사 지역

네 곳 중 세 곳에서 70퍼센트 미만이었으며, 전반적인 순응도는 41퍼센트에 불과했다. 저자는 이처럼 보급율과 순응도가 저조한 원인을, 최종 사용자의 불편과 캠페인에 대한 불신에서 찾았다. 일차 보건 의료 인력의 참여가 부족했고, 의료 종사자의 훈련이 부족했다. 또한 약품의 부작용에 대응할 적절한 방안이 부족했고, 지역신문에서는 약품의 안전성과 관련해 잘못된 정보를 지속적으로 제공했다. 지역사회의 참여를 조직적으로 유도하지 못했을 뿐만 아니라, 주민 대상 캠페인에 대해 숨어 있는 동기가 있지 않을까 하는 대중의 불신이 깊었다. 포커스 그룹 참여자들도 "마음 놓고 [약을] 삼킬 수 없다", "의심이 든다."라고 했다.[20] 북부 나이지리아의 소아마비 백신 캠페인에서도 비슷한 문제가 발생해 캠페인에 부정적인 영향을 미쳤고, 이는 다른 국가에까지 불신이 확산되는 결과로 이어졌다.

세 번째 활동 흐름 : 가격 적정성

가격 적정성 흐름은 보건 의료 기술과 관련 서비스를 필요한 사람이 합리적인 가격에 구입할 수 있게 하는 것을 포함한다. 어떤 보건 의료 기술이 감당할 만한지는 보건 의료 기술의 가격, 기술에 접근하는 데 드는 서비스 비용(사용료 등) 및 구매 자금을 조달할 수 있는지에 달려 있다 (구매 자금을 조달할 수 있는지는 구매자의 가용 자원과 예상되는 이득 및 비용, 부작용, 사회적 인식 등에 좌우된다). 개발도상국에서는 보건 의료 기술의 주요 구매자가 정부와 개인 소비자인 반면, 중산층 국가에서는 사회보장 단체의 [구매자로서] 역할이 점점 중요해지고 있다. 세계의 최빈국들에서는 대부분 가계 지출이나 정부의 공적 예산으로 의약품을 구입한다.[21] 대개 개발도상국에서는 가계 재정과 정부 예산이 상당히 제한적이기 때문에, [접근성을 어느 정도 유지하려면] 보건 의료 기술의 가격이 저렴해야 한다. 의약품 접근을 다룬 상당수의 문헌에서는, 높은 가격이 광범위한 접근에서 핵심적인 장애 요인이 되고 있기 때문에 접근을 보장하는 데 가격 적정성이 선결 조건임을 강조하고 있다. 개발도상국에서는 의약품뿐만 아니라 다른 의료 기술의 경우에도 상황은 다르지 않다.

[두 번째 활동 흐름인] '채택'과 [네 번째 활동 흐름인] '가용성'을 다룬 절에서 언급하고 있는데, 가격 적정성은 〈그림 2-1〉에서 볼 수 있듯이 정부 조달, 최종 사용자에게로의 전달, 국가적 채택과 최종 사용자의 채택 등 표시된 여러 접근 활동 영역에 영향을 끼친다. 예를 들어 순다Shyam Sundar 와 머리Henry W. Murray는 인도에서 내장리슈만편모충증visceral leishmaniasis의 치료에 필요한 밀테포신miltefosine의 가격 적정성을 연구하며, 가격 적정성과 제품의 적절한 사용의 관련성을 밝히고 있다.[22] 밀테포신을 28일간 처방하는 비용은 초기에는 2백 달러였으며, 2005년 145달러로 떨어지긴 했지만, 그 당시 기준으로 연 수입이 94달러에 불과했던 인도, 그중에서도 가장 가난한 비하르Bihar 주에 사는 대부분의 주민들에게는 감당할 수 없을 정도로 높은 가격이었기 때문에 치료받은 환자는 거의 없었다. 가격이 높을 뿐만 아니라 처방 외 약품 판매에 대한 규제도 느슨해, 가난한 환자들은 일에 복귀할 수 있게 몸이 좀 나아질 만큼만 약을 구입했다. 그 결과 급속도로 [약품] 내성drug resistance이 커질지 모른다는 우려가 깊어졌다. 락스미나라얀Ramanan Laxminarayan 등은 말라리아에 대한 ACT 연구에서, 가격 적정성을 높이기 위한 전략(이 연구에서는 보조금 지원 사례)이 어떻게 적절한 의약품 사용에 관한 의도하지 않은 [부정적인] 결과를 초래할 수 있는지에 대해서도 검토했다.[23] 이들은 보조금이 오남용을 조장하고, 현재 말라리아 치료에 효과적인 최신 치료제의 내성

을 앞당겨 발생시키는지도 연구했다. 저자들은 수학적인 모델링 작업을 이용해 ACT를 대상으로 (전액이든 일부이든) 보조금 정책을 실시하면 내성이 약간 증가하더라도 결과적으로 막을 수 있는 사망자 수(사망 예방 건수deaths averted를 극적으로 늘릴 수 있음을 발견했다. 저자들은 국제 활동가들이 보조금 지원 프로그램을 긴급히 실행할 것을 권고하는 동시에 약품 내성 감시 체계 전략도 프로그램에 통합해 운영할 것을 권장하고 있다.

기존 문헌에서는 높은 가격이 접근성의 주요한 장애 요인으로 지적되는데 때로는 낮은 가격도 장애 요인이 될 수 있다. 한 연구에서는 보건 의료 기술의 낮은 가격이 예상하지 못한 효과를 가져왔다는 사실을 발견했다.[24] 이 사례에서는 모자 사망과 이환罹患의 주원인인 전자간증pre-eclampsia과 자간증eclampsia의 효과적인 치료제 중 하나인 황산마그네슘의 가격이 낮다는 이유로, 제조업자들은 이윤이 적으리라고 예상했고, 이에 따라 제품을 등록할 경제적 유인이 제한적이었기에 상품 등록이 그만큼 늦어졌다. 가격이 낮고 판매 시장이 상대적으로 협소하면, 회사가 주요 구매자들에게 적극적으로 판촉 및 홍보를 하지 않게 되기 쉽다. 이 사례들은 제품 가격의 중요성과 가격이 미치는 영향의 복잡성을 동시에 보여 주고 있다.

보건 의료 기술의 가격에 영향을 주는 요소에는 어떤 것들이 있을까? 가격은 제조 업체의 판매가와 그 밖의 모든 부대비용(수입관세, 도·소매상의 가격 인상분, 소매세, 부가세 등)으로 구성된다. 제조 업체의 판매가는 연구·개발·생산·판촉 비용에 이윤을 더한 가격이다. 보건 의료 기술의 가격은 국가에 따라, 또는 일국 안에서도 공공인지 민간인지에 따라 상당히 달라진다.[25] 이는 법인 회사의 경영전략이나 정책 상황 및 관세와 환율, 협상 조건 등이 다르기 때문이다.[26] 가격을 결정하는 핵심 요인 가운데 하나는 국내 및 국제 특허 체계로, 이는 의약품 접근성에 관한 상당수의 기존 논문에서 주목한 요소였다.

HIV/AIDS 치료제인 항레트로바이러스제ARVs 접근에 관한 논쟁에서 가격과 특허가 의료 기술 접근성에 끼치는 영향이 국제적인 관심사가 된 적이 있다. 활동가 조직, 생산자, 유엔 기구, 클린턴재단William J. Clinton Foundation 같은 단체 등의 노력으로 AIDS 3제 병합 요법triple-drug AIDS the-rapy의 비용이 1999~2003년 사이에 98퍼센트나 떨어져, 1년 약값이 1만 2천 달러에서 2백 달러 미만으로 내려갔다.[27] 대부분의 의료 기술 비용 논란은 항레트로바이러스제의 경우보다 극적이지 않지만 국제적·국가적 단체들은 개발도상국의 의료 기술 가격에 영향을 주기 위해 다양한 전략을 사용하고 있다. 이 책에 나오는 여러 사례연구를 통해 가격이 인하되었거나 이에 실패한 경우를 확인할 수 있을 것이다.

네 번째 활동 흐름 : 채택

'채택'이란 보건 의료 신기술이 국제기구, 개발도상국 정부 등 다양한 수준의 행위자와 보건 의료 서비스 제공자 및 전달자, 개인 소비자와 환자들에게 인정받아 수요가 창출되는 것을 말한다. 지금까지는 대개 제품 개발에 협력한 단체들은 그 기술이 승인되어 전달할 준비가 될 때까지 채택과 관련된 쟁점에 대해 거의 언급하지 않아 왔다. 이 책에서는 채택과 관련된 논의가 성공적인 보건 의료 접근성을 보장하는 핵심 사항이며, 특히 최종 사용자의 시각에서 채택 요인을 더 많이 고려할 필요가 있고, 제품이 개발되는 단계부터 조기에 고려되어야 한다고 언급할 것이다.

국제적 채택global adoption은 한 상품이 기술로서 전문가 단체, 기부 단체, 국제기구(세계보건기구·유니세프UNICEF·유엔에이즈계획·유엔인구기금UNFPA 등), 기술의 특성에 따라서는 특수한 전문기구들의 인정을 받는 과정이다. 이전 연구들은 국제적인 기술 기구와 더 광범위한 국제 공중 보건 공동체가 질병에 맞서기 위해 보건 의료 기술 및 중재 방법과 전략을 사용하는 과정에서 '전문가 합의'의 중요성을 강조했다.[28] 보건 의료 기술이 수용되는 과정은 사회적 합의가 도출되는 능동적인 과정이며, 전문가들이 의료 기술의 이용에 관계된 핵심 요인에 동의할 것을 기다리는 수동적인 과정이 아니라고 본다.

기술의 필요성과 사용 여부에 대해 전문가들이 합의에 이르지 못하면 보건 의료 접근성의 향상을 크게 가로막는 장애가 된다. 예를 들면 자원이 부족한 상황에서 다제내성결핵MDR-TB을 관리할 방안에 대한 과학적 합의에 충분히 이르지 못한 탓에 다제내성결핵 치료제를 광범위하게 이용하는 데 어려움이 있었다.

세계보건기구는 이 문제를 해결하기 위해 시범 사업을 실행하기로 결정하고 기본 지침을 작성하면서 임상 의료 분야, 사업 분야, 연구 분야의 각 전문가 그룹에 자문했다.[29] 시범 사업이 실시된 이후 다제내성결핵 치료제를 관리할 정책을 형성하는 데 도움이 될 근거를 얻을 수 있었다.[30] 다른 기술들의 경우 국제기구들 간의 합의를 위해서는 보건 의료 기술이나 이에 관련된 질병 및 건강 상태에 대한 공식적인 결정이 연계되기도 했다. 가령 1998년 5월 제51회 세계보건총회에서는 실명을 유발하는 트라코마trachoma의 국제적 박멸에 대한 안건이 결의되면서 전 세계에 트라코마가 알려지는 계기가 되었고, 트라코마 유행 국가에서 아지스로마이신azythromycin 치료제를 새롭게 도입하는 데 기여했다. 기존 문헌에는 의료 기술의 국제적 채택을 저해하거나 촉진하는 요인들에 대한 정보가 거의 없다. 이 책에서는 사례연구를 통해 이 같은 요소들을 깊이 탐구하고, 국제적 수준의 장애 요인을 극복하는 전략들을 평가하고자 한다. 또한 국제적 합의의 중요성과 더불어 합의 과정의 핵심 참가자는 누구이며 주요 쟁점 사항은 무엇인지를 알아볼 것이다.

　　국가적 채택은 개발도상국 정부 내 여러 부처의 정책 입안자들이 보건 의료 신기술을 받아들이는 것과 관련된다. 최소한 세 가지 이상의 관련 영역이 있다. 첫째, 성공적인 보건 의료 기술의 접근성에는 정치적 결의political commitment가 핵심 요인임이 여러 차례 증명되었다. 예를 들어 보츠와나에서의 ACHAP(아프리카HIV/AIDS포괄협력체) 사업 사례에서 보츠와나의 고위 권력자, 특히 최상위 권력자인 대통령이 AIDS를 언급함으로써 ACHAP의 기반이 다져졌고, 정부가 이 사업을 효과적으로 활용해 국가 항레트로바이러스제 프로그램을 실행했다.[31] 둘째, 많은 경우에 국가 규제 기관이 보건 의료 기술을 등록해야 하는데 때로는 이 절차가 제품의 도입을 늦추는 이유가 되기도 한다. 등록 절차는 보건 의료 기술의 질, 안전성과 효율성을 시험하는 표준 절차 과정, 공급자와 환자의 정보와 관련된다. 이 과정은 대부분 국가 규제 기관의 정책이나 시장의 유인에 달려 있지만, 다양한 시장적 결함 탓에 승인 과정이 지연되기도 한다. 예를 들어 (앞서 언급한바 전자간증 및 자간증의 치료제인) 황산마그네슘이 짐바브웨에서 널리 보급되지 못한 이유를 조사한 연구에서는, 약값이 낮고 이용자층이 적어 제약 회사에서 등록을 요청할 경제적 유인이 부족했다는 점이 지적되었다.[32] 등록비, 정보[의 격차]와 관료주의의 장벽[장애 요인], 부패 문제, 등록 절차를 준비하는 데 필요한 비용 등도 보건 의료 기술의 확대를 가로막는 요인이 될 수 있다.

　　셋째, 보건 부처의 정책 입안자들이 기술을 받아들이는 것인데, 특히 이는 정부가 (부처 또는 사회보험을 통해) 보건 의료 서비스의 주요 공급자이든 아니든 공공 의료 부문의 비중이 큰 국가일수록 중요하다. 치료 지침의 개발, 신기술 사용에 쓰이는 보건 예산의 전달, 신기술과 관련된 중재 사업들을 통제하려는 의지 등이 기술을 받아들이는 과정에서 고려되는 요소들이다. 보건 부처에서는 의료인들이 임상 문제를 놓고 진단 및 치료의 결정을 돕기 위해 체계적으로 개발된 국가 표준 진료 지침을 제정할 수 있다.[33] 논쟁이 수반되는 쉽지 않은 과정임은 당연한데, 이는 신기술이 현재의 치료 방법을 대체하게 될 때 더욱 그렇다.

국가 말라리아 치료 정책의 전환 과정을 조사한 연구에서는 말라리아 신약의 가용성과 가격 적정성이 부족하고, 이상적인 정책 전환 시점이 불확실하고, 기존의 기술에 대한 애착이 크고, 표준화된 정보가 부족하고, 연구 결과가 실제 국가정책을 통해 효과적으로 적용되지 못했으며, 여러 이해 당사자들 간에 의사소통이 부족하다는 것 등을 정책 전환의 장애 요인이라고 지적한 바 있다.[34] 국가 표준 진료 지침이 실제로 의료 종사자의 행동에 영향을 주는지는 누가 지침을 개발하는지, [그 지침을] 신뢰할 만한지, 의료 종사자가 지침 개발 과정에 참여했는지, 지침이나 양식이 얼마나 복잡한지, 어떻게 보급되는지 등에 달려 있다.[35]

공급자들이 신기술을 받아들이면서 실제 보건 의료 현장에서 창출되는 수요는 채택 과정의 핵심 요인이다. 특히 의료 전문가가 투약하는 약과 백신의 경우, 그리고 공급자가 최종 사용자인 진단용 장비 같은 기술의 경우 더욱 그러하다. 대개 공급자들이 환자에게 어떤 치료제나 백신, 진단 기술을 쓸지를 결정할 때 고려하는 것은 가용 정보와 동료의 의료 행위, 제품 가격 및 의료보험 상환금과 회사의 유인 등이다. 록신Joshua Nalibow Roxin은 경구 수액 요법에 대한 연구에서 미국의 의료 체계에서는 탈수 환아患兒를 경구 수액 요법으로 치료하기보다 정맥주사로 치료했을 때 병원에 더 많은 의료보험 상환금이 돌아온다는 경제적인 이유로 저

가의 치료법이 인정되지 못했다고 주장했다.[36]

또한 부적절한 처방 관행은 임상 수련 과정이 부적당하고, 객관적 정보가 부족하고, 지나치게 많은 수의 환자를 진료하거나, 환자 및 동료 의료진이나 의약품 생산자가 특정 제품을 사용하라는 압력을 가해 오는 경우 등으로 말미암아 빚어진다.[37] 공급량 부족, 습관 지속, 기존 기술 고수, 공급자·환자 간의 이해관계 또한 의료인이 신기술을 받아들이기 어렵게 하는 장애 요인이 된다. 브라질 북동부 지방에서 이루어진, 경구 수액 요법에 대한 또 다른 연구에서 의사 집단은, 가정에서 제조와 투여가 가능해 의료인이 직접 투약할 필요가 없는 경구 수액 요법의 손쉬움 탓에, 자신의 사회적 지위와 지역사회에서의 권위가 흔들릴 수 있다고 여겨 경구 수액 요법을 반대했다고 밝혔다.[38]

이처럼 보건 의료 기술에 대한 의료인의 결정에는 여러 요인들이 영향을 미치며, 동시에 보건 의료 기술이 임상 진료 현장에서 실제 사용되는 데 [의료인의 결정이] 중요한 역할을 한다. 의료인의 행동을 변화시키기 위해서는 동기 유발 프로그램, 사회 마케팅, 표준 진료 서식이나 지침의 보급 등의 노력이 중요하다고 생각하는 이들이 늘고 있다.[39] 이와 같은 다양한 접근법을 함께 사용하는 것은 제공자가 새로운 보건 의료 서비스 및 기술을 이해하고 이를 채택하며, 처방 행태를 변화시키는 데 도움이 될 것이다.

환자나 소비자가 최종 사용자인 보건 의료 기술의 경우에는 개인이 이런 보건 의료 기술을 받아들일 것인가가 핵심이다. 환자나 소비자의 채택은 이른바 '건강 추구 행태'와 관련이 있다. 여기에는 의료인을 찾아가고, 지역사회의 건강 캠페인에 참여하며, 상점에서 콘돔이나 모기장과 같은 건강(및 위생) 관련 상품을 구입하는 행동이 포함된다. 또한 경구 수액제나 피임약 같은 건강 관련 상품과 신약이나 갓 개발된 백신과 같은 보건 의료 신기술에 대한 개개인의 인지도 및 수용도와도 관련이 있다. 보건 의료 신기술이 확산되는 속도와 최종 사용자들이 수용하는 속도 간의 차이를 다룬 사회과학 문헌이 이미 많이 나와 있다. 두 가지 고전적 연구로는 1962년 로저스Everett Rogers가 발표한 혁신의 확산에 대한 연구[40]와 1957년 그릴리치스Zvi Griliches가 교배종 옥수수의 도입을 분석한 연구가 있다.[41] 이 두 연구에서는 의료 접근성 구조의 핵심 요인으로 최종 사용자의 채택 과정을 강조한다.

앞서 가격 적정성 부분에서 논의한 바 있듯이, 가격은 건강 추구 행태와 새로운 [보건 의료] 기술을 [개인이] 채택하는 데 영향을 미치는 핵심 요인이다. 그러나 최근 탄자니아의 소아 열성 질환febrile illness에 대한 연구에서는 어머니들이 아이를 위해 정부 시설에서 치료를 받는 것을 주저한 이유 가운데 경제적 요소의 비중이 가장 크지는 않았다고 밝혔다.[42] 이 연구에서는 질환의 증상에 대해 사회문화적으로 받아들여지고 있는 기존 통념이나 소아 열성 질환에 대한 이전의 개인적 경험, 질환의 심각성과 약품의 효능에 대한 인식, 질병 진단 및 치료에 대한 제공자와 어머니 사이의 의사소통의 미시 정치학 등을 가장 중요한 요소로 꼽았다. 이 연구는 새로운 치료법이 널리 받아들여지게 하기 위해서는 질환과 관련된 요소뿐만 아니라 어머니의 일상적인 걱정거리, [환자 어머니에 대한] 사회적 지지의 수준, 말라리아 증상의 이해 정도 및 의료인과의 의사소통 등 사회 맥락적 요인과 사회문화적 동인에 관심을 기울여야 한다는 결론을 내렸다. 즉 질병 및 치료에 대한 이들[지역사회와 개인]의 인식은 소비자가 열성 질환과 같은 건강 문제에 대해 어떤 행동을 취할지를 결정하는 데 막대한 영향을 끼친다는 것이다.

예방접종을 받아들이거나 거부하는 데 영향을 미치는 요인을 다룬 연구에서는 최종 사용자의 채택에 영향을 끼치는 복잡한 이슈들을 광범위한 이론적 모델에서 다뤘다. 이 모델에서는 건강 상태와 보건 의료 기술 변수 모두가 개인적·문화적·사회구조적·정치경제적 상황의 역동적인 상호작용에 내포된다.[43] 건강 상태와 관련된 영역에서는 질병의 심각성 및 질병에 대한 본인과 타인의 취약성을 어떻게 인식하는지, 질병의 원인을 무엇이라고 알고 있는지, 예방 및 치료법의 가용성과 효능에 대해 어떻게 인식하는지 등의 요인들이 예방접종을 받아들이는 데 영향을 주었다. 보건 의료 기술과 관련된 영역에서는 주민들이 예방접종의 목적, 효능, 위험(부작용의 위험 등)과 이득에 대해 어떻게 인식하는지, 가격에 대해 적절하다고 생각하는지와 더불어 원하는 특성과 제품의 전달 방식 등이 중요한 요인으로 나타났다. 이런 접근법은 건강 상태와 보건 의료 기술 모두에서 인식이 중요한 기능을 한다고 강조한다. 이런 인식이 어떻게 만들어지고 관리되는지를 이해하는 것이 보건 의료 접근성 과정의 중요한 도전 과제이다.

항레트로바이러스제 치료가 채택된 경우에도 건강 상태와 기술적 요인의 중요성은 비슷하게 나타난다. 일부 국가에서는 초기에 항레트로바이러스제에 대한 수요가 예상보다 매우 낮았다. 이는 병[AIDS]에 대한 부정적 인식과 낙인이 사회에 만연해 사람들이 HIV 검사를 꺼린다는, 질병 자체의 고유한 측면과 함께, 항레트로바이러스제에 대해 주민들이 제대로 된 지식을 가지고 있지 못하다는 점에서 기술적 측면이 동시에 영향을 미친 것으로 보인다.[44] 보건 의료 기술과 건강 상태 변수는 매우 중요할 뿐만 아니라 서로 연관되기도 한다. 예를 들어 최종 사용자가 질병 자체를 그리 심각하게 여기지 않는다면 보건 의료 기술의 부작용에 대한 관심이 더 클 것이다.[45] 우리는 노르플란트Norplant에 대한 사례연구에서 보건 의료 기술(피임제)과 건강 상태(임신) 변수 간의 관계를 면밀히 살펴볼 것이다. 이 책에서는 연구 사례들을 통틀어 모든 접근성 과정에서 기술과 질병 변수의 역할을 조사하고, 이 변수들을 제품 개발 단계부터 어떻게 다룰지를 평가할 것이다.

채택 과정의 마지막 지점은 환자나 소비자가 보건 의료 기술을 어떻게 사용하는지이다. 이것[보건 의료 기술이 적절히 사용된다고 볼 수 있는지]는 중요한 질문이다. 보건 의료 기술의 최종적 이용은 보건 의료 기술에 대한 순응도나 최종 사용자와 관련된 변수뿐만 아니라 처방 관련 요소(정확한 기술, 적절한 정보[지침]appropriate indication, 적절한 최종 사용자, 그리고 적정 투여 용량 및 기간) 및 전달 관련 요소(최종 사용자에게 전달되는, 보건 의료 기술의 정보 등)에 의해 영향을 받는다. 특정 보건 의료 기술에 대한 순응도에 영향을 주는 요소로는 보건 의료인의 설명과 용량 제한(복용 횟수와 시간), 부작용에 대해 환자들이 어떻게 받아들이는지, 보건 의료 기술을 사용하는 데 도움을 주는 설명서[가 얼마나 환자들이 이해하기 쉽게 작성되었는지], 그리고 개개인의 신념과 태도 등이 있다.[46] 보건 의료 기술의 비용 또한 사람들이 제품을 이용하는 데 영향을 준다. 마지막으로 아무리 비용 효과적이고 유용한 의료 기술일지라도 소비자의 선호도는 환자와 소비자가 기술을 이용하는 데 영향을 미친다. 보메Carol Baume는 모기장을 가지고 있으면서 잘 사용하지 않는 이유를 설명하는 데 소비자의 선호도가 크게 작용한다는 것을 밝혔다.[47] 소비자들은 모기장은 덥고 걸기도 불편할 뿐만 아니라 모기향이나 분무제로 쉽게 대체할 수 있다고 말한다. 또한 사용한 적이 있는 낡은 모기장보다는 생산된 지 2년 이내의 새 모기장이, 기부받은 것보다 직접 구매한 모기장이, 살충제 처리된 모기장이 그렇지 않은 것보다 선호되는 경향이 있다는 점도 소개되었다.

저마다의 경험과 가치관이 질병, 의약품, 치료 계획, 부작용에 대한 태도를 형성하고, 이에 따라 사람들은 의료 기술의 사용 여부를 결정한다. 게다가 자원이 부족한 상황에서는, 보건 의료 기술의 가격이 감당할 만하거나 설사 무료이더라도 보건 의료 기술을 사용하고 순응하는 데 간접 비용이 든다. 항레트로바이러스 치료ART의 순응을 다룬 연구에서는 환자들이 이런 요소를 내면화해 AIDS 경험에 의미를 부여하는 데 영향을 받는다고 주장했다.[48] 예를 들어 어떤 사람은 진료소까지 갈 교통비가 없어서 치료에 따른 부작용을 고치지 못할 수 있는 반면, 무증상일 때에는 AIDS가 큰 문제가 되지 않는 것처럼 행동하기 위해 알면서도 투약하지 않는 경우가 있을 수 있다. 카스트로Arachu Castro는 약품 치료의 순응도가 떨어지는 이유를 이해하기 위해 연구자가, 질병의 임상적 발현, 항레트로바이러스 치료의 보건 의료 기술적 측면, 개발도상국에서 약품 사용에 대한 사회경제적·문화적 맥락의 상호작용 등을 평가할 질적·양적 연구 방법을 결합한 생물사회학적biosocial 접근법을 채택할 것을 주장한다.[49] 카스트로는 이런 생물사회학적 요소들에 주목한다면, AIDS 치유 프로그램에서 보건 의료 기술혁신과 포괄적인 사회경제적 개입의 균형을 맞춤으로써 항레트로바이러스 치료에 대한 주민들의 순응을 촉진할 수 있는 AIDS 관리 프로그램의 가능성을 새롭게 열 수 있으리라고 제안한다.

분석 틀의 적용

보건 의료 접근성 분석 틀에서의 활동과 행위자는 보건 의료 기술 및 국가 상황에 따라 다양하게 바뀐다. 예를 들어 보건 의료 기술의 접근성을 확대하려는 공공 부문의 노력을 실현하기 위해 민간 유통 기업이 필요한 국가가 있는가 하면, 공공 유통망으로 충분한 국가도 있다.

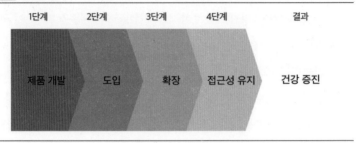

그림 2-3 접근성 단계

1단계	2단계	3단계	4단계	결과
제품 개발	도입	확장	접근성 유지	건강 증진

또한 이용자가 보건 의료 기술을 얻는 장소도 제품마다 다르다. 예를 들어 약은 병원이나 약국에서 받지만 살충제 처리 모기장은 상점에서 구입한다. 게다가 최종 사용자가 누구인지에 따라 구체적인 활동과 담당자가 다르다. 약과 백신 및 다른 의료 상품의 최종 사용자가 환자나 소비자인 반면, 진단 검사 장비의 최종 사용자는 공공 및 민간 의원의 전문 의료인일 것이다.

접근 과정의 단계에 따라서도 [분석] 틀이 달라진다. 우리는 접근 과정을 네 단계로 생각한다(〈그림 2-3〉 참조). 1단계는 제품 개발이다. 이때 개발자는 최종 사용자의 채택 및 사용과 밀접히 연관된 보건 의료 기술 설계에 대한 결정을 내린다. 2단계인 **도입** 단계는 의료 기술이 원래 없던 곳에 처음으로 기술을 공급하는 시범 사업이나 시연 프로젝트와 연계된다. 여기에서는 접근성에 대한 전략 개발 및 시험을 통해 교훈을 얻고 이를 바탕으로 전략을 수정·보완한다. 대개 도입 단계는 임상 시험이 완료되고 규제 승인을 얻은 후에 이루어진다. 3단계는 **확장** 단계로 궁극적으로는 [보건 의료 기술이] 필요한 모든 사람에게 접근권을 보장하는 것을 목표로 보건 의료 기술에 접근 가능한 사람의 수를 늘리는 단계이다. 이를 종종 '양적' 팽창으로 일컫는다.[50] 한편 이 단계에는 '기구' 확대(활동의 효과·효율·지속성을 발전시키기 위해 기구 역량을 강화), '기능' 팽창 (활동 영역에서 활동의 숫자와 유형을 확장), '정치적' 확대(서비스 전달 수준에서 잠재적인 권력 구조와 빈곤의 원인까지 다루는 활동으로 이전) 등 여러 종류의 팽창이 이루어진다.[51] 마지막 4단계에서는 보건 의료 기술을 필요로 하는 만큼 접근성이 시간이 지나도 유지되는 것과 관련된다. 이 단계에서는 상품과 프로그램이 약화되어 기술에 지속적으로 접근하기 어려워지는 모습이 종종 확인된다는 점이 특징이다. 1장에서 언급했듯이 이 책에서는 마지막 접근 단계까지 깊이 살펴보지는 않는다.

이런 네 가지 단계는 역할 담당자와 활동 측면에서 중첩되는 면도 있지만 기본적으로는 서로 크게 다르다. 더 중요한 것은 각 단계마다 장애 요인과 촉진 요인이 다양하기 때문에 성공적인 접근성을 보장하려면 다변화된 전략이 필요하다는 것이다. 이 책에 실린 사례연구들에서는 하나 이상의 단계에 초점을 맞추었으며, 단계별로 특정 장애 요인 및 촉진 요인과 더불어 접근성을 향상할 전략을 찾아보았다.

분석 틀의 이용

이 장에서 제시되는 보건 의료 접근성 분석 틀은 현상을 해석하고 [문제점을] 처방하는 도구로 사용될 수 있다. 전문 연구자들은 보건 의료 서비스 및 제품의 접근성을 향상하고자 노력했던 과거 사례를 통해 [이 분석 틀의 각 영역에 해당하는] 활동들과 주요 행위 주체들 및 장애 요인을 밝혀낼 수 있을 것이다. 정책 수립 담당자는 이 분석 틀에 보건 의료 신기술을 채택하고자 한 과거 사례들을 적용해 실질적인 교훈을 이끌어 내고 확대 전략을 다듬을 수 있을 것이다. 또한 전략가는 처방 도구로서 분석 틀을 사용함으로써 빠트려서는 안 될 핵심 활동과 실제로 이를 수행하는 활동가의 역할을 제시하고, 장애 요인을 예측하며 [접근성을 촉진함] 기회를 판단해 보건 의료 기술을 최종 사용자까지 인도할 전략을 개발할 수 있을 것이다.

이 책의 분석 틀에도 몇 가지 한계점이 있다. 첫째, 모든 경우에 적용할 수 있는 전천후one size fits all 접근법이 아니다. 보건 의료 기술의 접근성에 대한 이야기는 제품과 맥락에 따라 제각각 달라진다. 둘째, 보건 의료 기술의 접근성을 평가하고 향상하는 데 이 책의 분석 틀만이 유일한 길은 아니다. [이 분석 틀이] 사용하기에 너무 복잡한 이들이 있는가 하면, 그와 반대로 여러 활동 영역과 역할 담당자들에 대한 세부 사항이 충분하지 않다고 여기는 이들도 있을 것이다. [그럼에도] 상세함과 단순함 사이에서 균형을 잡고자 했고 실제 활동 영역에서 언급되는 범주를 확인할 뿐만 아니라 이론적인 개념도 이끌어 내려고 애썼다. 이 틀을 설계하는 데 취했던 총괄적인 접근법이 과거 보건 의료 접근성을 둘러싼 성패를 설명하기에 유용하다고 믿는다. 또한 제품 개발자들이 [자신이 만든] 보건 의료 제품이 개발도상국 빈곤층의 건강을 증진한다는 것을 보여 주는 과정에서 난관에 부닥친 경우, 이 책의 아이디어가 도움을 줄 수 있을 것이다. 또한 이 틀은 결정적인 장애 요인을 파악하고 문제를 극복할 전략을 제안하는 데도 도움을 줄 수 있을 것이다.

이제 여섯 가지 제품에 대한 보건 의료 접근성을 다룬 사례연구를 살피면서, 서로 다른 과정과 활동의 [〈그림 2-3〉에서 제시한 접근성 단계의] 흐름을 따라가 보자. 이 사례연구는, '생활사'나 '일대기'를 추적하는 인류학적 연구에서 그 방법론을 차용해, 제품이 생산되어 최종 사용자에게 이르기까지를 살폈다.[52] 사례연구를 통해 우리는 보건 의료 기술에 대해 폭넓게 조사했고, 보건 의료 접근성을 만들어 내는 활동의 흐름을 따라가며 중요한 활동가가 누구인지, 장애 요인 및 조력 요인이 무엇인지 파악하며 실제로 어떤 것이 효과가 있었고 어떤 부분은 그렇지 못했는지를 알아보았다. 과거의 경험을 세심하게 평가함으로써 개발도상국의 가난한 사람들이 앞으로 양질의 보건 의료 기술에 더 쉽게 접근하는 데 도움이 되고자 한다.

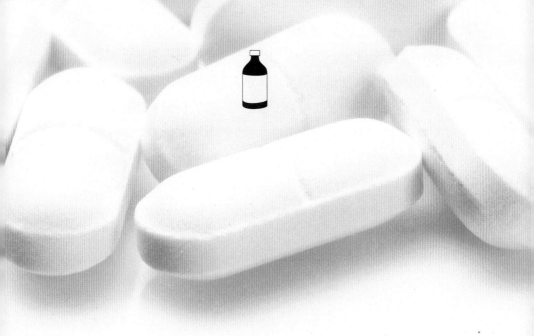

3

프라지콴텔
의약품 접근성

Praziquantel: Access to Medicines

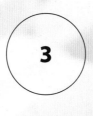

이 장에서는 주혈흡충증의 일차 선택 약품인 프라지콴텔praziquantel
의 접근성을 확대하기 위한 방안들을 고찰한다. 이 전염성 질환은 인간
의 혈관 내에 기생하는 기생충(주혈흡충schistosomes)에 의해 발생한다. 인
간에게 감염되는 종은 크게 세 가지인데, 그 가운데 두 가지인 방광주혈
흡충S. haematobium과 만손주혈흡충S. mansoni 이 아프리카에서 발생한다. 주
혈흡충증은 말라리아에 이어 두 번째로 유병률이 높은 기생충 질환이
다. 세계보건기구에 따르면 감염자가 약 2억 명인 것으로 추정되며, 그
가운데 1억8천만 명가량이 사하라 이남 아프리카에 살고 있다. 약 4천
만 명이 심각한 상태이거나, 치료하지 않으면 심각한 상태가 될 수 있는
상황에 놓여 있다. 연간 약 1백만 명이 출혈, 방광암, 간과 신장 감염으
로 사망한다. 주혈흡충증은 영양실조, 빈혈, 성장 장애, 인지 장애, 만성
건강 문제 등 경증에서 중증에 이르는 건강 문제를 야기하고, AIDS나

● 이 장은 앨런 펜위크(Alan Fenwick), 하워드 톰슨(Howard Thompson)과 공동으로 집필했다.

결핵 같은 또 다른 감염에 대한 취약성을 높일 수 있다. 즉 주혈흡충증은 아프리카 국가들의 주요 질병 원인 중의 하나이다.

주혈흡충의 생활환life cycle은 인간 및 달팽이 숙주에 의존하며 담수호, 강, 관개수로를 통해 매개된다. 약 1센티미터 길이의 암수 성충 주혈흡충은 인간의 혈관 내에서 함께 기생하며, 암성충은 매일 3백 개의 알을 생산할 수 있다. 특히 소아의 방광주혈흡충증이 심할 때는 소변에 선혈이 섞여 나와 선홍색으로 보일 수 있다. 주혈흡충의·일종인 만손주혈흡충에 감염되면 대변에서 충란eggs과 선혈이 발견된다. 인간 숙주의 소변이나 대변에서 빠져나온 충란은 물에 도달하면 부화한다. 충란에서 빠져나온 작은 유충은 중간숙주인 달팽이를 통해 담수를 감염시킨다. 유충은 달팽이 안에서 번식해 4주 후에는 다음 단계의 유충 수천 마리가 달팽이에서 빠져나와 물을 오염시키고 다시 인간 숙주에 감염되어 생활환이 유지된다.

시간이 경과하면 방광벽과 장관벽이 충란의 축적 탓에 비후肥厚되고 섬유화되면서 주혈흡충증에 따른 만성 건강 문제들이 야기된다. 방광암과 대장암이 발생할 수 있고 간에서는 수백만 개의 충란들이 뭉쳐 섬유화 및 간문맥肝門脈 차단을 유발할 수 있다. 혈압 상승, 복부 팽만, 그리고 (상승된 혈압으로 말미암아) 혈관이 파열되어 (대부분 치명적인) 출혈을 야기한다. 주혈흡충증 감염의 위험군은 보통 최빈곤층인 경우가 많고, 특히 시골 지역의 소아와 여성 및 특수 직업군(농부와 어부 및 그 밖에 반복적으로 물에 노출되는 직업)에서 주로 발병한다. 빈곤한 시골 거주자들은 대부분 가정 용수, 농업 관개수를 비롯해 여가 활동 등에 쓰는 물이 주혈흡충으로 오염된 물일뿐더러 물과 관계된 활동을 하기 때문에 주혈흡충증에 자주 노출된다. 또한 대개 이들은 식수와 하수 설비와 같은 공중위생 시설의 접근성이 결여되어 감염 및 반복 감염이 발생한다.

이 장에서는 특정 의약품(프라지콴텔)의 접근성과 이를 확대하기 위한 특별한 조직(주혈흡충증관리기구SCI)의 노력과 함께 세계보건기구의 기여에 중점을 두고자 한다. 특히 시장 및 여러 메커니즘을 통해 프라지콴텔의 접근성을 확대하고 유지하는 방법에 주목한다. 주혈흡충증관리기구는 불과 몇 년 동안, 조달, 협동, 정보, 등록, 지역 제조, 기부와 같은 일련의 전략들을 통해 아프리카에서 프라지콴텔의 접근성을 괄목할 정도로 향상했다. 특히 이 장에서는 지속적인 프라지콴텔 접근성을 확보하고자 시행된 전략들이 시사하는 바에 초점을 맞추고자 한다.

향후 프라지콴텔의 접근성은 제품 시장의 발달, 핵심 참여자들의 역할, 국제 원조 기금의 여부, 질병과 치료에 대한 국가 정부 기관의 인식 수준과 같은 여러 요소들에 의해 결정될 것으로 보인다. 프라지콴텔의 사례는 매우 저렴한 의약품조차 접근성이 제한되는 상황에서는 치료 효과를 제대로 발휘하기 힘들다는 사실을 보여 준다. 과거에는 경제적으로 수용할 수 있는 수준인지가 접근성의 주요 문제였던 반면, (오늘날에도 역시 그 문제가 일부 남아 있지만) 현재 가장 주요한 접근성의 장애 요인은 채택(소비자 수요 및 정부 수요가 낮음)과 가용성([제품] 공급자 및 가격에 대한 정보가 부족)이다. 주혈흡충증관리기구는 2002년부터 게이츠재단의 막대한 원조를 기반으로 단기간에 프라지콴텔의 접근성을 대폭 확대할 수 있었다. 그러나 주혈흡충증관리기구는 아직 재정과 활동 여건이 가변적이어서, 지속적인 접근성을 확보하는 문제가 여전히 중대한 과제이다.

약품 개발(1단계)

프라지콴텔은 최초에는 동물 사용을 위해 개발되었다가 독일의 두 제약 회사(바이엘 사Bayer·이머크 사E. Merck)가 협력 개발해 인체 사용을 위한 약품으로 거듭나게 되었다. 인체에 기생하는 편형동물에 대한 프라지콴텔의 치료 효과는 1970년대의 시험들로 확인되었다.[1] 프라지콴텔 1회 복용(40mg/kg)은 인체에 기생하는 모든 주혈흡충(세 가지 주요 종인 방광주혈흡충·만손주혈흡충·일본주혈흡충 S. japonicum)에 효과적인 것으로 밝혀졌다.

프라지콴텔은 1973년 독일, 1977년 미국에서 특허를 인정받았다.[2] 1970년대 말경 바이엘은 인체 내 프라지콴텔의 안정성과 가용성을 증명하기 위한 다기관 임상 시험을 위해 세계보건기구와 교섭했다. 그 결과로 이루어진 임상 시험은 과학적 성공을 거뒀다. 프라지콴텔이 처음 허가된 1973년부터 이후 10년 동안 약품의 전前 임상 및 임상 효과를 다룬 논문만 해도 4백 편 이상 발표되었다.[3] 1982년까지 프라지콴텔은 세 대륙의 환자 2만5천 명을 안전하고 효과적으로 치료하는 데 사용되었다.[4] 즉 프라지콴텔의 가용성은 수많은 실험과 다양한 임상 적용, 그리고 대규모 현장 관리 프로그램을 통해 확인되었다.[5]

프라지콴텔 개발 기간 동안 세계보건기구는 임상 시험을 지원하며 조율하는 중추적인 역할을 수행했다. 이는 열대 질환 치료제 개발 시 공공·민간 기관 간 협력이 중요함을 보여 주는 좋은 사례이다. 1990년대 중반까지 바이엘과 이머크는 38개국에서 프라지콴텔의 특허를 등록했다.[6] 그러나 이 같은 공공·민간 기관 간 협력이 빈곤 국가의 접근성 문제를 해결하는 데는 효과적이지 못했다.

바이엘과 세계보건기구의 협력은 프라지콴텔의 임상 시험을 수행하는 데 매우 성공적인 역할을 한 반면, 약품이 개발되고 등록된 이후의 가격 책정이나 유통 방식에 대한 서면 계약서를 포함하지는 않았던 것 같다. 일부 참관자들은 두 조직에 속한 개인들 간에 '신의의 계약'이 존재했다고 언급했으나, 연구 결과 프라지콴텔의 접근성 문제에 대해서는 두 조직 또는 관련된 개인들 간에 계약이 있었다는 어떤 증거도 찾지 못했다.[7]

이 사례는 공공·민간 기관 간 협력에 대한 중요한 교훈을 제공한다. 즉 접근성 문제는 약품 개발 과정의 일환으로 제기되어야 하며, 이런 내용들이 접근성 확보 계획을 통해 명백하고 투명한 방식으로 서면에 명시되어야 한다.

프라지콴텔의 도입(2단계)

프라지콴텔은 유럽에서 1978년 이후 사용되기 시작했고 1980년대부터 전 세계 시장에서 통용되었다.[8] 가용성이 높고, 독성은 낮으며, 1회 복용으로 충분히 효과적일 만큼 복용법이 간편해 전문가들과 세계보건기구는 프라지콴텔을 체내 주혈흡충증의 선택적 치료제로 추천했다.[9] 예를 들어 옥삼니킨oxamniquine은 만손주혈흡충에는 효과적이나 다른 종의 주혈흡충에는 효과적이지 않아 점차 사용 빈도가 감소했다. 또한 브라질에서 옥삼니킨에 대한 저항성이 증가하고, 아프리카의 만손주혈흡충에는 옥삼니킨이 브라질에서만큼 효과적이지 않음이 밝혀지면서 사용량이 급감했다. 1985년경 전 세계적으로 약 2억 명이 주혈흡충증에 감염된 것으로 추정되었고, 그중 약 1백만 명이 프라지콴텔로 치료되었다.[10] 이런 치료 경험이 축적되면서, 프라지콴텔은 주혈흡충증 이환율[병에 걸리는 비율]을 효과적으로 줄이고 감염된 개체로부터의 충란 배출을 감소시키는 것으로 밝혀졌다.[11] 그러나 프라지콴텔도 유행 지역에서 [일차 치료된 이들의] 재감염율이 높고, 인체 내의 미성숙 주혈흡충에 대한 효능이 낮아 대규모 지역사회 치료로도 주혈흡충증 전파를 쉽게 차단할 수는 없음이 밝혀졌다. 그러므로 감염 강도를 낮추고 심각한 이환율을 줄여 공중 보건학적 성과를 거두려면 취학 아동 및 고위험군에 대한 주기적인 치료가 필요하다.[12]

그러나 1980년대와 1990년대 대부분의 주혈흡충증 유행 국가의 프라지콴텔 접근성은 제한적이었다. 가장 큰 장애 요인은 약품의 가격 적정성이었다. 1980년대 바이엘이 최초로 프라지콴텔을 시판했을 때, 개발도상국에서는 6백 밀리그램 정錠당 약 1달러(독일의 시장가격인 1정당 6.5달러보다 낮은 가격)로, 권장 치료 용량(40mg/kg)으로 계산했을 때 체중이 60킬로그램인 환자 1인당 4달러 수준으로 책정되었다. 그러나 이렇게 제품 가격이 할인되었음에도 외부 자금의 지원 없이 주혈흡충증 관리 프로그램을 시행할 만한 여건을 갖춘 아프리카 국가는 없었다. 일부 아프리카 국가는 외부 지원(예를 들어 독일 기술협력공사GTZ 기구를 통한 말리Mali 지원)을 통해 프라지콴텔을 이용한 국가 프로그램을 확립할 수 있었다. 그러나 그런 외부 지원이 중단되면 치료 프로그램 역시 중단되어야만 했고, 이런 방식의 초기 프로그램들은 모두 장기 지속성이 보장되지 않았다.

그 이후 일부 국가들은 성공적인 주혈흡충증 국가 프로그램을 확립하기 위해 국제 기금을 사용했다. 가장 잘 알려진 사례가 이집트·중국·필리핀인데, 이 국가들은 모두 프라지콴텔을 이용했다. 브라질 역시 국가 프로그램에 착수했으나 수년 동안 만손주혈흡충의 치료를 목표로 옥삼니킨을 사용했고 최근에야 프라지콴텔로 전환했다. 이런 국가들은 다양한 국제 기금에 의존했다. 예를 들어 이집트는 프라지콴텔의 구입을 위해 세계은행World Bank과 아프리카개발은행African Development Bank의 차관 및 미국 국제개발처USAID의 보조금에 의존했다. 중국과 필리핀은 세계은행의 차관에 의존했다.

이집트의 사례는 관리 프로그램의 발전으로 말미암아 어떻게 프라지콴텔을 이용한 치료 전략 및 이에 대한 수요가 변화하는지를 잘 보여 준다. 1993년 이집트의 프라지콴텔 총 연간 수요량은 약 1천만 정이었다. 그중 2백만 정은 민간 시장에서 거래되었고, 8백만 정은 정부가 구매했다.[13] 수요량은 1996년 집단 화학요법이 기존의 진단 및 치료 방식을 대체하면서 증가했다. 결과적으로 프라지콴텔은 1천만 명의 인구를 치료하기 위해 연간 2천5백만 정이 소비될 정도로 사용량이 증가했다. 그 결과 2004년 주혈흡충증의 국가 유병률은 5퍼센트 미만으로 감소했다. 2005년 이집트가 나일 델타 지역의 취학아동 치료에 집중함으로써 [치료 대상이 줄어들면서] 프라지콴텔의 연간 소비량은 약 5백만 정까지 감소했다. 이런 사례는 프라지콴텔의 사용량은 집단 치료를 시행하는 국가 관리 프로그램의 초기 5년간 상당히 높은 수준을 유지하다가, 이후 지속적인 치료 기간에는 좀 더 낮은 용량으로 감소함을 보여 준다. 물론 이는 감염 밀도가 높은 지역을 초기에 치료하고 그 이후 전체적인 치료 프로그램이 잘 유지되는 경우에 한한다. 이후의 부르키나파소, 말리, 니제르(주혈흡충증관리기구 시행)와 같은 국가들의 사례 역시 이런 유형을 시사했다.[14]

1990년대 초반의 국제적 프라지콴텔 시장은 공급·수요·필요성의 격차를 잘 보여 준다.[15] 1993년 추정된 국제적 공급량은 8천9백만 정이

표 3-1 2005년 프라지콴텔 활성 성분 제조 회사

회사	국가	연간 생산량*
상하이 OSD	중국	70톤 (1억1,200만 정)
난징 제약 (Nanjing Pharmaceuticals)	중국	50톤 (8천만 정)
신풍	한국	50톤 (8천만 정; 추정량)
이머크	독일	10톤 (1천6백만 정)
항저우 민생제약 (Hang Zhou Minsheng Pharmaceutical)	중국	20톤 (3천2백만 정)
기타 제조 업체	중국	확인 안 됨
합계	전 세계	2백 톤 (3억2천만 정)

주 : * 2005년 연간 생산 추정량. 미확인 자료가 제외되어 총생산량이 과소평가됨.
자료 : World Health Organization, "A Major Gap: The Supply of Praziquantel"(Geneva: WHO, 2006). 저자
　　동의하에 사용.

었다. 이 추정량은 프라지콴텔 활성 성분 생산에 관련되었던 주요 회사들(독일의 바이엘과 이머크, 한국의 신풍)의 조사 자료에 근거했다. 1980대 들어 국제적인 프라지콴텔(원재료) 생산 시장의 구조는 급격히 변화했다. 1981년 바이엘과 이머크는 시장의 1백 퍼센트를 점유했으나, 1985년 신풍이 시장에 진입하면서 80퍼센트로 감소했다. 신풍의 생산량과 시장 점유율은 지속적으로 증가해 1993년경 55퍼센트에 이르렀다. 반면에 독일 회사들의 시장은 27퍼센트로 감소했고 [그 사이 신규 진입한] 중국 회사들의 시장이 18퍼센트로 증가했다.

　　프라지콴텔 활성 성분의 생산량 비율은 1990년대 동안 유지되었는데, 그 이후 바이엘과 이머크의 생산량은 감소한 반면에 몇몇 중국 회사들의 생산량이 증가했다. 2004년 당시 활성 성분을 생산하는 주요 회사는 다섯 개였다. 〈표 3-1〉은 당해의 연간 추정 생산량을 나타낸다.

그러나 역사적으로 프라지콴텔에 대한 국제적 수요는 매우 제한적이었다. 이는 주혈흡충증 유행 지역에서조차 국가적 채택이 부족하고, 국제기구 및 비정부기구(공여자)들이 [주혈흡충증을] 국제적 질환으로서 그 우선순위가 낮다고 인식했기 때문이다. 공여자들의 원조 우선순위는 분석, 기회, 지정학적 요소 및 국제 원조의 경향과 유행에 의해 결정되었다. 이런 공여자들의 결정은, 건강 부문 관리를 외국 원조에 주로 의존해야 하는 국가들에서 의료 정책을 기획하는 데 막대한 영향을 끼쳤다. 공여자는 일부 국가의 주혈흡충증 관리 프로그램의 바람직한 방향에 대한 국가 인식에 영향을 끼쳤고, 많은 경우 공여자들의 원조 가용성은 국가 주혈흡충증 관리 프로그램의 실행 가능성을 결정하는 데 결정적인 요소로 작용했으며, 이는 전 세계 시장에서 프라지콴텔에 대한 수요에 영향을 미쳤다. 요약하자면 공여자들의 원조는 아프리카 내의 프라지콴텔 수요 및 접근성 수준을 결정했다.

프라지콴텔에 대한 국제적인 수요가 제한적이었던 반면, 실제 프라지콴텔의 필요성은 매우 높았다. 1980년대 세계보건기구는 세계 주혈흡충증 지도를 작성하고 주혈흡충증의 유병률, [감염] 추정 인구, 모든 감염자들에 대한 선택적 치료 지침(1인당 1회 40mg/kg)을 바탕으로 프라지콴텔의 국가별 필요량을 산정했다.[16] 이 계산에 따르면, 1993년 추정된 국제적인 공급량은 8천9백만 정인 반면, 필요량은 4억2,400만 정이었다. 이 시점의 국제적인 공급량은 추정된 필요량의 약 20퍼센트에 해당되었다.[17] 다만 공급량과 필요량 모두 다양한 기관에서 수집되고 제한된 자료로부터 추정되었기에 다소 부정확할 수 있음을 감안해야 한다. 그럼에도 공급 추정치가 주혈흡충증 감염 인구를 치료하는 데 필요한 수준에 크게 미달한다는 점을 통해 1980년대와 1990년대에는 프라지콴텔의 접근성이 매우 취약했음을 알 수 있다.

주혈흡충증관리기구가 활동을 시작한 2002년 이전 시점에 아프리카 국가들에서 프라지콴텔의 실제 가용성을 확인할 수 있는 자료는 제한적이다. 그러나 사하라 이남 아프리카의 일부 국가에서는 매년 소량의 프라지콴텔을 구입했고, 서아프리카에서는 유행 국가당 20만 정까지, 그리고 동아프리카에서는 유행 국가당 30만 정까지 구입한 것으로 나타난다. 이 공급량은 대부분 각국의 정부가 관리하는 중앙 의료 시장을 통해 구입되어, 민간 및 정부 관리 약국에 전달되었다. 약품은 환자가 민간 병원이나 정부 의료 기관에 증상을 호소하며 방문했을 때 처방되었다(소극적인 환자 주도형 유통 체계). 치료 기관에 관계없이 대다수의 환자들은 상대적으로 높은 가격(치료당 2~10달러 또는 약품 구입가의 2~10배)을 지불했다. 이런 관행은 2006년까지 지속되었다. 치료 시 [환자 및 소비자가 지불해야 하는] 가격이 높았던 이유는 조달 및 보관, 유통에 필요한 비용을 비롯해, 의료 기관 운영비, 의료 전달 과정에 참여하는 다양한 전달자·중개자·처방자의 이윤까지 모두 약품 가격에 포함되었기 때문이다.

주혈흡충증관리기구를 통한 규모 확대(3단계)

2002년 6월 주혈흡충증관리기구는 게이츠재단이 출자한 2,780만 달러에 달하는 기금을 바탕으로 설립되었다. 주혈흡충증은 1980년대 반짝 주목을 받았지만, 그 뒤로는 국제 개발 원조 및 국제 의료 정책에서 무시되어 왔는데, 주혈흡충증관리기구의 설립는, 주혈흡충증의 국제적 관리에 대한 관심을 환기하는 주요한 전환점이 되었다. 2002년 3월 주혈흡충증관리기구가 게이츠재단에 제출한 최종 제안서에는 "사하라 이남 아프리카에서 주혈흡충증의 지속적 관리 프로그램을 개발"하는 것을 목표로 한다고 기술되었다.[18] 같은 시점에 세계보건기구 내에서 주혈흡충증을 관리해야 한다는 주창자들은 국제적 관심을 더 많이 끌어내고자 노력했다. 이들은 2001년 5월 세계보건총회에서 결의안 — "2010년까지 주혈흡충증과 토양 전파성 기생충으로 말미암은 질환[이 발병할] 위험성이 있는 [지역의] 모든 취학아동 가운데 적어도 75퍼센트에 대한 정기적인 치료제를 공급" — 을 통과시키고,[19] 광범위하고 포괄적인 기생충 관리 조직인 기생충관리협력체Partners for Parasite Control를 새롭게 설립함으로써 주혈흡충증의 관리를 위한 두 가지 중요한 국제적 채택을 이루었다. 주혈흡충증관리기구는 선별된 아프리카 국가에서 2001년 5월 세계보건기구의 결의안[의 시행]을 목표로 하는 사업을 지원했다. 이는 아프리카 전역에서 치료제 수요를 증대하는 데 기여했다. 주혈흡충증관리기구는 게이츠재단과 광범위한 국제 건강 기구 및 각국 정부에 "주혈흡충증 및 이와 동시에 발생하는 기생충 감염은 관리될 수 있으며 이에 어느 정도의 비용이 소요되는지, 그리고 건강에 어떤 영향을 미치는지"[20]를 설명하는 '원리 증명'를 제시하려고 노력했다.

앨런 펜위크Alan Fenwick를 책임자로 하여 런던 임페리얼 대학Imperial College London에 기반을 둔 주혈흡충증관리기구와 세계보건기구의 기생충 관리 전문가들은 아프리카 주혈흡충증의 치료 영역에서 주요한 성과를 거둔 주역이었다. 이들은 주혈흡충증 치료를 위한 프라지콴텔의 접근성에 대한 경제적 지원과 정치적 관심을 확대하기 위해 서로 협력하고 지지했다. 주혈흡충증관리기구를 만들겠다는 아이디어는 펜위크의 개인적 경험에 더해, 주혈흡충증에 감염된 수백만 명의 사람들의 생명을 구하는 데 프라지콴텔 치료가 중요한 기여를 하리라는 확신에서 비롯되었다. 펜위크는 아프리카에서 35년 동안 생활하면서 탄자니아·수단·이집트에서 주혈흡충증 퇴치를 위한 연구를 수행했고 관련된 관리 사업을 경험했다. 또한 주혈흡충증에 대한 세계보건기구 전문가 위원회에서 활동했으며 [주혈흡충의 중간 숙주인] 달팽이 통제, 약품 평가, 화학요법, 역학epidemiology, 주혈흡충증 감염증 등을 다룬 많은 연구 결과를 발표했다. 펜위크는 정부를 설득해 국가 차원에서 주혈흡충증 관리 프로그램을 시작할 수 있고, 4년 동안 아프리카 인구 가운데 4천만~8천만 명을 프라지콴텔로 치료할 수 있으며, 이는 나머지 아프리카 국가들에 좋은 사례가 될 것으로 확신했다. 2000년 펜위크와 라이히가 제출한 기금 제안서에도 기술된 것처럼, 이들은 "오늘날 그 누구도 주혈흡충증 감염에 따른 심각한 고통을 겪을 필요가 없다."[21]고 확신했다.

한정된 기금을 고려해, 주혈흡충증관리기구는 국가 관리 프로그램 원조 계획을 소수의 중점 국가에 집중하기로 결정하고, 원조를 신청한 12개국 중 6개국(부르키나파소·말리·니제르·탄자니아·우간다·잠비아)을 선별해 약품을 보급했다. 주혈흡충증관리기구는 2004년 프라지콴텔 3,270만 정을 구매하는 것으로 시작해, 2005년 3,020만 정, 2006년 1,250만 정을 구매했다. 또한 주혈흡충증관리기구는 2005년 메드팜 사MedPharm(미국에 기반을 둔 약품 공급자 및 일반 계약 업체로서 버지니아 주 알렉산드리아 소재)로부터 1,370만 정을 기부받았고, 2006년과 2007년에도 기부를 받았다. 따라서 주혈흡충증관리기구는 전 세계 프라지콴텔 시장에서 가장 큰 단일 시장이 되었고, 2004년과 2005년 전 세계 교역 시장의 약 90퍼센트를 점유했다. 주혈흡충증관리기구의 구매가 전체 프로젝트 기간(최초 2002년 당시 5년 계획이었고, 향후 게이츠재단이 지원하면서 수년 연장) 동안 지속될 수 있도록 설계했고, 메드팜의 기부도 지속되리라고 기대했다(〈표 3-2〉 참조).

표 3-2 주혈흡충증관리기구에 의해 보급된 프라지콴텔 구매량 및 기부량 (2003~07년; 단위 : 백만 정)

당해 연도에 지원된 프라지콴텔

국가	2003년	2004년	2005년	2006년	2007년	합계
부르키나파소	-	6.15	4.48	2.5	7.0	20.13
말리	-	4	13	3	8.85	28.85
니제르	-	4.68	9.26	2	7.5	23.44
탄자니아 (잔지바르 포함)	-	4.85	13.7	8	10.2	36.75
우간다	3.5	9	2	3.66	7.5	25.66
잠비아		1.5	4		3.3	4.2	13
합계	3.5	30.18	46.44	22.46	45.25	147.83
기부량*	-	-	13.7	10	10	33.7
구매량	3.5	30.18	32.74	12.46	35.25	114.73

주 : * 메드팜에서 기부받은 프라지콴텔.
  프라지콴텔은 신풍, 메드팜, 팜켐, 국제조제협회, 탄자니아 제약산업사, 셸리스에서 조달.
자료 : Schistosomiasis Control Initiative (London, 2008), 저자 동의하에 사용.

    2004년 주혈흡충증관리기구의 지원을 받지 못한 여러 아프리카 국가들이 독자적으로 주혈흡충증 관리 프로그램을 개발하기 시작했고, 주혈흡충증관리기구는 이들 국가의 비정부기구와 정부 기구에 소량의 프라지콴텔을 기부했다. 수혜 기관은 세계식량계획WFP, (케냐에서 활동하는 네덜란드-케냐 비정부기구인) ICS(아동 및 사회 투자기구)를 비롯해 카메룬·기니·케냐·말라위·모잠비크의 정부 프로그램이었다. 주혈흡충증관리기구는 여섯 개 중점 국가의 관리 프로그램이 다른 아프리카 국가들에서 프라지콴텔 수요를 자극하고, 이 같은 약품 수요가 세계은행·아프리카개발은행·유럽연합 및 미국의 원조 등 다른 공여 기관donor●의 지원이나 기

● 현실적으로 개인 차원의 공여자는 매우 적으며 기관 공여자가 대부분이다. 다만 이 책에서는 이를 엄밀히 구분하지 않고 맥락에 따라 공여자 또는 공여 기관으로 옮겼다.

부로 이어지기를 기대했다. 주혈흡충증관리기구의 노력으로 추가적인 자금이 지원될 수 있었으나, 앞으로도 이런 재정 상황이 지속될 수 있을지는 좀 더 지켜볼 필요가 있다.

　게이츠재단이 주혈흡충증관리기구를 지원하기로 결정한 주요 요소는 당시 프라지콴텔 가격이 하락하고 있다는 점이었다. 프라지콴텔의 시초 가격(6백 밀리그램 1정당 1달러)은 1990년대 말부터 2000년대 초반에 걸쳐 급격히 하락했다. 가격 하락 요인은 다음과 같은 영향 때문이었다. 생산공정의 기술혁신, 한국과 중국의 새로운 공급 업체들의 경쟁, 바이엘과 이머크가 개발한 신약의 특허 만료, 후발 특허사였던 신풍의 기술 특허 만료(1994년). 또한 중국의 제약 회사들이 프라지콴텔의 복제약을 생산하면서, 주혈흡충증관리기구의 지원 덕분에 확대된 프라지콴텔 수요에 균형을 맞춰 공급할 수 있었다. 2004년 8월 주혈흡충증관리기구가 확인한 프라지콴텔 공급 업체 여덟 곳의 약품 가격은 1정당 0.072~0.174 달러였다(〈표 3-3〉 참조). 이처럼 가격이 낮아지면서 프라지콴텔의 구매는 개인과 아프리카 정부 모두에 경제적인 선택이 되었다.

　주혈흡충증관리기구는 프라지콴텔의 질과 가격이 주로 활성 성분의 질과 가격, 그리고 구매자의 구매량 및 향후 수년간의 예상 계약 규모에 따라 결정된다는 사실을 발견했다. 신풍(한국)과 상하이 OSDShanghai OSD (중국) 두 회사는 국제적[으로 통용되는] 약품의 질적 기준을 충족했으며, 세계보건기구와 유엔, 여러 생산 업체에 프라지콴텔 활성 성분을 공급할 수 있었다.

　주혈흡충증관리기구는 국제적·국가적 차원의 관계자들의 주혈흡충증에 대한 이해와 치료에 대한 인식을 변화시켜 프라지콴텔의 채택을 촉진하고자 노력했다. 세계보건기구의 협력과 기생충관리협력체의 지원을 바탕으로, 주혈흡충증관리기구는 개별 방문, 출판, 훈련 프로그램

표 3-3 프라지콴텔의 잠재적 공급 업체 (2004년 8월; 단위 : 달러)

프라지콴텔의 잠재적 공급 업체	2004년 8월 미화 가격*	세계보건기구 확인 유무	활성 성분 공급 업체
글락소스미스클라인	0.096	○	이싱 시 잉유 제약화학 (Yixing City Ying Yu Medicine Chemicals)
국제조제협회	0.087	○	상하이 OSD (그리고 기타)
메드팜 (CIPLA)	0.001**	○	항저우 민생제약
파나시아 바이오테크 (Panacea Biotech)	0.174	○	신풍
팜쳄	0.074	×	난징 제약
신풍	0.072	○	신풍
탄자니아 제약산업사 (2004년 11월 가격)	0.078	×	상하이 OSD
셀리스 (2004년 11월 가격)	0.078	×	상하이 OSD

주 : * 운임보험료포함가격(CIF).
    ** 메드팜 공급 가격이 매우 낮은 것은 2004년 기부한 1,370만 정이 포함되었기 때문.
      또한 CIPLA사를 대신해 1정당 약 0.075달러로 가격 책정.
자료 : Schistosomiasis Control Initiative (London, 2005), 저자 동의하에 사용.

등을 통해 아프리카 국가들의 보건 당국과 적극적으로 접촉해 주혈흡충증 이환율이 높고 프라지콴텔 가격은 저렴하므로 프라지콴텔을 써서 치료할 때 비용 대비 효과가 높다는 사실을 인식시키고자 했다. 이처럼 적극적인 노력과 경제적 지원이라는 동기부여를 통해 상당수의 아프리카 국가들이 주혈흡충증 관리에 관심을 기울였고, 주혈흡충증관리기구의 지원을 받고자 경쟁했으며, 프라지콴텔 치료를 국가의 우선순위로 채택했다.

접근성 확대를 위한 주혈흡충증관리기구의 전략

주혈흡충증관리기구는 아프리카에서 프라지콴텔의 접근성을 확대하기 위해 다음과 같은 여섯 가지 전략을 개발·시행했다.

- 조달 : 6개국의 주혈흡충증 국가 관리 프로그램에 필요한 프라지콴텔을 조달하고, 아프리카의 프라지콴텔 시장을 형성하는 데 필요한 외부 기금(게이츠재단)을 사용
- 협력 : 주혈흡충증 관리와 프라지콴텔에 대한 국가 수요를 자극하기 위해 국제기구들과 협력
- 정보 : 프라지콴텔의 안전성, 효능, 그리고 저렴한 가격에 대한 정보 교류를 촉진
- 등록 : 유행 국가에서 경쟁적인 입찰을 확보하기 위해 프라지콴텔 등록 장려
- 지역 제조 : 우수의약품 제조관리기준GMP 승인을 통해 아프리카 생산 업체의 프라지콴텔 생산 장려
- 기부 : 프라지콴텔의 기부를 수용해 국가 관리 프로그램에서 활용

여섯 가지 전략은 아프리카 프라지콴텔 시장에 부작용을 미친 시장 실패를 바로잡고자 고안되었다. 국가기구가 관리하는 정부 입찰 아래 여러 생산 업체들이 진지하게 경쟁하고 원만히 운영되는 시장을 형성하자는 것이 전반적인 목표였다. 좋은 품질과 저렴한 가격을 보장하고, 정부 관리 프로그램에 수반되어야 할 공급을 지속적으로 확보할 수 있는 모델이다. 다음에서는 각각의 전략을 살피며, 그 실행 내용과 한계점을 소개한다.

조달

주혈흡충증관리기구는 조달을 통해 아프리카 각국의 국가 관리 프로그램에서 프라지콴텔의 접근성을 향상하고 약품에 대한 경쟁을 자극해, 그 전까지 나타났던 불완전한 경쟁에 따른 고전적인 시장의 실패를 극복하고자 했다. 주혈흡충증관리기구는 여러 생산 업체와 약품 제조자들의 생산능력을 개발하고, 아프리카 시장에 참여하는 영역을 확대하기 위해 게이츠재단의 자금을 활용해 [프라지콴텔] 구매를 시작했다. 주혈흡충증관리기구는 이 같은 대량 구매를 2006년까지 지속했고, 이를 2008년까지 지속할 수 있는 자금을 보유하고 있었다. 2004년 주혈흡충증관리기구는 더 많은 생산 업체의 참여를 촉진하기 위해 첫 입찰을 단일 공급자에 한정하지 않고 주혈흡충증관리기구가 사전에 검증한 네 군데 업체에 입찰을 배분했다. 즉 신풍(한국의 민간 영리 제약 회사), 국제조제협회 IDA(네덜란드의 비영리 약품 조달 기구), 메드팜, 팜쳄/플라밍고 사Pharmchem/Flamingo(인도의 약품 조제 업체)●가 이에 속한다. 아프리카 국가의 프라지콴텔 제조를 장려하기 위해 최초 입찰 이후 탄자니아의 다른 두 회사(탄자니아 제약산업사TPI, 셸리스 사Shelys)가 주혈흡충증관리기구의 조달 업체에 포함되었다. 주혈흡충증관리기구는 이 두 탄자니아 회사의 제품에 대한 표본 분석을 통해 미국의 약품 제조 기준을 충족한다고 확인했으며, 가격수준 역시 다른 공급자들과 비교해 경쟁력이 있었다. 주혈흡충증관리기구는 이 같은 조달 방법을 채택함으로써 아프리카의 프라지콴텔 시장을 형성하고 여러 회사들 간의 경쟁을 활성화해 가격을 낮추어 가격 적

● 팜쳄과 플라밍고가 협약 관계를 맺어 결성한 조제 업체이다.

정성을 높이고자 했다.

신풍은 1980년대에 새로운 생산공정을 개발해 활성 성분의 생산 비용을 유의미하게 낮춰 프라지콴텔 시장에 진입했다. 이와 같은 기술혁신은 1990년부터 2004년에 걸친 프라지콴텔 가격을 90퍼센트 이상 낮추는 데 기여했다. 1990년대 말 신풍은 아프리카 국가와 직접 교역했을 뿐만 아니라, 세계보건기구·주혈흡충증관리기구·세계은행과 접촉해 프라지콴텔을 판매했다. 초기에 신풍의 아프리카 국가 대상 매출 규모는 작았으나, 그 뒤 지속적으로 성장해 2006년에는 우간다·탄자니아·잠비아에서 가장 큰 프라지콴텔 공급 회사가 되었다(주혈흡충증관리기구 제출 자료).

국제조제협회는 네덜란드에 기반을 둔 가장 선도적인 비영리 조달 업체였다. 국제조제협회는 내부 관리를 통해 국제적인 수준의 품질을 보장하면서, 경쟁적으로 책정된 가격으로 제네릭을 개발도상국에 판매했다. 국제조제협회는 처음에는 자체 시설을 통해 일부 약품을 생산했으나 2006년부터 직접 생산을 포기한 대신, 전 세계(특히 중국과 인도) 공급 업체로부터 구매한 고품질의 약품을 저렴하게 공급했다. 국제조제협회는 당시 여러 생산 업체들 중에서 가장 저렴하면서도 질이 좋은 약품을 선택해 국제조제협회 라벨을 부착해 포장했다. 이를 통해 약품에 대한 신뢰를 얻었으며, 개발도상국의 조달 기구와 긴밀히 협력해 해당 약품이 각국에 등록되도록 했다. 주혈흡충증관리기구는 2003년과 2004년 국제조제협회로부터 알벤다졸(토양을 통해 전파되는 다양한 기생충 감염의 치료제)과 함께 프라지콴텔을 구입했다(〈표 3-3〉 참조).

주혈흡충증관리기구의 세 번째 주요 공급 업체는 미국 회사인 메드팜이었다. 2004년 주혈흡충증관리기구와 세계보건기구는 주혈흡충증관리기구의 목표와 활동이 메드팜의 약품 기부 프로그램에 부합하는지를 타진했다. 메드팜은 약품 도매 사업을 운영하는 동시에 기부 기구를 통해 개발도상국가의 기생충 구제 프로그램을 촉진·지원하고 있었다. 이를 위해 메드팜은 캐나다 인도주의재단Humanitarian Trust을 통해 기부된 캐나다 비정부기구(에스카프먼트 바이오스피어 재단Escarpment Biosphere Foundation)의 자금을 사용해 유럽과 인도의 제조 업체에서 약품을 구매했다. 2004년 2월 메드팜은 프라지콴텔 68만 정과 알벤다졸 1백만 정을 주혈흡충증관리기구에 기부해 잔지바르와 잠비아에서 사용하도록 했다. 2004년 6월 메드팜은 프라지콴텔 1,370만 정을 추가로 기부하는 협약을 맺어 같은 해 연말 이를 이행했고, 2005년에는 1천2백만 정을 추가로 기부했다. 메드팜은 2007년까지 계획된 주혈흡충증관리기구 프로젝트에 매년 지속적으로 기부할 의사를 밝혔고 2004년과 2005년 이를 이행했다. 2007년 메드팜은 기부 약품 전달을 통해 탄자니아에서 필요로 하는 대부분의 약품을 지원하기로 협약했다.

협력

주혈흡충증관리기구는 아프리카 국가들이 보건 정책을 수립하는 데서 주혈흡충증 관리에 대한 관심을 고취하고자 국제기구를 비롯해 여러 기관들과 협력했다. 국제적인 역할을 한 핵심 기구 세 곳은 세계보건기구·세계식량계획·세계은행이었다. 이들은 전 세계적으로나 국가적 차원에서 프라지콴텔 사용을 촉진하는 활동을 했다.

세계보건기구는 주혈흡충증 관리에 대한 국제 정책을 확립했고, 주혈흡충증관리기구의 가장 중추적인 협력자였으며, 국제적으로 프라지콴텔 치료의 필요성를 주창하는 역할을 했다. 2001년 5월 세계보건총회에서 세계보건기구는 결의안 54.19를 통과시켜 주혈흡충증 및 토양 매개성 기생충STH 관리를 국제적인 우선순위로 확립했다. 앞서 언급했듯이, 이 결의안은 2010년까지 주혈흡충증과 장관 기생충이 유행하는 지역에 속한 회원국의 취학아동 가운데 75퍼센트까지 이 질환에 대한 정기적인 치료를 제공할 것을 명시했다. 이런 국제적 선언이 있었기에 주혈흡충증관리기구는 더욱 적극적으로 국가 차원의 관리 프로그램 및 프라지콴텔에 대한 각국의 관심을 끌어낼 수 있었다. 긍정적인 협력 관계를 구축하기 위해 주혈흡충증관리기구는 세계보건기구 직무 담당자를 주혈흡충증관리기구 이사회에 포함하는 한편, (유니세프·유엔개발계획UNDP·세계은행·세계보건기구가 만든) TDR(열대 질환 연구와 훈련을 위한 특별사업)의 담당자로도 임명했다.

또한 주혈흡충증관리기구는 세계식량계획과 협력해 학교 급식 프로그램을 통해 프라지콴텔 수요를 자극하고자 했다. 2000년대 초반 세계식량계획은 사하라 이남 아프리카 국가의 소아 가운데 약 5백만 명의 급식을 시행했다. 캐나다 국제개발기구CIDA의 재정 지원으로 세계식량계획은 학교 급식 프로그램이 시행되는 지역에서 광범위한 소아 구충 사업에 착수해 장관 기생충의 알벤다졸 치료, 그리고 주혈흡충증 유행 지역에서 프라지콴텔을 사용한 치료를 진행했다. 매년 시행되는 구충 사업은 소아 급식의 효용성을 높일 것으로 기대되었다. 또한 세계식량계획은 구충 프로그램을 위해 지속적으로 프라지콴텔이나 알벤다졸 구매를 지원할 수 있는 자금을 확보하고자 했다. 주혈흡충증관리기구는 주혈흡충증관리기구의 공여국으로 선별되지 않은 국가들을 위해 소량의 약품을 세계식량계획에 지원했다.

주혈흡충증관리기구는 아프리카 주혈흡충증 관리 프로그램을 활성화하기 위해 세계은행의 교육 프로그램에 참여했다. 세계은행은 교육개

혁 노력의 일환으로, 유니세프 및 세계보건기구와 협력해 FRESH(효과적인 학교보건을 위한 자원집중) 전략을 고안했다. FRESH 전략은 구충 사업 및 다른 보건 사업을 포함한다. 세계은행은 학교 보건·건강 사업을 포함하는 교육개혁에 동참하는 국가를 지원했으며, 그 결과 세계은행은 1조 달러 이상의 자금을 20개국 학교 건강 사업에 투입하기로 약속했다. 그러나 2006년 여름까지 학교 건강을 위한 FRESH 자금을 사용한 국가는 소수에 불과했다. 주혈흡충증관리기구와 세계보건기구는 교육 부문의 구충 사업에서 좀 더 효율적인 지원금 사용 방안을 찾고자 노력하고 있다.

정보

주혈흡충증관리기구가 채택한 세 번째 전략은 프라지콴텔에 대한 정보망을 개선하는 것이었다. 2003년까지 그 전 10여 년간 아프리카 국가에서 프라지콴텔에 대한 정보가 부족했으며, 그 결과 많은 국가들에서 약품이 판매·소비되지 않았다. 첫째, 프라지콴텔 생산 업체들은 현지에 확립된 시장이 없었기 때문에 아프리카 국가에서 제품을 판매할 기회에 대한 정보가 부족했다. 둘째, 아프리카 각국 정부에서는 약품 공급 업체에 대한 정보 및 당시의 저렴한 프라지콴텔 공급가격에 대한 정보가 부족했다.

이 같은 정보 부족의 원인 중 일부는 아프리카 국가들의 약품 조달에서 비롯되는데, 새로운 공급 업체 및 가격 경쟁, 합리적이고 수용할 만한 가격이나 기준에 대해 알기 어려운 느리고 복잡한 메커니즘을 갖고 있기 때문이다. 또한 국가 입찰에 대한 의사 결정이 선의의 공개 입찰 경로를 통하기보다는 대부분 내부적으로 사전 조율된 단일 업체의 독점 가격을 수용하는 식으로 이루어졌다. 주혈흡충증관리기구는 판매자와 구매자 모두에게 영향을 줄 수 있는 정보격차 문제를 고민함으로써, 프라지콴텔의 시장 기능을 개선하고 입찰 경로에 대한 효과적인 경쟁 기회를 조성할 수 있었다.

등록

네 번째 전략은 여러 아프리카 국가의 시장에 프라지콴텔 약품을 등록하도록 장려하는 것이었다. 만일 약품이 등록되어 있지 않으면 그 약품은 정부나 민간 부문의 구입 대상에 포함될 수 없었다. 예를 들어 주요 공급 업체였던 신풍의 약품조차도 아프리카 여러 국가의 잠재적 시장에 등록이 되어 있지 않았다. 주혈흡충증관리기구는 신풍, 메드팜(미국), 플라밍고(인도)가 몇몇 아프리카 국가들에서 등록 절차를 거칠 수 있도록 지원했다. 이후 CIPLA(인도)은 주혈흡충증관리기구에 프라지콴텔 등록을 지원해 달라고 요청해, 2006년 우간다에서 프라지콴텔 조제 설비를 공동으로 가동했다. 그 결과 프라지콴텔 국제시장에서 경쟁이 치열해졌으며, 정부는 좀 더 낮은 가격으로 약품을 구입할 수 있었다.

일례로 부르키나파소에서는 국가 조달 기구(CAMEG)에서 국가 주혈흡충증 관리 프로그램에 필요한 프라지콴텔을 구입하고자 했다. 전통적으로 그들은 1정당 0.14달러에 약품을 확보할 수 있었다. 주혈흡충증관리기구는 신풍과 팜켐/플라밍고의 제품을 부르키나파소에 등록해, 확인된 공급 업체 수를 국제조제협회(CIPLA) 한 곳에서 세 곳으로 늘릴 수 있었다. 그 결과 2004년 국가 조달 기구(CAMEG)는 과거 국제조제협회가 단일 판매자였을 때 제공된 가격보다 매우 낮은 가격인 1정당 0.09달러 (운임과 보험비 포함)로 프라지콴텔을 구입할 수 있었다. 2006년 이후 부르키나파소에서는 시장 경쟁이 지속되어 프라지콴텔의 공급가를 낮게 유지할 수 있을 것으로 기대된다. 또한 주혈흡충증관리기구는 말리 정부의 직접 구매를 도와 파마시 포퓰레어 사Pharmacie Populaire로부터 프라지콴텔 2백만 정을 1정당 0.08달러(이전 구매가는 0.12달러)로 구입할 수 있게 했다.

지역 제조

주혈흡충증관리기구는 아프리카 업체가 프라지콴텔을 제조할 수 있도록 지원했다. 과거 수십 년간 (대부분 독자적 운영 업체인) 몇몇 아프리카 회사들이 프라지콴텔을 제조해 왔는데, 코스모스Cosmos(케냐), EIPICO(이집트), 셸리스(탄자니아), 그리고 수단에서 신풍과 합작한 벤처 회사 등이었다. 그러나 자국 외 시장을 성공적으로 확보한 회사는 없었다. EIPICO는 약 7천만 정(신풍에서 수입한 활성 성분 원료로 제조)을 이집트 국내시장에 보급했으나, 2002년 이후 질병 유병률이 5퍼센트 이하로 감소하면서 이집트 국내 수요가 감소했다. 상하이 OSD와 신풍을 포함해, 프라지콴텔의 활성 성분을 생산하는 몇몇 업체들은 세계보건기구의 우수의약품 제조관리기준을 승인받은 아프리카 업체에 활성 성분을 공급할 의사를 밝혀 왔다. 상하이 OSD는 아프리카 생산 업체의 제조 공정 타당성 검증을 위해 활성 성분을 영국 정부화학연구소LGC•와 아프리카 생산 업체에 제공했다. 이런 발전은 아프리카 제약 회사가 공여자나 국제기구, 각국 정부에 프라지콴텔을 합리적인 품질과 가격으로 제공할 수 있게 되었음을 시사한다.

독일의 선도적인 비정부기구인 악티온 메데오어Action Medeor 역시 아프리카에서의 약품 제조를 고무하고자 노력하고 있다. 악티온 메데오어는 국제조제협회 모형과 유사한 새로운 사업 모형을 개발해 아프리카에서 제조된 약품을 국제적인 유통망을 통해 구매할 수 있게 했다. 국제조제협회처럼 악티온 메데오어는 약품의 품질을 보증했다. 악티온 메데오어의 첫 공급 업체 가운데 한 곳은 탄자니아 회사였다. 사업 목표와 방식이 국제조제협회와 비슷한 또 다른 기구는 프랑스의 인도주의의약품센터La Centrale Humanitaire Medico-Pharmaceutique였다. 이 비영리 기구는 약품과 설비의 조달 서비스와 기술적 지원에 대해 자문했다.

최근 탄자니아 프라지콴텔 시장의 변화는 아프리카 지역의 자체 제조를 활성화할 기회와 도전을 보여 준다. 2001년 탄자니아 식품·의약품 당국은 탄자니아 정부에 약품을 판매하고자 하는 모든 회사는 세계보건기구의 우수의약품 제조관리기준 승인(제조 공정의 표준과 약품의 질을 국제적으로 인증한다는 승인)을 받아야 한다고 공표하면서, 2005년 6월을 기한으로 정했다. 이는 탄자니아에서 제조된 약품 가운데 일부가 수준 미달이라는 고민에서 비롯한 것이었다. 이런 수준 미달 약품은 기부된 약품과 국내에서 제조된 약품 모두에 해당되었다.

탄자니아에는 국내 제약 회사가 일곱 개 있고, 이들은 주로 정부와 맺는 계약에 의존한다. 일부 탄자니아 회사는 새로운 정부 정책인, 탄자니아의 우수의약품 제조관리기준 및 국제 우수의약품 제조관리기준에 부합하는 것을 목표로 상당액의 민간자금을 투자하고 있다. 2002년부

● 영국의 화학·바이오 분야 국가 측정 표준 기관이다.

터 2004년까지 1천5백만 달러가 탄자니아 제약 산업에 투자되었다. 이 자금의 대부분은 개척 시장의 위험자본 투자사인 영국 CDC 캐피털 파트너스 사CDC Capital Partners를 포함한 민간 자원에서 나왔다. 2005년 1월까지 적어도 세 회사가 우수의약품 제조관리기준 인증을 받았다. 이들에게는 아프리카의 다른 시장에도 약품을 수출할 기회가 제공될 것이다. 2005년 탄자니아의 두 제약 회사가 주혈흡충증관리기구에 프라지콴텔을 경쟁적인 가격으로 제공했다.

탄자니아 제약산업사는 쇠락하고 있던 국유 사업을 민영화한 제약 회사이다. 회사 경영진은 낙후한 설비를 새로운 기계와 공장으로 대체하는 데 상당액의 민간자금을 투자해 우수의약품 제조관리기준을 획득하고자 했다. 악티온 메데오어는 국제적인 약품 조달을 위해 탄자니아 제약산업사를 아프리카에서 제조된 약품을 제공하는 잠재적 공급자로 선별했다. 또한 탄자니아 제약산업사는 타이의 AIDS 치료제 전문가인 크리산 크라이신투Krisan Kraisintu가 제안한 벤처사의 공급자로 선정되었다. 크라이신투는 항레트로바이러스제의 유용성을 타이로 확장했고, 이후 타이에서 획득한 국제적 기준과 동일한 기준으로 탄자니아에서 항레트로바이러스제를 제조하기 위해 탄자니아 제약산업사와 협력했다.[22] 이 회사는 국제적 질과 가격수준으로 타이에서 항레트로바이러스제를 제조할 수 있음을 증명했고, 국경없는의사회가 탄자니아 제약산업사의 약품을 구매하기 시작하면서 다시 한 번 성공적인 사례임이 확인되었다. 이전까지 프라지콴텔을 생산해 왔던 탄자니아 제약산업사는 최근 다른 탄자니아 제약 회사인 셀리스로부터 프라지콴텔을 외주 생산하기로 계약을 맺었다.

셀리스는 동아프리카에서 가장 큰 제약 회사이다. 이 회사는 2006년까지 야심 차게 사업을 확장해 [탄자니아의 항만 도시인] 다르에스살람

근처에 새로운 설비를 완공했다. 2002년 이전까지 셸리스는 내수용으로 소규모의 프라지콴텔을 제조해 왔다(연간 10만 정). 셸리스에서 제조한 약품도 미국과 유럽의 약품 기준에 부합한다는 분석 결과가 나왔다. 셸리스의 설비는 2005년 6월 세계보건기구의 우수의약품 제조관리기준 승인을 받았다.

2006년 셸리스와 탄자니아 제약산업사는 상하이 OSD로부터 제공받은 활성 성분을 사용해 프라지콴텔을 제조했고 자사의 약품이 국제 기준에 부합함을 확신했다. 두 회사의 제품은 궁극적으로 다른 아프리카 정부로부터 질과 가격에 대한 기준을 만족시킬 수 있는지에 따라 경쟁력이 확인될 것이다. 주혈흡충증관리기구는 두 회사의 제품을 영국 정부화학연구소에서 검토했고, 2005년과 2006년 미국의 약품 기준에 부합한다고 인정했다. 탄자니아 제약산업사와 셸리스는 모두 회사와 약품을 우간다와 다른 아프리카 국가들에 등록할 수 있게 되었고, 수출 자격을 확보해 외국 시장에 진출하기를 바라고 있다.

기부

주혈흡충증은 그 밖의 소외 열대 질환NTDs과는 달리 주요 제약 회사들의 기부 프로그램에서 제외되어 왔다. 프라지콴텔을 처음 개발한 바이엘은 세계보건기구와 다른 조직이 숱하게 노력했음에도, 수년간 약품 기부를 거부해 왔다. 바이엘은 아프리카에 매우 소량의 프라지콴텔을 기부하는 데 그쳤을 뿐이었다. 반면에 대부분의 기부 프로그램은 머크의 이버멕틴, 파이저 사Pfizer의 아지스로마이신azithromycin, 글락소스미스클라인 사GSK의 알벤다졸, 그 밖에 여러 회사의 AIDS 관련 약품들로 운영되었다. 바이엘이 주혈흡충증관리기구에 이렇다 할 호응을 하지 않은 반면, 메드팜은 주혈흡충증관리기구에 대량의 프라지콴텔 기부를 제안했다(2005년 약 1천4백만 정, 2006년 약 1천만 정, 2007년 약 6백만 정).

메드팜의 약품 기부가 아프리카에서 프라지콴텔 시장을 형성하는 데 어떤 영향을 미쳤는지, 앞으로도 기부가 지속된다면 이런 기부 프로그램이 시장 발전에 어떤 영향을 미칠지는 아직 불분명하다. 예를 들어 약품 기부 프로그램이 시행되면 무료 약품이 널리 보급되어 의도치 않게 아프리카의 프라지콴텔 시장이 발전하는 것을 저해하는 악영향을 미칠 수도 있다. 그러나 이런 영향은 프라지콴텔 기부의 규모와 기간에 따라 변화할 것이다. 또 다른 문제는 다른 기부 약품에서도 유사하게 발생하는 기부 프로그램의 장기 지속 가능성이다. 그러나 2006년까지 메드팜의 기부는 주혈흡충증관리기구가 조달한 전체 프라지콴텔 가운데 비교적 소량에 해당했으므로 (비록 이런 기부의 영향이 특정 국가나 특정 회사에 집중되었을 가능성을 배제하기 힘들지만) 프라지콴텔이 아프리카 시장에 악영향을 미칠 위험성은 상대적으로 낮아 보인다.

또 다른 방법은 기부된 자금을 아프리카 지역의 회사에서 제조된 프라지콴텔을 구매하는 데 사용하는 것이다. 이는 주혈흡충증 유행 국가들이 해당 지역에서 생산한 양질의 약품을 경쟁력 있는 가격으로 판매하는 것을 촉진할 것이다. 또한 아프리카의 프라지콴텔 시장 발전을 촉진해, 적정한 품질과 가격의 제품을 공급함으로써 치료 가용성을 지속적으로 확보하는 데 일조할 것이다. 하지만 2008년에는 메드팜이 주혈흡충증관리기구에 프라지콴텔을 기부하지 못했다.

지속적인 접근성을 위한 도전(4단계)

주혈흡충증관리기구는 앞서 살펴본 여섯 가지 전략을 사용해 프라지콴텔의 국제적 공급과 수요를 증가시켜 프라지콴텔의 접근성을 극적으로 확대했다. 〈그림 3-1〉에 나타나듯이 2003년에서 2008년 6월까지 주혈흡충증관리기구는 아프리카 6개국의 약 1,928만 명에게 총 4,029만 건의 치료를 시행했다. 치료 건수 가운데 절반가량이 1차 치료였고, 나머지가 2·3차 치료에 해당했다. 주혈흡충증관리기구의 이 같은 성과는 물론 대단한 것이었으나, 주혈흡충증 감염으로 프라지콴텔 치료가 필요하다고 추정되는 인구 가운데 불과 10퍼센트만이 치료 혜택을 받을 수 있었다. 또 한 가지 중요한 문제는 감염과 관련된 증상과 이환을 적절하게 관리하기 위한 프라지콴텔 반복 치료 방법을 어떻게 제공할지였다.

주혈흡충증관리기구가 프라지콴텔의 접근성을 확대할 수 있었던 이유 중 하나는 활성 성분의 가격이 저렴하다는 점이었다. 2002년 이후 활성 성분의 가격은 주로 공장가에 따라 결정되었는데, 이는 1킬로그램당 76~103달러에 달했다. 가격 변동을 가져온 요인의 일부는 미 달러화의 약세였다. 가격이 1킬로그램당 76달러인 경우에 1정에 해당하는 활성 성분의 가격은 0.046달러이고, 1킬로그램당 103달러인 경우에는 0.062달러였다. 주혈흡충증관리기구가 약품을 구입하면서 수요가 증가해 미칠 수 있는 영향은 두 가지이다. 첫째, 공급이 제한되고 회사들이 증가된 수요로부터 이윤을 추구하는 경우, 증가된 수요는 프라지콴텔의 가격 인상을 초래할 수 있다. 둘째, 신규 회사가 등장해 성장하는 시장을 점유하고자 서로 경쟁함에 따라 가격이 하락할 수 있다. 주혈흡충증관리기구의 구매 증대로 말미암아 수요가 증가하면서 미친 영향은 지금까지는 주로 후자 — 국제시장에서 프라지콴텔의 가격 인하 — 에 속했다.

그림 3-1 주혈흡충증관리기구 지원 6개국의 연간 치료 건수 (2003~08년; 단위 : 백만 건)

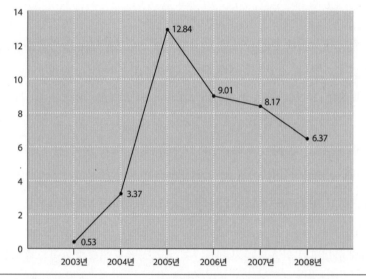

치료 건수

주 : 이 그림은 우간다·부르키나파소·니제르·말리·탄자니아·잠비아에서 시행된 주혈흡충증관리기구 지원 국가
프로그램을 통해 연간 시행된 프라지콴텔 치료 건수를 나타낸다. 2008년 6월 1일 시점의 자료로, 초치료 및 일부
인구의 2차·3차 치료를 모두 합산한 결과이다. 사하라 이남 아프리카에서 주혈흡충증 치료를 요하는 것으로
추정되는 인구 1억8천만 명 중 약 4,029만 건의 치료가 약 1,928만 명에게 시행됨.

자료 : Schistosomiasis Control Initiative.

향후 아프리카의 프라지콴텔 소비[량]는 여러 요소들에 의해 결정될
것이다. 무엇보다도 국가 관리 프로그램이 어떤 치료 전략을 채택하는
지에 따라 소비량이 결정될 것이다. 세계보건기구가 추천한 전반적인
목표는 초기에는 고위험군을 집중 치료해 이환율을 관리하고, 고위험군
의 치료가 완료된 후에 학령기 소아를 대상으로 하는 유지 요법으로 이
행하는 것이다. 그러나 이런 유지 단계에 도달하기까지는 상당한 시간
이 걸릴 것이다(예를 들어 모든 고위험군에 대한 집중 치료를 완료하는 데 5년가
량 소요). 그러나 일단 이 단계에 도달한 이후에는 새로이 노출되는 환자

및 위험군을 지속적으로 치료할 수 있다. 그러므로 약품의 소비는 국가 프로그램에서 채택된 치료 전략과 프로그램의 진전 상황에 의해 결정될 것이다.

아프리카 국가에서 주혈흡충증에 대한 국가 치료 프로그램이 발전할 수 있을지는, (정부가 독자적인 자원을 사용할 용의가 있지 않는 한) 외부에서 지원되는 재원과 프로그램 실행에 필요한 국가적 역량에 의존할 것이다. 주혈흡충증관리기구는 이 두 가지 사안 모두에 역점을 두고자 노력하고 있다. 주혈흡충증관리기구는 장기간 지원되는 기관 자본을 확보하기 위해 게이츠재단 외에 다양한 외부 공여자로부터 기금을 모으고자 노력하고 있으며, 보건 당국의 주혈흡충증 관리 프로그램의 역량을 증대하는 데도 지원하고 있다. 재원을 추가로 확보하려는 노력이 커다란 진전을 보였던 것은, 2006년 9월 미국 국제개발처와 RTI 인터내셔널RTI International이 주혈흡충증을 포함한 일곱 가지 소외 열대 질환에 통합적 질병 관리를 시행할 협력 프로그램에 1억 달러를 지원받으면서부터이다. 주혈흡충증관리기구는 RTI 인터내셔널과 공조하는 기관 다섯 곳 가운데 하나였고 펜위크가 프로젝트 책임자로 임명되어, 향후 4개월간 그가 주혈흡충증관리기구로 복귀하기 전까지 프로젝트를 지휘했다. 통합 질병 관리라는 새로운 프로그램은 아프리카 5개국(탄자니아·우간다·부르키나파소·말리·니제르)에서 시작해 다른 국가와 대륙으로 확대될 계획이었다.

주혈흡충증관리기구는 2004년 아프리카에서의 프라지콴텔 소비량을 약 4천만 정으로 추정했다. 2005년에는 추정량이 약 7천만 정으로 증가했다. 사하라 이남 아프리카의 추정 감염자 수가 1억8천만 명임을 감안한다면, 이 모든 감염 인구를 1회 치료하는 데만 해도 약 6억 정의 약품이 필요하다. 만약 유병률이 높은 지역만 국한해 집단 치료를 한다면 필요한 약품의 양은 절반 수준이 될 것이다. 이런 예상량에 추가해 다른 국가에서도 적극적으로 프로그램을 확대할 가능성을 고려해 주혈흡충증관리기구는 2007년까지 연간 2억6천만 정이 필요하고, 비슷한 수량이 향후 5년간 지속적으로 필요하리라고 추정한 바 있다. 이를 위해서는 약품 가격만으로도 연간 약 2천만 달러가 소요될 것이다(6백 밀리그램 1정당 0.08달러 기준). 아프리카 국가들이 이런 규모의 자금을 자국의 보건 예산으로 책정해 독자적으로 지원할 가능성은 희박해 보이며, 외부 재원으로 지원되는 프로젝트와 기부금의 조합으로 운영될 가능성이 크다. 그러므로 이런 치료 수준을 달성하기 위해 공여자는 국가 주혈흡충증 관리 프로그램과 대규모 집단 치료의 실행을 지원하는 방향으로 나아가야 한다. 주혈흡충증관리기구와 세계보건기구의 이런 치료 프로그램이 계속 성공적일 것이라는 전제하에 2007년부터 2010년까지 매년 2억5천만 정이 필요할 것이다. 고빈도 감염군에 대한 초기 집단 치료를 시행한 이후 호수·강·관개수로에 근접해 생활하는 취학아동에 대한 주기적 치료 프로그램으로 전환된 이후에는 약품 소비량이 연간 약 5천만 정으로 낮아진다. 이 같은 추정량은 주혈흡충증관리기구와 세계보건기구, 그리고 새로 창설된 GNNTDC(소외 열대 질환 관리를 위한 국제협력체; www.gnntdc.org)의 자금이 성공적으로 조성된다고 가정했을 때의 수치이다. 만일 충분한 자금이 확보되지 않는다면, 지속적으로 의료 기술이 사용될 기회가 잠식되면서 프라지콴텔 소비는 축소될 것이다.

프라지콴텔의 활성 성분을 공급하는 업체 다섯 곳은 모두 그동안 다량의 주문에 부응해 생산량을 확대할 용의가 있음을 보여 왔다. 따라서 프라지콴텔의 공급은 수요를 충족할 수 있었는데, 프라지콴텔의 수요는 각국 정부의 보건 정책에 대한 우선순위, 국제적인 공여자의 가용 기금 사용에 대한 결정에 주로 의존했다.

2007년 새로운 기부 프로그램에 대한 성명은 장래 프라지콴텔의 접근성을 지원하는 또 다른 가능성을 열었다. 세계보건기구의 활동가들은 수년간 바이엘을 설득했지만 약품 기부에 대한 특별한 성과를 거두지 못했고, 그 이후 2006년 이머크의 대표와 두 차례 회의를 가졌다. 세계보건기구의 GNNTDC의 책임자였던 사비올리Lorenzo Savioli가 "바이엘에 가면 머크와 협의하라 하고, 머크에 가면 바이엘과 협상하라 한다."라고 발언한 것이 『파이낸셜 타임스』Financial Times에 게재되었다.[23] 마침내 2007년 4월 이머크는 주혈흡충증 관리를 위해 일정량의 프라지콴텔을 세계보건기구를 통해 기부하기로 결정했다. 최초 계약은 10년간 2억 정이었으며, 이로 말미암아 사하라 이남 아프리카에서 추정되는 약 1억8천만 명의 감염 인구 중 연간 약 8백만 명의 취학아동의 추가 치료가 가능해졌다. 세계보건기구는 [이머크의] 새로운 기부에 갈채를 보내면서, 이런 프라지콴텔의 기부가 건강 수준을 개선하는 데 매우 긍정적으로 사용되고 나아가 더 많은 기부를 이끌어 내기를 기대했다.

결론

아프리카에서 프라지콴텔의 접근성을 향상하기 위해 주혈흡충증관리기구가 기울인 여러 노력에서 다음과 같은 점들을 확인할 수 있다. 첫째, 아프리카 국가들에서 프라지콴텔에 대한 수요를 증대하고 약품 가격을 낮추는 것이 가능하다(따라서 가격 적정성과 채택 모두를 증대할 수 있다). 둘째, 생산 업체가 프라지콴텔 시장에 참여하도록 유도할 수 있고, 업체의 활성 성분 생산(및 가용성)을 증대할 수 있다. 셋째, 최종 약품 생산 업체들 간의 경쟁을 유도해 정부와 소비자 모두의 가격 적정성을 증대할 수 있다. 넷째, 구매자가 충분한 구입 자금을 보유하고 있는 한 단일화된 집중 구매자가 필수 약품의 접근성을 확대할 수 있고 가격 인하를 유도할 수 있다. 즉 주혈흡충증관리기구는 경제학적으로 소수의 구매자가 순 구매량을 통해 약품의 시장가격에 영향을 미칠 수 있는 '수요 독점력'을 가지고 있었다.

이 시점의 주요 논점은 향후 주혈흡충증관리기구가 게이츠재단의 자금 조달이 종료된 이후에도 어떻게 아프리카에서 프라지콴텔의 지속적인 접근성을 확보할 것인가 하는 문제이다. 장기 지속적인 프라지콴텔의 접근성을 좌우하는 것은 약품에 대한 정부와 소비자의 요구가 늘어남에 따라 채택 또한 증가할 것인가의 여부일 것이다. 정부가 프라지콴텔을 구입하는 데 공적 재정 자원을 사용할지를 결정할 때는, 치료 약품에 가격 적정성이 있는지, 국민 건강에 주혈흡충증 치료가 효과적이며 중요하다고 인식하는지 등이 판단 기준이 될 것이다. 2006년 말 주혈흡충증관리기구는 게이츠재단의 지원이 중단된 이후 시점에는 어떻게 프로그램을 진행해야 할지에 대한 선택을 고민하고 있었다. 그러나 2006년 재단이 추가적으로 412만8천 달러(달러 약세에 의한 손실을 보상하기 위해 지급된 금액)를 받으며 이 선택의 시기는 미루어졌다. 그 후 게이츠재단은 2006년 이 프로그램을 지속하는 동시에 선별된 국가들 내 기타 질환을 통합 관리할 목적으로 주혈흡충증관리기구에 1천만 달러를 추가 지원하는 데 동의했다. 주혈흡충증관리기구의 일부 고문들은 다른 공여자들로부터 아프리카에서의 주혈흡충증 치료에 대한 약속을 얻어낼 수 있으리라 믿는다. 다른 고문들은 국제적 원조가 지속되는 한, 다른 감염질환 관리 프로그램과의 통합이 해답을 줄 수 있을 것이라고 제안한다.[24] 그러나 단기적·중기적으로는 아프리카 국가들이 주혈흡충증 치료

비용을 독자적인 정부 예산으로 지불할 용의가 있으리라고 보기 힘들고, 지역 자금은 대개 인건비로 소요되므로 프라지콴텔의 지속적인 접근성 문제는 당분간 아프리카 정부에 대한 외부의 원조에 따라 결정될 것으로 보인다.

2008년 중반에는 아프리카 국가에 대한 프라지콴텔의 외부 지원이 지속되리라고 낙관적으로 기대할 수 있었다. 2006년 미국 국제개발처는 소외 열대 질환의 통합 관리를 지원하기 위해 5년간 1억 달러의 다국적 프로그램에 착수했다. 2006년 9월 미국의 컨설팅 회사 RTI 인터내셔널이 프로그램의 자금 관리 업무를 맡게 되었다. 2007년 회계 연도에 1천3백만 달러가, 소외 열대 질환의 통합 관리 실행 프로그램에 할당되었고, 2008년 회계 연도에는 1천3백만 달러가 추가로 할당되었다. 이 첫 두 해의 활동이 의미 있는 성과를 거둔다면 2009년 회계 연도에는 2천5백만 달러가 미국 의회의 승인 이후 할당될 것으로 기대된다. RTI 인터내셔널은 주혈흡충증관리기구가 부르키나파소와 니제르에서 프로젝트를 실행하고, 우간다에 사업을 지원하고 2007~08년 프라지콴텔을 조달할 수 있도록 자금을 제공했다. 그러므로 이런 미국 국제개발처의 프로젝트는 2011년까지 일정량의 프라지콴텔이 부르키나파소·가나·말리·니제르·우간다·시에라리온·남수단에 지속적으로 공급되는 데 일조할 것이다. 이후 2008년 2월 조지 W. 부시 미국 대통령은 뜻밖에도 미국이 3억5천만 달러를 소외 열대 질환 관리를 위해 제공할 것임을 천명하고, 주요 8개국의 나머지 국가 및 다른 공여자들에게 10억 달러에 달하는 금액을 조속히 모금할 것을 촉구했다. 만일 이 요청이 받아들여진다면 프라지콴텔에 대한 외부 자금의 지원은 향후 수년간 유지될 수 있을 것이다. 세계보건기구를 비롯한 여러 기관이 후원한 덕분에 두 곳의 추가적인 협력자가 생겨났다. 민간 주식회사인 레가툼 사Legatum는 부룬디와

르완다의 소외 열대 질환 관리를 위해 890만 달러를 기부했다. 게이츠 재단은 아프리카의 소외 열대 질환 관리를 위해 1억 달러를 모금하는 모임을 개최했다.

프라지콴텔의 소비자 시장은 환자 개인 차원의 채택, 그리고 주혈흡충증 치료에 대한 인식과 능력에 따라 확대 여부가 결정될 것이다. 현재 [프라지콴텔 소비자 시장의] 규모는 작지만 사하라 이남 아프리카에는 도시의 민간 약국과 시골 지역의 일부 정부 의료 센터에는 프라지콴텔이 거래되는 민간 부문의 정규 시장이 존재한다. 대개 이런 판로에서는 주혈흡충증관리기구가 국제 입찰 아래 수주하는 가격의 10~30배에 달하는 수준으로 가격이 형성된다. 이런 소비자 가격에는 전형적으로 국가 조달 기구의 조달 자금, 유통 비용, 약국의 이윤이 포함되어 있다. 중산층의 도시 주민이라면 이 정도 약값을 별다른 어려움 없이 지불할 수 있다. 그러나 질환이 가장 유행하는 시골 거주자들은 이런 시장가격을 지불할 의사가 없거나 [지불] 능력이 없을 가능성이 크기 때문에 민간 약품 시장이 한 국가의 주혈흡충증 치료에서 주된 역할을 하기는 힘들 것으로 보인다. 주혈흡충증에 감염된 시골 거주자들이 감염 사실을 인식한다고 하더라도 프라지콴텔을 이용한 치료 비용을 지불할 용의가 있을지는 아직 불분명하다.

질환 자체와 치료에 대한 인식(국제적 인식과 정부 및 최종 사용자의 인식을 포함)의 변화는 프라지콴텔의 접근성을 확대하는 데 기여했다. 주혈흡충증관리기구의 직접적인 지원을 받는 6개국 및 부분 지원을 받는 5개국에서는 주혈흡충증의 증상과 적절한 치료에 대한 국가와 최종 사용자의 지식수준이 상당 정도 향상되었다.[25] 전체 인구 가운데 3천만 명 이상이 치료를 받았고 그들 중 많은 수가 최소한 두 번 이상의 치료를 받은 현시점에서 향후 치료에 대한 인식과 수요는 지역사회와 정부 차원에서 모두 높은 수준에 도달해 있다. 그럼에도 세계보건기구 결의안에서 목표로 내건 것처럼 비非주혈흡충증관리기구 국가에서도 프로그램이 실행되고 주혈흡충증관리기구 국가에서 지속적으로 프로그램이 실행되기 위해서는 앞으로도 많은 노력이 필요할 것이다.

표 3-4 프라지콴텔 접근성 요약

	장애 요인	전략	구체적 실행
조직적 구조	주혈흡충증 치료를 확대할 국제적 [제품] 옹호자 필요	효과적인 리더십을 구축하고 기술 개발을 위한 협력체를 설계	게이츠재단이 주혈흡충증 관리기구를 설립할 주요 기금 및 세계보건기구가 진행 중인 활동을 지원할 기금 제공
채택	국제기구·공여자·정부의 주혈흡충증 우선순위가 낮음	최종 사용자가 약품을 채택하도록 품질 보장	주혈흡충증관리기구가 주혈흡충증 관리 수준과 프라지콴텔의 수요를 높이고자 세계보건기구 및 다른 국제기구들과 협력
	정부 수요가 낮음	주혈흡충증 치료의 우선순위를 높게 설정하도록 정부와 협력	주혈흡충증관리기구 대의원들이 게이츠재단과 다른 국제기구들의 지원으로 아프리카 국가들을 방문해 주혈흡충증 관리 및 프라지콴텔 지원 관련 계약을 협상
	소비자 수요가 낮음	주혈흡충증 및 그 치료에 대한 대중의 인식 수준을 향상할 정보 전달 캠페인 조성	주혈흡충증관리기구가 선진국과 개발도상국의 인식 수준을 향상할 주혈흡충증 관리 및 치료 관련 영상을 비롯한 자료 제작을 지원
가격 적정성	정부 및 최종 사용자 모두에게 가격 적정성 결여	조달을 위해 외부 재정을 개선하고 기부 확대를 도모	주혈흡충증관리기구가 게이츠재단의 기금을 사용해 약품을 조달했고 추가 재원을 확보하려고 노력하는 한편, 아프리카 국가 대상의 주혈흡충증관리기구 프로그램에 쓸 프라지콴텔을 기부받음
		생산 업체의 경쟁을 유도해 약품 가격 인하	주혈흡충증관리기구는 아프리카 국가의 정부 조달을 둘러싼 생산 업체의 경쟁을 유도하려 프라지콴텔 등록을 지원
가용성	판매 기회, 기존 보급 현황, 다른 공급 업체의 가격 등에 대한 정보 부족	판매자 및 구매자 모두를 대상으로 한 정보망 개선	주혈흡충증관리기구는 약품 제공자들의 아프리카 시장 진입을 지원하는 한편, 아프리카 내 구매자들이 약품 가격을 비롯해 다른 공급 업체들에 대한 정보를 얻을 수 있도록 지원

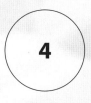

4

B형간염 백신
예방접종 접근성

Hepatitis B Vaccine: Access to Vaccines

B형간염은 B형간염 바이러스HBV에 의해 발생하는 심각한 감염성 간 질환이다. B형간염 바이러스는 감염된 혈액이나 체액을 통해 전염된다. 이 바이러스는 직접적인 혈액 접촉이나 무방비한 성관계, 안전하지 않은 주사나 수혈을 통해 전염되며, 분만 시 B형간염 바이러스에 감염된 산모로부터 갓 태어난 아이에게 수직감염이 발생하기도 한다. B형간염 바이러스와 HIV는 전파 경로가 비슷하기에 함께 감염되는 경우가 많다. 전 세계적으로 HIV 감염자 가운데 10퍼센트가 B형간염 바이러스에 감염되어 있다.

B형간염 바이러스에 처음 감염되었을 때는 급성 감염기를 거치는데, 이때 증상이 없을 수도 있고 심하게 아플 수도 있다. 대부분의 사람들이 급성 감염에서 완전히 회복하지만, 6개월 이상 바이러스에 감염되어 있는 경우에는 만성 감염으로 진단된다. B형간염 바이러스에 따른 질병 부담*은 대부분 이런 만성 상태에서 나타난다. 하지만 많은 만성 환자들은 감염되고도 수십 년간 증상을 느끼지 못하기 때문에, 훗날 간경화(간의 비가역적인 상흔을 특징으로 하는 심각한 간질환)나 간암(간 악성종양

또는 간세포암hepatocellular carcinoma이라고도 불린다)으로 사망할 수도 있다. 혈청학적으로, 약 18억 명(전 세계 인구의 3분의 1)에게 B형간염 바이러스에 감염된 흔적이 있다. 세계보건기구는 이들 가운데 3억6천 명이 만성 감염을 앓고 있으며, 매년 적어도 60만 명의 만성 감염 환자가 간 경화나 간암으로 사망한다고 추정하고 있다.[1] B형간염 바이러스에 감염되었지만 면역 체계가 그 바이러스를 이물질로 인식하지 않아 증상이 없는 사람을 보균자carrier라고 하며, 이들은 의도치 않게 다른 사람을 감염시킬 수 있다.

B형간염 바이러스 감염에 따른 결과를 달라지게 하는 핵심 요인은 연령이다. 급성 감염된 성인의 90퍼센트는 회복하면서 혈액 내 바이러스가 제거되기 때문에 단지 5~10퍼센트만 만성 간염으로 진행된다. 그러나 B형간염 바이러스에 감염된 생후 1년 이내의 유아는 80~90퍼센트가, 1~4세 아이는 30~50퍼센트가 만성 간염으로 진행된다.[2] 그러므로 5세 미만 아이들의 B형간염 바이러스 감염 예방이 B형간염을 관리하는 데 무엇보다 중요하며, 이는 현재 예방접종을 통해 가능하다. B형간염과 관련된 사망 중 적어도 85~90퍼센트가 예방접종을 통해 예방될 수 있는 것으로 추정되고 있다.[3]

B형간염 백신을 처음 사용할 수 있었던 것은 1981년이었으나, 1980~90년대 개발도상국에 백신이 도입되는 과정은 더뎠고, [그나마 도입된 국가의 수도] 제한적이었다. 이 장에서는 이 기간에 B형간염 백신의 채택을 가로막은 요인이 무엇이었는지를 분석할 것이다. 또한 B형간염 백신을

● B형간염 바이러스로 말미암아 국가 단위에서 발생하는 (6개월 이상 지속되는) 만성간염, 간 경화, 간암 등으로 유발되는 조기 사망이나 삶의 질 저하 등을 총괄해 제시하는 개념. 일반적인 의미로서 질병 부담에 대해서는 용어 해설을 참조.

위한 국제특별대책본부International Task Force on Hepatitis B Immunization(이하 국제특별대책본부)와 세계보건기구 등 B형간염 백신 정책을 결정하는 핵심 단체가 국제기구, 민간 재단, 비영리 기구, 백신 생산자, 개발도상국 정부 등 협력체들과의 협력을 통해 가용성, 가격 적정성, 채택 등의 주요 문제들을 해결하기 위해 어떤 일련의 조치를 효과적으로 수행했는지를 알아볼 것이다. [결과적으로] 이 같은 다방면의 노력에 힘입어 B형간염 예방접종의 접근성을 향상할 조직적 구조의 변화가 전 세계적으로 일어나면서, 2000년대에는 백신 사용이 급격하게 증가했다.

제품 개발(1단계)

제2차 세계대전 때부터 간염을 연구한 영국인 매캘럼F. O. MacCallum 박사는 이 질환을 두 가지로 분류해 각각 A형간염과 B형간염으로 명명했다(바이러스성 간염의 다른 유형에 대한 설명은 〈표 4-1〉 참조).[4] 1950~60년대에 연구자들은 이와 같은 두 가지 분류상의 간염 병원체를 찾기 위해 노력했다. 1960년대에 블룸버그Baruch Blumberg가 B형간염 바이러스의 표면 구성 성분에 대한 혈액 검사법을 새로 발견했다.[5] 이 발견은 블룸버그가 조금 다른 주제, 즉 질병 민감성에 있어 단순한 환경적 차이만이 아니라 유전적 차이가 존재하는가를 연구하던 중에 이루어진 것이었다. 블룸버그와 미국 국립보건원U.S. National Institutes of Health 연구팀은 전 세계 인구의 혈액 샘플을 수집해 분석하면서 이전부터 수차례 수혈받았던 사람들의 혈액을 검사할 수 있는 방법을 개발했다. 이들은 이 방법을 통해 수차례 수혈받은 환자는 유전되지 않은 외부 단백질에 대해 항체가 생긴다는

표 4-1 바이러스성 간염의 유형

유형	전염 경로	예방법
A형간염 (HAV)	오염된 음식과 물	안전한 HAV 백신
B형간염 (HBV)	감염된 혈액, 성관계, 주사 바늘, 감염된 산모에게서 태아에게	안전한 HBV 백신
C형간염 (HCV)	감염된 혈액과 주사 바늘	백신 없음
D형간염 (HDV)	(B형간염에 감염된 상태에서) 감염된 혈액, 성관계, 주사 바늘, 감염된 산모에게서 태아에게	HBV 백신이 적합
E형간염 (HEV)	오염된 물	백신 없음

자료 : Hepatitis B Foundation, *ABCs of Viral Hepatitis* (Hepatitis B Foundation, 2003~2008). http://www.hepb.org/hepb/abc.htm. 저자 동의하에 사용.

가설을 검증할 수 있게 되었다. 블룸버그와 연구팀은 질병 민감성과 관련된 유전적 차이를 연구하는 데 이 혈액 검사를 이용했다. 그들은 이 작업을 진행하는 동안, 이전에는 보지 못했던 항체가 오스트레일리아 원주민의 혈액 샘플에서 발견한 단백질에 반응하는 것을 발견했다. 그들은 이 단백질을 오스트레일리아 항원Australian antigen이라 칭했다(항체·항원의 정의에 대해서는 용어 해설을 참조).

연구자들은 한동안 오스트레일리아 항원이 얼마나 중요한지를 확신하지 못했다. 1966년 뉴욕 혈액센터New York Blood Center의 바이러스학 연구자인 프린스Alfred Prince는 이 항원이 B형간염 바이러스와 연관이 있다고 생각해 B형간염의 발생과 오스트레일리아 항원 사이의 관계를 연구하기 시작했다.[6] 그 후 또 다른 연구자들이 별도로 오스트레일리아 항원이 B형간염을 일으키는 바이러스의 일부임을 확신했고, 그 항원의 이름은 B형간염 표면 항원hepatitis B surface antigen을 의미하는 HBsAg로 변경되었다. 블룸버그는 이 발견에서 공로를 인정받아 1976년 노벨 의학상을 수상했다. 역사가 무라스킨William Muraskin은 이 발견을 "의학에 혁명적인 영향"을 미친 것으로 평가하는데, 이를 통해 연구자들이 B형간염의 역학을 연구할 수 있었을 뿐만 아니라 B형간염 백신을 개발하기 위한 혈액 검사를 시작할 수 있게 되었다.[7]

1960년대 후반 블룸버그는 필라델피아의 폭스 체이스 암센터Fox Chase Cancer Center에서 그의 동료 밀먼Irving Millman과 함께 B형간염 백신의 원형을 개발했다. 이 발견은 새로운 백신 개발 접근법을 구축했다. 기존의 백신 개발 방식은 세 가지였다. ① 감염을 예방하기 위해 사멸시킨 바이러스 또는 박테리아 전부를 사용하거나, ② 주사를 맞았을 때 증상이 경미하거나 없지만 강한 균주로부터 접종자를 보호할 수 있을 정도로 약화된 균주를 사용하거나, ③ 그 자체로는 질병을 유발하지 않지만 질병을 유발하는 바이러스와 밀접한 관계가 있는 사촌 바이러스 전체를 사용하는 방법 등이다.[8] 블룸버그와 밀먼이 소개한 새로운 방식에서는 B형간염 보균자의 혈액에서 채취한 인체 바이러스(HBsAg 입자들)의 아단위subunit만이 사용되었다. 블룸버그는 백신 개발을 회고하면서 다음과 같이 밝혔다.

> 우리는 항원을 많이 보유하고 있는 개인들로부터 이를 채취해 항원을 보유하고 있지 않은 사람들에게 사용했다. 한때 그것을 장난삼아 "인간 백신"people's vaccine이라고 불렀다. 바이러스가 표면 항원만을 포함해 매우 많은 양의 작은 비전염성 입자들을 생산해 낸다는 사실에 기초해 이 같은 일을 할 수 있었다.[9]

폭스 체이스 암센터는 1969년까지만 해도 B형간염 백신 원형 분류법의 특허를 얻었으나 [B형간염 백신을] 검사하고 생산하는 장비를 갖추지는 못했다. 그래서 블룸버그와 동료들은 이를 담당할 제약 생산 업체를 찾아 나섰다.[10] 뉴저지에 있는 머크가 배타적 특허권을 갖겠다는 조건을 내걸며 관심을 보였다.[11] 그러나 블룸버그의 연구를 지원한 미국 국립보건원에서는 독과점 상황을 피하기 위해 기술에 대한 사용 허가를 적어도 둘 이상의 업체에 내줄 것을 요구했다. 블룸버그와 동료들, 머크의 임원들은 오랜 토론 끝에 미국 이외의 시장에서는 독점적인 권리를 인정하는 것에 합의했다. 머크는 1975년 폭스 체이스 암센터와 기술 특허에 대한 계약을 체결했다.[12] 그 뒤 머크는 블룸버그와 밀먼의 최초 발상을 기반으로 좀 더 정교한 B형간염 백신을 개발했다. 1981년 머크의 헵타박스Heptavax는 세계에서 최초로 출시된 B형간염 백신이었다. 초기에는 1회분 가격이 30달러였다. 1982년 프랑스 파스퇴르 연구소Institut Pasteur of France에서 선보인 또 다른 B형간염 백신은 헤박BHevacB였다. 이 백신들은 인간의 혈액에서 추출한 것이어서 혈장 백신이라고 불렀다.

대략 같은 시기인 1970년대에, 프린스는 B형간염 혈장 백신에 대한 연구를 계속했다. 프린스는 개발도상국들도 경제적으로 감당할 수 있는 백신을 개발하고자 했다. 그러나 그는 걱정이 앞섰다. 머크와 파스퇴르 연구소에서는 백신을 개발하는 과정에서 크고 값비싼 원심 분리기를 사용했는데, 이는 빈곤 국가들로서는 경제적으로 감당할 수 없는 기술이었다. 그는 백신을 가장 필요로 하는 개발도상국들에 이 기술을 이전할 수 있게 하기 위해 간단하고 저렴한 백신을 개발하고자 노력했다.[13] 프린스는 결국 백신에 광열 정제flash heat purification 방법을 사용하기로 결정했다. 이처럼 훨씬 단순하고 비용이 적게 드는 공정을 통해 백신의 효능이 좋아졌으며 [1회분 복용] 용량은 줄었다.[14] 또한 가장 비싼 원재료라고 할 수 있는, B형간염 보유자 혈액의 필요량을 줄일 수 있었다. 프린스는 한국 회사인 제일제당과 협력해 아프리카와 아시아에 있는 국가들이 감당할 수 있는 가격으로 이 백신을 개발했으며, 1982년 제일제당은 이 백신을 생산했다.[15]

1981년 이후 B형간염 혈장 백신은 미국·프랑스·한국·중국·베트남·

미얀마(버마)·인도·인도네시아·이란·몽골에 있는 회사들로 생산망이 확대되었다. 그러나 백신을 충분히 공급하지 못하게 하는, 생산 과정상의 장애 요인이 몇 가지 있었다. 특히 심각한 문제는 B형간염 보균자의 혈액이 필요하다는 점이었다.[16] 인간의 혈액에서 추출한 백신이 과연 안전할지를 우려하는 정책 결정자와 최종 사용자 들도 있었다.

혈장 백신의 몇 가지 문제점들을 해결하는 데 기술혁신이 도움을 주었다. 1977년 루터William Rutter와 캘리포니아 대학 팀은 데옥시리보핵산 DNA(이하 DNA) 재조합 기술을 사용한 제2세대 B형간염 백신을 개발하기 위해 연구를 시작했다. 이들이 새롭게 만든 백신은 화학 합성 물질이며, 혈액 물질은 전혀 포함하지 않았다. 이 백신은 연구자들이 간염 바이러스 내 단백질의 유전적 배열을 복사해 효모 세포에 넣어 배양한 후 이를 정제해 백신으로 재조합한 것이었다. 루터와 동료들이 설립한 카이론 사 Chiron는 머크와 손잡고 재조합 기술을 이용한 B형간염 백신(이하 재조합 B 형간염 백신)을 상품화하기 위해 연구를 시작했다. 스미스클라인 비첨 사 SmithKline Beecham 역시 재조합 B형간염 백신 상품을 개발했다. 1986년 미국 식품의약국FDA은 머크의 재조합 백신(리콤비박스 HB Recombivax HB)을 승인했고, 3년 후 스미스클라인 비첨의 제품(엔제릭스-B Engerix-B)도 승인했다. 제품을 개발하기 위해, 머크와 스미스클라인 비첨은 파스퇴르연구소, 바이오젠 사Biogen, 캘리포니아 대학이 각각 보유하고 있는 주요 특허권 세 개의 사용 허가를 받았다.[17] 또한 [B형간염 백신의] 분리·정제 등의 생산과정을 위해서도 90개가 넘는 서로 다른 특허권의 사용 허가가 필요했다.[18]

재조합 백신은 중요한 발전을 의미했다. 그것은 면역 반응을 유발하면서도 접종자에게 B형간염 바이러스를 감염시키지 않았다. 또한 생산 주기가 매우 단축되었으며(65주에서 12주로), 일괄적으로 처리되는 과정

표 4-2 유엔 사전 심사 통과 B형간염 백신 (2008년 3월 기준)

생산자	단가 혹은 다원자가의 B형간염 백신 제품
베르나바이오텍 코리아 (Berna Biotech Korea Corp; 옛 녹십자백신㈜; 한국)	• Hepatitis B* (재조합) • DPT-HepB-Hib***
바이오 파마 (인도네시아)	• Hepatitis B* (일회성 주사기에 들어 있음) • DPT-HepB**
생명공학 연구센터 (Center for Genetic Engineering and Biotechnology; 쿠바)	• Hepatitis B* (재조합)
글락소스미스클라인 (벨기에)	• Hepatitis B* (재조합) • DPT-HepB** (두 가지 제품) • DPT-HepB (Hib***와 혼합) • DPT-HepB + Hib
LG화학 (한국)	• Hepatitis B* (재조합)
머크 (미국)	• Hepatitis B* (재조합)
파나시아 바이오테크 (인도)	• Hepatitis B* (Enivac B) • DPT(바이오 파마)-HepB(PHB)**
세럼 인스티튜트 (Serum Institute; 인도)	• Hepatitis B* (재조합) • DPT-HepB**
샨타 바이오테크닉스 (Shantha Biotechnics Private Ltd.; 인도)	• Hepatitis B* (재조합) • DPT-HepB**

주 : * 단가 백신; ** DPT(디프테리아·백일해·파상풍) 백신과 B형간염 백신이 포함된 4가 혼합백신; *** DPT 백신과
　　B형간염 백신에 b형 헤모필루스 인플루엔자(Hib) 백신이 포함된 5가 혼합백신.
자료 : World Health Organization, *United Nations Prequalified Vaccines: WHO List of Vaccines for Purchase by UN
　　Agencies as of March 2008* (Geneva: WHO, 2008). http://www.who.int/immunization_standards/vaccine_
　　quality/pq_suppliers/en. 저자 동의하에 사용.

간의 지속성 및 원료의 지속적인 공급이 보장된다는 점은 또 다른 장점
이었다. 반면에 이 재조합 기술이 특허로 보호받게 되면서 백신 생산자
수가 한정되어야 했다(는 점은 단점이었다). 초기에 제품 가격도 1회분당 40
달러 정도로 높았는데, 이는 혈장 백신보다 비쌌다.[19] 그러나 이처럼 가
격이 높았음에도 재조합 백신은 곧 혈장 백신을 북아메리카와 서유럽 시
장에서 밀어 냈다(실례로 머크의 헵타박스는 1990년 이후로는 생산되지 않았다).
그러나 혈장 백신은 다른 곳에서는 지속적으로 생산되어 사용되었다.

　오늘날 재조합 백신은 벨기에·중국·쿠바·프랑스·인도·이스라엘·일
본·한국·스위스·미국·베트남에서 생산된다(세계보건기구가 사전 적격 심사

한 재조합 상품의 목록은 〈표 4-2〉 참조). B형간염 백신은 (B형간염만 예방되는) 단가 형태뿐만 아니라, b형 헤모필루스 인플루엔자Hib 백신, 디피티DPT 백신,● 비활성화 소아마비IPV 백신, A형간염 백신 등과 혼합한 다가 배합 형태multivalent formulations로 만들어질 수도 있다. 다가 백신은 [제품의] 전달이 간단하고, 서로 다른 두 개의 백신을 합쳐 각각의 용기, 포장, 바늘, 주사기, 저온 유통 저장 부피에 대한 비용을 줄여 전체 가격을 낮출 수 있다는 점에서 유용하다.[20] 이어지는 내용에서는 B형간염 백신 시장에 새로운 생산자가 진입할 수 있게 한 요소들에 대해 알아보려고 한다.

B형간염 백신 제품 개발 단계는, B형간염 바이러스에 노출되기 전이나 노출된 직후에 접종해 감염 예방 효과를 낳는 혈장 백신과 재조합 백신이 출현하면서 마무리되었다. 이 같은 기술혁신이 전 세계에 기여한 바는 매우 컸으며, 이런 발전 덕분에 개발도상국에는 B형간염 백신을 효과적으로 채택할 기반이 만들어졌다.

개발도상국의 B형간염 백신 도입(2단계)

1980년대 초 혈장 백신이 승인되었으나, 그렇더라도 [혈장 백신은] 개발도상국에는 제한적으로 공급될 수밖에 없었다. 첫째 요인은 백신 가격이 정부가 감당할 수 없을 정도로 높다는 점이었다. 머크의 혈장 백신이 처음 미국 시장에 나왔을 때 그 가격은 1회분당 30달러 이상이었으

● 디프테리아·백일해·파상풍을 예방하는 삼종혼합백신.

며, [면역을 획득하는 데 필요한 총 기본 접종 횟수인] 3회분 접종에 드는 가격은 거의 1백 달러였다. 당시 세계보건기구의 필수 예방접종EPI에서는 전통적인 소아마비, 디피티, 홍역, [결핵 예방 백신인] BCGBacillus Calmette-Guérin 백신을 합쳐 아이 1인당 1달러 미만으로 조달했다.[21] 따라서 가격이 비쌌던 초기 B형간염 백신은 필수 예방접종에 통합될 수 없었다.

둘째 요인은 인간의 혈액에서 추출한 백신의 안전성에 대해 정책 결정자들과 최종 사용자들이 우려했다는 점이다. 일부 국가의 전문가들은 B형간염 백신 대량 접종 프로그램을 실행하는 데 안전성이 보장되는지 의심했다.[22] 의료 제공자와 부모 들은 [B형간염 환자의 혈액에서 추출한] B형간염 백신이 혹시 간 경화를 유발할 수 있는지에 대해서도 의문스러워하며 우려를 표했다. 비록 세계보건기구를 비롯한 여러 기관에서 조사 결과를 발표해 안전성 문제에 대한 우려는 사실무근임을 밝혔지만, 여전히 일부 국가의 의사 결정자들은 혈장 백신이 건강에 나쁜 영향을 미칠 수 있다는 인식을 바꾸지 않았고, 이는 국가적인 채택 과정에 부정적인 영향을 미쳤다.

셋째 요인은 B형간염에 따른 피해 정도에 대한 몰이해였다. 이는 여러 국가에서 B형간염 백신 접종 프로그램이 국가적으로 채택되지 못하게 했다. 무라스킨은 많은 아시아 국가들에서 B형간염 문제[의 심각성]를 인지하고 있던 반면, 아프리카 국가들은 이에 대해 올바르게 이해하거나 충분히 고민하지 못했다고 지적한 바 있다. "대부분의 아프리카인들은 이미 수많은 건강 문제들로 고통을 받고 있어서 B형간염을 시급하게 여기지 않았다."[23]

넷째 요인은 가용성이 제한되고 백신을 전달하는 데 따른 어려움이었다. 아이들이 B형간염 방어 항체를 만들려면 B형간염 백신을 세 차례 접종해야 한다. 세계보건기구는 백신을 여러 국가들에서 일반적으로 시행되고 있는 소아기 예방접종 일정에 통합하기 위해 세 가지 선택지를 개발했다. 이 가운데 두 가지 선택지에서는 아이가 태어나고 나서 되도록 빨리(24시간 이내) 1회분을 접종해야 한다. 출산 전후에 감염되는 만성 감염 비율이 높은 국가에서는 특히 1회분[접종]이 중요하다. 그러나 대개 집에서 출산하는 시골 지역에서 1회분 접종을 시행하는 데는 [백신을] 전달하고 이를 관리하기에 어려움이 많았다.[24] 게다가 일부 국가에서는 예방접종 사업의 기반이 약했으며, 기존의 필수 예방접종 백신을 전달해야 하는 압박에 시달리고 있었다. 기존 프로그램에 또 다른 백신을 추가하는 경우, 이미 과중한 보건 의료 체계를 압박할 뿐만 아니라 새로운 지식·훈련·관리법을 필요로 하는 것이었다.[25]

이와 같이 새로운 혈장 백신을 국가적·국제적으로 채택하는 데 장애가 된 요인들은 가격 적정성, 채택, 가용성 문제였다. 개발도상국의 B형 간염 분야에서 활동하던 세 사람, 즉 프린스, 마호니Richard Mahoney(보건의료적정기술 프로그램PATH 이사), 메이너드James Maynard(미국 질병관리본부U.S. Centers for Disease Control and Prevention 간염 분과 국장)는 1986년 4월 국제특별대책본부를 새롭게 결성해 보건 의료 접근성을 저해하는 문제들을 해결하고자 했다. 국제특별대책본부는 록펠러재단Rockefeller Foundation에서 5만 달러, 맥도넬재단James S. McDonnell Foundation에서 3년간 약 250만 달러의 초기 자금을 지원받아 주된 목표 두 가지를 달성하고자 했다. 첫째, 신생아 대규모 예방접종 사업에 B형간염 백신을 통합하기 위한 현실적인 방법을 검증하고,[26] 둘째, 개발도상국에서 신생아를 대상으로 대규모 예방접종을 시행하기 위해 충분한 양의 B형간염 백신 제품을 낮은 가격에 확보한다는 것이었다. 국제특별대책본부는 인도네시아·타이·중국·케냐·카메룬 지방에서 시행한 일련의 예비 사업을 통해 이 목표를 이루고자 했다. 처음 두 개의 예비 사업은 인도네시아와 타이에서 시행되었는데, 이

표 4-3 B형간염 백신을 소아기 예방접종 계획에 통합하는 방안

연령	방문	다른 항원				B형간염 백신 옵션		
						출생 직후 접종 없음	출생 직후 접종	
						I	II	III
출생 직후	0	BCG[a] [OPV0]1[b]	-	-	-	-	HepB-birth[2]	HepB-birth[2]
생후 6주	1	-	OPV1[b]	DPT1[c]	-	HepB1[3]	HepB2[2]	DPTc-HepB1[4]
생후 10주	2	-	OPV2[b]	DPT2[c]	-	HepB2[3]	-	DPTc-HepB2[4]
생후 14주	3	-	OPV3[b]	DPT3[c]	-	HepB3[3]	HepB3[2]	DPTc-HepB3[4]
생후 9~12개월	4	-	-	-	홍역	-	-	-

주 : 1 소아마비가 많이 걸리는 지역에만 접종; 2 단가 백신; 3 단가 또는 혼합 백신; 4 혼합 백신; a BCG (결핵 예방); b
경구용 소아마비 백신 (소아마비 예방); c 디프테리아·백일해·파상풍 변성 독소의 혼합 백신
(디프테리아·백일해·파상풍 감염 예방)

자료 : World Health Organization, *Introduction of Hepatitis B Vaccine into Childhood Immunization Services: Mana-
gement Guidelines, Including Information for Health Workers and Parents* (Geneva: WHO, 2001).
http://www.who.int/vaccines-documents/ DocsPDF01/www613.pdf. 저자 동의하에 사용.

때 국제특별대책본부와 PATH(보건의료적정기술 프로그램)을 관리하는 마
호니가 국내 시행 담당자 역할을 맡았다.

초기에 국제특별대책본부는 혈장 백신의 가격을 낮추려고 노력했
다.[27] 프린스는 그가 개발한 백신 원형을 개량하기 위해 이미 한국 회사
인 제일제당과 협력하고 있었다. 국제특별대책본부는 제일제당과 협의
해 최소 5백만 회 분량을 1회분당 1달러 가격에 맞추고자 했다.[28] 결국
국제특별대책본부는 제일제당과 이 계약을 성사시켜 제품의 가격을 내
리는 데 큰 기여를 했다. 그러나 인도네시아에서 시행된 첫 예비 사업에
서는 5백만 회 분량보다 적은 양이 필요했던 탓에, [계약된] 그 가격으로
제공할 수는 없었다. 따라서 인도네시아 정부는 국제특별대책본부의 권
유를 따라 국제적으로 비공개 경매와 입찰을 통해 가격 경쟁을 유도했
다. 많은 회사들이 이 입찰에 참가했는데, 또 다른 한국 회사인 녹십자

가 1회분당 0.95달러로 최저가 혈장 백신 제품을 제시했다.

국제특별대책본부는 PATH 및 인도네시아 정부의 지원 아래 이 가격으로 인도네시아에서 처음 실시되는 시범 사업에 착수할 수 있었다. 그러나 초기에는 공무원들이 여러 이유를 들어 프로젝트 진행을 반대했다.

기본적인 필수 예방접종에서 필요한 백신조차 아이들에게 제공되지 못하고 있다. 일반 대중에게 이런 건강 문제를 교육할 예산도 충분하지 않다. 예방접종 주사기도 부족해 재사용되거나 불법적으로 암시장으로 나가기도 한다. 백신을 위한 저온 유통 체계cold chain system도 불충분하며, 제한된 자원은 [우선] 소아마비와 홍역을 치료하는 데 쓰여야 한다. 설사성 질병, 파상풍, 상기도 감염 탓에 신생아 사망률이 높은 문제가 더욱더 심각하다. 말라리아도 확산되고 있다.[29]

이 같은 반대가 빗발쳤으나, 친한 친구를 간암으로 잃었던 수하르토 Suharto 인도네시아 대통령이 B형간염 예방접종 사업을 지지하고서야 비로소 공무원들은 국제특별대책본부와 PATH 시범 사업의 시행을 받아들였다. 이 프로젝트에서는 생후 첫 접종의 전달 방법을 미세 조정하는 것이 관건이었는데, 이는 B형간염 백신이 미리 채워진 주사기(저온 유통 체계 밖 실온에서도 한 달 정도는 안정적이다)를 통해 실험적으로 이루어졌다.[30] 시범 사업의 결과는 성공적이었고 인도네시아 정부는 1991년부터 B형간염 예방접종을 보편적으로 시행하기로 결정했다. 한편 국제특별대책본부는 다른 곳에서도 시범 사업을 계속했으며, 일부 국가에서는 국제적인 입찰을 할 수 있도록 도와주었다. 혈장 백신의 가격은 지속적으로 떨어졌으며, 1991년 필리핀에서는 1회분당 0.65달러까지 낮춘 가격으로 백신이 제공되었다.[31]

B형간염 백신에 대한 국제적 공식 정책은 1990년대 초부터 개발되

었다. 1991년 세계보건기구와 국제특별대책본부는 카메룬에서 B형간염을 안건으로 국제회의를 개최했다. 이 회의에서 B형간염이 긴급한 전 세계적 건강 문제 중 하나이고, [B형간염] 예방접종이 국가 예방접종 프로그램에 해가 되지 않는 선에서 필수 예방접종에 통합될 수 있으며, 이 백신을 구입하고 전달하기 위해 전 세계적인 기금이 확립되어야 한다는 결론을 내렸다.[32] 그 후 국제자문단Global Advisory Group은 이 같은 입장을 지지하며, B형간염 보유자 유병률이 8퍼센트 이상인 국가들은 1995년까지 B형간염 백신을 국가 예방접종 프로그램에 통합하고, 1997년까지 모든 국가에서 이를 실행하게 하는 예정표를 세웠다. 1992년 세계보건총회에서 이 권고안을 지지했고, 2년 후에는 2001년까지 소아 B형간염 바이러스 보유자 발생률을 80퍼센트 줄이는 것으로 조정했다.[33] 국제자문단은 새로 만들어진 아동백신추진기구CVI에서 B형간염 백신을 비롯한 여러 백신을 [확산하기] 위한 국제적인 백신 기금을 설립하라고 권고했다.[34]

국제특별대책본부는 국가적·국제적 수준에서 B형간염 백신을 채택하도록 추진해 접근성을 향상하는 데 [필요한] 몇 가지 중요한 임무를 달성했다. 첫째, 국제특별대책본부는 인도네시아에서 입찰 계약을 실시해 혈장 백신의 가격을 1회분당 1달러까지 내렸다. 둘째, 세계보건기구와 함께한 카메룬 회의에서 필수 예방접종에 B형간염 백신을 통합하자는 합의를 이끌어 내는 데 기여했다. 더욱이 국제특별대책본부와 PATH는 시범 사업을 통해 개발도상국에서 (특히 태어난 직후 첫 접종의 경우) 백신을 전달하는 실용적인 방법을 보여 주었다. 또한 시범 사업을 통해 시행 국가에서뿐만 아니라 국제적으로도 안전성에 대한 부정적인 인식을 상쇄하는 데 기여했다.

이처럼 중요한 성과를 낳으면서 전 세계적으로 B형간염 백신에 대한 관심이 커졌음에도 1997년경에는 세계보건기구의 목표가 달성되지 못할 것이 확실해 보였다. 1991년 필수 예방접종에 [B형간염 백신을 포함하라는] 권고를 했을 때는 20여 개국(대부분 북아메리카·유럽·아시아 국가)만이 일반적으로 그 백신을 사용하고 있었다.[35] 1995년에는 유병률이 8퍼센트 이상인 90개 국가 가운데 35개 국가만이 B형간염 예방접종 프로그램을 시행했다.[36]

1990년대 후반 B형간염 백신 지지자들의 주된 극복 과제는 개발도상국 정부가 [B형간염 예방접종 프로그램을 수행할 재정적인] 감당 능력이 부족하다는 것이었다. 국제특별대책본부는 케냐 사례를 설명했다. 이들은 필수 예방접종에 B형간염 백신을 통합하고 싶었으나 1회분당 1달러라는 [높은] 가격을 감당할 수 없었다.[37] 제품의 가격이 현저히 낮아졌음에도 많은 개발도상국 정부에는 여전히 부담이 되었던 것이다. 백신 지지자들은 가격을 더 낮추기 위해 다른 방법을 찾을 필요가 있었다.

B형간염 백신의 확대(3단계)

2000년대 초반 개발도상국에서 B형간염 예방접종의 접근성이 현저히 높아졌다. 1990년대 중반 시장에 진입하려는 새로운 제조 업체들이 뛰어들면서 경쟁이 치열해졌고 백신 가격은 낮아졌다. 특히 1999년 만들어진 GAVI(세계백신면역연합)는 신생 조직임에도 B형간염 백신과 같이 충분히 이용되지 않는 백신에 관해 우선적인 관심을 가져야 한다고 촉구함으로써 접근성 향상에 기여했다.

이 두 가지 발전이 국제적인 백신 시장에 큰 변화를 일으켰다. 1970

년대 이후 전 세계적으로 백신 생산은 공공 부문에서 민간 부문으로 이동했다. 그 결과 백신 생산의 목적은 공중보건의 관점에서 얼마나 필요한지보다는 점점 더 시장의 관점에 따른 이해관계에 초점을 두게 되었다. 1990년대 이런 경향이 더욱 급속히 확산되면서 제약 회사의 합병이 이어졌고, 그 결과 백신 생산의 유연성이 줄어들었다. 1990년대 후반, 선진국들이 (재조합 백신 같은) 새로운 기술을 기반으로 하는 값비싼 백신들을 소개하면서 기존 백신의 생산량이 줄어들었고, 그 결과 개발도상국들에는 백신 부족 현상이 나타났다. 이전에는 부유한 국가와 빈곤 국가 모두 같은 백신을 사용했으나, 최근에는 개발도상국에서 주로 사용해 오던 저렴한 백신의 생산을 백신 제조 업체들이 단계적으로 줄였다. 1998년에서 2001년도 사이에 14개 중 10개 제조 업체에서 초기에 개발했던 혈장 백신의 생산을 부분적으로 혹은 완전히 중단했다. 2002년까지 (유니세프의 국제 조달 사업을 담당하는) 유니세프 조달 부서UNICEF Supply Division는 단지 두 군데의 제조 업체로부터 (구강 섭취하는 홍역 백신 이외의) 초기 혈장 백신의 65퍼센트를 사들였다.[38]

세계적인 백신 시장이 구조적인 변화를 겪으면서 가용성과 감당 능력에도 중대한 결과가 초래되었다. [생산량이 줄어들어] 가격이 상승한 초기 혈장 백신을 이용하기는 더욱 힘들어졌다. 유니세프는 다음과 같은 내용이 포함된 '백신 보장 전략'을 개발해 이 같은 상황에 대응했다. ① 구매 계약을 함으로써 생산자들에게 충분한 판매를 보장한다. ② 백신 요구량을 맞추는 데 소요되는 기금을 구한다. ③ 필요시 생산량을 늘릴 수 있는 충분한 시간을 생산자에게 보장하기 위해 장기적인 계획을 협의한다.[39] 백신 구매자였던 유니세프는 이처럼 새로운 전략을 수립하면서, [백신] 생산자와 전략적 협력체 역할을 수행하는 것으로 변모했다. 전 세계적인 백신 생산의 변화는 B형간염 예방접종의 접근성에도 중요한 영향을 미쳤다.

새로운 제조 업체의 시장 진입

머크는 B형간염 백신의 국제시장에서 중요한 역할을 했다. 이 회사는 1981년에 첫 번째 B형간염 혈장 백신을 출시했다. 5년 후 머크는 최초의 재조합 B형간염 백신을 소개했다. 그러나 곧 다수 회사들이 이 분야에 발을 들여놓게 되었다.

1980년대 후반, 일련의 국가들(중국·일본·한국 등)에서 새로운 제조 업체들이 독자적으로 개발한 B형간염 백신 제품을 출시했다. 같은 시기에 국제특별대책본부는 한국의 두 제조 업체(앞서 언급한 제일제당과 녹십자)와 혈장 백신의 가격을 더 낮추기 위해 협상하고 있었다. 그리고 나서 10년 안에 B형간염 백신 시장에 새로이 진입한 것은 인도 제조 업체들이었다. 이런 개발도상국의 회사들은 혈장 백신보다는 재조합 백신을 생산하고 있었다. 같은 시기에 기존 백신 생산자들도 초기 백신을 생산하는 데서 새로운 기술을 활용해 값비싼 백신을 생산하는 방향으로 선회했다.

신규 제조 업체들이 진입하면서 가격 경쟁이 더욱 심화되었다. 1999년에는 재조합 백신의 가격이 1회분당 0.54달러까지 낮아졌다.[40] 경쟁이 새로운 단계에서 이루어지자, 회사들은 신규 시장을 확보하려 애썼다. 일부는 유니세프 조달 부서를 통해 개발도상국에 백신을 판매하기 위해 세계보건기구 사전 적격 심사[*]에 지원하기도 했다.

재조합 신기술이 도입되면서 이윤이 상승한 것이 B형간염 시장에 새로운 제조 업체들이 진입한 중요한 동기였다. 또한 [기존 업체의] 특허권이 만료된 것도 새로운 회사들의 진입을 촉진했다. 예를 들어 바이오 젠의 B형간염 백신 재조합 기술 특허는, 1990년대 중반 상당수 국가에서 만료되었다.[41] 그 밖에 신규 제조 업체가 진입하게 된 부가적인 배경을 설명하는 분석도 있다. 마호니는 한국 회사들을 살피며 이 같은 요소들에 대한 유용한 분석을 내놓았다.[42] 한국 제조 업체들은 혈장 백신을 공급하기 위해 대책 본부와 협력하면서 국제적인 백신 시장이 존재한다는 사실을 알게 되었다. 이에 세 개 백신 제조 업체(제일제당·녹십자·LG화학LG Chemical)가 재조합 백신을 개발했다. 녹십자는 독일의 라인생명공학Rhein Biotech이 특허를 가지고 있던 기술을 배워 백신을 개발하는 데 성공했다. 라인생명공학은 녹십자의 지분을 [기술이전의] 대가로 얻었다. LG화학은 카이론과 합작해 백신 제조 기술을 전수받았다. [백신 제조] 기술을 단독 개발하려던 제일제당은 결국 성공하지 못했다.

마호니는 한국 제조 업체들의 국제시장 진입과 이후 세계보건기구의 사전 적격 심사를 이끌었던 촉진 요인들을 열거했다.[43] 최근 한국 식품의약품안전청[현 식품의약품안전처]이 운영 범위를 넓혔는데, 이는 세계보건기구에서 한국 제조 업체들을 사전 적격 심사하기 위한 요건으로서 식품의약품안전청을 확대 운영해 달라고 요구했고 한국 정부가 이를 승인했기 때문이다.[44] 한국 제조 업체들은 [자국의] 국가 공공 기관과 민간 부문의 지원을 받아 임상 시험 센터를 설치해 운영함으로써 [제품을 구매하려는] 개발도상국들의 규제 기관에 양질의 자료를 제공할 수 있었다. 이는 개발도상국의 규제 기관들이 원생산국에서 허가받은 백신이라고

● 세계보건기구가 저개발국가에 의약품을 공급하기 위해 품질 및 안정성과 유효성을 심사해 인증하는 과정이다. 사전 적격 심사에서 승인된 품목만 국제 입찰에 참여할 자격을 부여받는다.

해서 단순히 등록시키기보다는 제조 업체들로 하여금 양질의 정보을 제출하라고 요구하는 빈도가 높아진 시점에서 [한국 제조 업체의 시장 진입과 관련해] 주목할 만한 대목이다.

1990년대 인도 회사들이 B형간염 백신 시장에 진입하면서 가격 경쟁이 한 번 더 촉발되었다. 새로운 제조 업체들이 인도의 국내시장으로 들어왔는데, 이는 인도의 국가 예방접종 프로그램이 시행되면 대량 구매로 이어질 가능성이 있어 수요 증가와 높은 이윤을 예상할 수 있기 때문이었다.[45] 이 회사 중 일부는 세계적 규모로 성장해 세계보건기구의 사전 적격 심사를 대상으로 성장하기도 했다.

결론적으로 1980년대 후반부터 10여 년간 여러 개발도상국의 신규 제조 업체가 시장 원리 아래 동력을 얻고, 국제특별대책본부 및 세계보건기구의 지원을 받아 B형간염 백신 시장에 진입하고 서로 경쟁하면서 [백신] 가격은 급감했다. 유니세프 조달 부서에서 설정한 재조합 단가 B형간염 백신 가격은 2006년까지 1회분당 0.25달러까지 내려갔다. 한편 새롭게 조직된 GAVI가 국제 백신 시장을 지원하는 활동을 시작했다.

세계백신면역연합

B형간염 백신을 더 신속히 보급하는 방향으로 국제 구조가 개편되자 국제적·국가적으로 백신 채택이 증대했다. 앞서 언급했듯이, 1991년 국제자문단은 개발도상국에 B형간염 백신을 비롯한 백신들을 소아기에 조달하려면 전 세계적 백신 기금을 설립할 필요가 있다고 주장했다. 국제자문단은 아동백신추진기구가 이를 담당할 것을 제안했다. 아동백신추진기구는 유니세프·세계보건기구·유엔개발계획·세계은행·록펠러재

단 등 다섯 개 기구에서 1990년 설립한 세계보건기구 산하 조직으로서, 새롭고 발전된 백신을 개발하고자 했다. 이 기구를 세우며 내건 주된 목적 가운데 하나는, 공공 부문과 민간 부문의 교류와 협력을 촉진해 백신을 발전시킨다는 것이었다.[46] [그러나] 1990년대 후반 무렵, 새로운 백신을 개발하기 위한 노력이 실패했다는 것은 분명해졌다. 그러자 아동백신추진기구는 B형간염, 황열, b형 헤모필루스 인플루엔자 백신 등 이미 나와 있었으나 충분히 활용되지 못하고 있는 백신들을 개발도상국들에 채택하는 방향으로 초점을 전환했다.

민간 산업 측은 아동백신추진기구의 새로운 방향을 지지했는데, 이는 예방접종의 접근성 문제가 다루어지기도 전에 공공 부문과 민간 부문이 협력해 새로운 백신을 개발한다는 것은 시기상조라고 보았기 때문이다.[47] 개발도상국가에서는 B형간염 백신 외에 이미 존재하는 백신들조차 그 사용이 제한적인 실정에서, 민간 산업계에서 가난한 이들의 질병에 사용할 새로운 백신을 개발하는 데 소홀하다는 공공 부문의 의견은 설득력이 없었다.[48] 그러나 아동백신추진기구에는 이런 활동을 목적으로 민간 부문까지 끌어들여 완전한 협력체를 결성할 만한 재정적·정치적 역량이 부족했다. 공공 부문과 민간 부문의 전문가들은 세계보건기구 같은 기구가 예방접종의 접근성을 확대하는 일을 단독으로 수행하기는 어려운 만큼 국제적인 단체들이 제휴하고 협력할 필요가 있다고 주장했다. 1999년 세계보건기구, 유니세프, 세계은행, 게이츠재단의 아동백신계획Children's Vaccine Program, 록펠러재단, 국제제약협회연맹IFPMA, 일부 국가의 정부가 모여 GAVI를 창립했다.[49] 이 새로운 추진 기구[GAVI]에서 민간 부문도 유엔 기구와 동등한 자격을 얻었다는 점이 두드러졌다. 민간 사업자는 이사회 회원 열여섯 자리 가운데 두 자리를 배정받았으며, 선진국과 개발도상국의 각 대표 사업자가 이를 맡았다.

GAVI는 자신의 정체성을 하나의 기구라기보다는 "1980년대에 시작되었던 전 세계의 소아 예방접종 의제를 재활성화하고 확대 및 갱신하는 것을 목표로 하는 운동"으로 보고 있다.[50] 노르웨이 출신 면역학 연구자이자 국제 보건계 지도자로서 이 새로운 기구의 사무총장이 된 고달Tore Godal은 (이사회와 더불어) GAVI의 관리 책임자가 되었다. 이 기구를 설립한 단체들은 예방접종률이 더는 높아지지 않거나 오히려 떨어질까 봐 염려했다.[51] 그들이 GAVI를 설립한 것은 아이들이 공중 보건 문제 중 백신으로 예방할 수 있는 질병들로부터 보호받을 권리를 보장하기 위해서였다. GAVI와 [GAVI에서 운영하는] GAVI 기금GAVI Fund(이전에는 백신 기금Vaccine Fund으로 불림)은 게이츠재단으로부터 5년 동안 7억5천만 달러를 지원받아 출발했다. 이 시기에 게이츠재단의 기금이 GAVI의 자금 가운데 절반을 차지했으며, 나머지는 미국·노르웨이·네덜란드·영국으로부터 충당했다. 2005년 초 게이츠재단은 두 번째로 지원을 약속해, 향후 10년 동안 7억5천만 달러를 지원하기로 했다. 이 시기의 목표는 GAVI의 전체 자금 중에서 게이츠재단의 기금이 차지하는 비율을 20퍼센트 이하로 줄이는 것이다.[52]

GAVI는 두 가지 원칙에 기초해 사업 모델을 운용한다. 첫째, GAVI 기금은 개발도상국가에서 충분히 이용되지 않는 새로운 백신을 조달하는 데 재정을 지원한다. GAVI는 b형 헤모필루스 인플루엔자, 폐렴쌍구균, 로타바이러스, 황열, 홍역뿐만 아니라 B형간염 백신에도 우선순위를 부여했다. GAVI 기금은 이 백신들을 조달하는 것은 물론, 안전하지 않은 주사를 예방하기 위한 '1회용'auto-disable 주사기뿐만 아니라 낭비를 절감하기 위한 혼합 백신과 백신 온도 확인 표식VVMs(7장 참조)을 사용할 것을 강조했다.

둘째, GAVI는 예방접종율이 낮은 국가의 정부를 대상으로 예방접종을 위한 사회 기반 시설과 수용력을 끌어올리기 위해 성과[에 따른] 장려금을 제공한다. [그러나] 오래지 않아 GAVI는 '예방접종 체계'를 강화하는 데 초점을 맞추었던 자신들의 접근 방식의 한계를 깨닫게 되었다. 때로는 전반적인 의료 전달 체계가 제대로 작동하지 않아 정부는 더 많은 아이들에게 예방접종을 시행할 기회를 제공하지 못했다.[53] 이와 같은 시기에 상당수의 국제 보건 전문가들은 GAVI 같은 추진 기구가 예방접종을 비롯한 단일 보건 문제에만 집중할 것이 아니라 더욱더 넓고 근본적인 부문의 문제들에 초점을 맞추어야 한다고 주장했다. 이에 GAVI는 좀 더 광범위한 의료 체계의 발전을 지원하는 사업 모델을 채택했다(예를 들어 관리 시찰의 빈도를 높이는 것).[54]

또한 GAVI는 세계에서 가장 빈곤한 국가들을 지원한다는 목표를 잡고 있다. 2008년 3월에는 1인당 국민총소득이 1천 달러 미만인 72개 국가가 이에 해당되었다. GAVI는 다섯 개 유형의 지원을 제공했다. 첫 번째 유형은 예방접종 서비스였다. '투자 단계'(국가 장기 계획의 첫 2년) 동안에 이 국가들은 예방접종 대상인 아이 1인당 20달러의 연간 보조금을 신청할 수 있다. '보상 단계'(장기 계획의 3년째부터 마지막까지) 동안에는 DPT 또는 DPT3로 예방접종을 한 전체 인원이 전년도와 비교해 [예방접종] 대상자가 늘어났다면, [증가한 인원] 1인당 20달러를 추가로 지원받게 된다. 두 번째 유형의 지원은 충분히 활용되지 못한 새 백신을 GAVI에서 제공하는 것이다. 만약 한 국가에서 DPT3의 전체 영유아 보급률이 50퍼센트가 된다면 두 번째 유형의 지원에 신청할 수 있다. 충분히 활용되지 못하고 있는 새 백신들로는 B형간염, b형 헤모필루스 인플루엔자, 폐렴쌍구균, 로타바이러스에 대한 백신 등이 있다. 또 72개국 모두 DPT3의 보급률과 관계없이 황열 백신을 지원받을 수 있었다. 세계보건기구의 기준에 부합하는 국가들은 홍역 백신 접종(2차)도 지원받을 수 있었다. 이 두 유형의 지원 외에도 GAVI는 주사기의 안전한 사용, 의료 체계 강화, 시민사회단체의 활동 등 세 유형의 지원을 실시했으며, 72개국 모두 이 지원을 신청할 수 있었다.

일부 전문가들은 GAVI가 B형간염 백신처럼 충분히 활용되지 않는 새 백신에 초점을 맞추는 것이 과연 최선의 전략인지에 대해 의문스러워 한다. 이들은 GAVI가 무엇보다 먼저 기존 필수 예방접종의 기본적인 백신 보급을 늘려야 한다고 주장하고 있다.[55] 또한 GAVI가 민간 부문과 협력해 재조합 B형간염 백신처럼 더 비싼 백신을 만들어 다국적 백신 생산자들에게 이득이 되는 신규 시장을 만들고 있으며, GAVI가 이 회사들과 가격을 협상할 때 충분히 강하게 나서지 못한다고 비판했다.[56] GAVI의 초대 사무총장 고달은 이 같은 비난을 터무니없다고 일축하며 다음과 같이 반박했다. "공공 부문의 노력으로 개발도상국가의 백신 시장 환경이 제조 업체들에게 더 매력적으로 보이게 할 수 있다면, 빈곤 국가에 사는 아이들은 좀 더 효과적이고 개선된 백신을 이용할 수 있을 것이다."[57]

또한 일부 전문가들은 GAVI가 개발도상국의 자체 백신 생산을 어렵게 한다고 비판했다. 브라질·인도·인도네시아 등 제네릭 산업을 하는 국가들에서 백신 특허 기술이전을 지원해 달라고 요청해도 GAVI가 이를 무시하고 있다는 것이다.[58] 그러나 2000년도 1차 GAVI 협력 회의에서는, 선진국 산업계가 관여하기 위해서는 지적재산권이 존중되어야 한다는 조건에 합의한 바 있다. GAVI는 세계보건기구가 사전 적격 심사한 백신을 개발도상국으로 원활하게 조달하도록 지원하고, GAVI 이사회의 자리 하나를 개발도상국에 배당함으로써 개발도상국의 백신 산업을 지원하고 있다. 이런 문제의 중심에는 국제 보건 협력 관계에서 민간 부문이 어떤 역할을 해야 하며, 공공 부분과 민간 부문의 보건 협력 관계에서 책임성·지속성·투명성을 보장할 수 있는지 등에 대한 현실적인 우려가 존재한다.

이런 논쟁이 계속되는 동안에도, GAVI는 백신을 채택하고 예방접종을 지원하는 데 필요한 사회 기반 시설에 재정을 지원하면서 개발도상국가의 B형간염 예방접종 접근성에 중요한 영향을 끼쳤다. GAVI의 활동이 크게 영향력을 미친 부분은 B형간염 백신의 채택과 가용성이었다. 2004년 4월 기준으로, 적절한 전달 체계가 갖추어진 국가 중 85퍼센트(149개국)가 B형간염 백신을 보편적인 체계로 채택했다. 게다가 GAVI 기금의 지원을 받는 해당 국가 중에서 적절한 전달 체계가 갖추어진 국가의 82퍼센트(61개국)가 이 백신을 보편적으로 채택했다. 〈그림 4-1〉에서 볼 수 있듯이 1990년 이후로 B형간염 백신의 3회분 보급률이 꾸준히 올라가고 있으며, 이는 점점 많은 국가에서 보편적인 예방접종 체계로 채택하는 동시에 [백신] 보급도 늘었음을 반영한다. 그러나 아직도 보급 수준이 낮은 국가가 많으며, 이 문제에 초점을 맞추는 것이 B형간염 백신 지지자들이 직면한 주요 과제이다.

B형간염 백신의 가격은 기존의 필수 예방접종 백신에 비해 여전히 높기 때문에, 개발도상국가에서 백신에 대한 지속적인 접근은 GAVI 모형이 얼마나 지속되는지에 달려 있다. [GAVI 모형의] 시행 첫 단계(2000~05년)에서, GAVI는 B형간염 백신처럼 새로운 혹은 사용이 적은 백신을 5년 동안 무료로 제공하면 해당국에 도움이 되리라고 판단했다. 이 같은 접근법에는, 5년 안에 백신 가격이 떨어질 것이고 그때쯤이면 개발도상국 정부와 공여자가 조달 과정을 재정적으로 지원할 수 있으리라는 예상이 바탕에 있었다.[59] 그러나 가격은 예측한 만큼 하락하지 않았고(오히려 재조합 B형간염 백신 가격은 상승했다), 국가들은 [여전히] 조달 능력을 갖추지 못했으며, 다른 공여자가 나타나지도 않았다.[60] 결국 GAVI는 해당

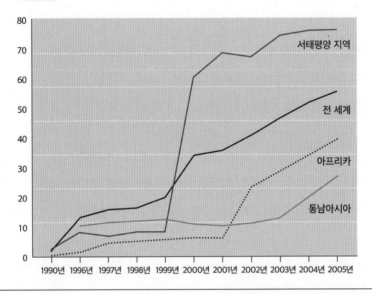

그림 4-1 B형간염 백신의 보급 현황 (단위 : %)

예방접종률

주 : 세계보건기구와 유니세프가 1980~2005년에 걸쳐 확인된 국가적 예방접종률을 측정한 것을 바탕으로 작성했다. 이
값들은 세계보건기구 회원국들이 보낸 공식 자료, 유니세프가 보관하고 있는 사료, 예방접종률 조사의 방법 및
결과를 다룬 논문들, 발행되지 않은 보건국 조사들에 근거했다. 예방접종 수준은 백신을 세 차례 접종한 아이들의
수를 생후 1년간 살아남은 아이들의 수로 나눠 계산된다.

자료 : World Health Organization, *WHO Vaccine Preventable Diseases: Monitoring System, 2006 Global Summary*
(Geneva: WHO, 2006). http://www.who.int/vaccines-documents

국가들이 장기적으로 재정적인 지속 가능성을 가질 수 있도록 그들의
사업 모형을 개정했다. 새로운 모형에서는 해당 국가의 정부도 처음부터
백신을 조달하는 데 드는 비용을 같이 지불해야 하며, 이 [두 번째] 단계는
지속성 향상을 목표로 했던 첫 번째 단계[5년간]보다 기간이 길다(GAVI의
두 번째 단계는 2006~15년). 해당 국가의 공동 부담 수준은 그 국가의 지불
능력에 달려 있다. 새 모형의 성공은 개발도상국에서 중·단기적으로 백
신에 대한 접근성을 확보하는 데 큰 영향을 미칠 것이다.

결론

지금까지 살펴본 B형간염 예방접종의 접근성에 관한 사례를 통해, 조직적 구조, 가용성, 가격 적정성, 채택 사이의 깊은 연관성에 대해 확인할 수 있었다(〈표 4-4〉의 장애 요인 및 전략에 대한 내용을 참조). B형간염 백신이 너무 비싸서 개발도상국이 국가 예방접종 프로그램에 이를 포함하기 어려웠던 데서 알 수 있듯이, 경제적 문제가 수십 년간 [예방접종의] 접근성을 가로막았다. 그 결과 선진국 이외의 국가에서는 백신 수요가 적었다. 많은 국가에서 혈장 백신의 안전성에 대해 우려했으며, B형간염의 중요성에 대한 정부 활동가들의 이해 수준도 낮았기 때문에 제품을 채택하는 데 어려움이 있었다. 이런 배경 때문에 B형간염 백신의 수요가 적어 제조 업체는 백신의 생산량을 늘리지 않았다. 따라서 제품 가격은 여전히 높았고 백신의 가용성은 제한되었다.

B형간염 백신과 관련해 새로 등장한 행위자들은 몇 가지 주요 전략을 통해 가용성, 가격 적정성, 채택 영역에서 나타나는 문제점에 성공적으로 대처할 수 있었다. 국제적 차원뿐만 아니라 개발도상국가 차원에서도 B형간염 백신의 대량 구매자인 국제특별대책본부가 개발도상국에도 백신 시장이 존재함을 생산 업체들에게 알림으로써 경쟁을 촉진해 백신 가격을 낮추는 효과를 가져왔다. 그러나 국제특별대책본부의 B형간염 백신 확대를 위한 지원 활동에도 한계는 있었다. 개발도상국들에 존재하는 여타 수많은 건강 문제들에 밀려 백신의 국가적 채택의 우선순위는 낮았고, B형간염 백신의 대규모 예방접종 사업을 진행하기에는 재정 지원이 부족했던 것이다. 1990년대에 아동백신추진기구가 B형간염 백신처럼 충분히 활용되지 못하고 있는 예방접종의 접근성을 높이고자 노력했지만, 그럴 만한 정치적·경제적 능력은 부족했다. 이 같은 경험들을 통

해 접근성을 향상하려면 조직적 구조를 확립하는 것이 중요하다는 사실을 알게 되었다.

GAVI가 설립되면서 제한된 가용성, 가격 적정성, 채택 문제를 해결하는 데 조직적 구조에 변화를 가져왔다. GAVI 기금과 국가 간 수요예측을 통해 개발도상국가에 B형간염 백신을 조달하는 데 재정을 지원함으로써, GAVI는 B형간염 백신의 국제시장이 분명히 존재한다는 사실을 백신 제조 업체들이 인식할 수 있게 했다. 또한 GAVI는 신규 생산자가 진입할 수 있는 여건을 조성함으로써, 생산량이 증가하고 가격 경쟁이 유발되는 과정을 통해 백신을 안정적으로 공급할 수 있게 했다. GAVI는 이사회에서 산업계에 유엔 기구와 동등한 자격의 의석을 제공함으로써 공공 부문과 민간 부문이 더 긴밀하게 협력하도록 했다. 그러나 이 같은 사업 모델은 비판을 받기도 했다. 일부 전문가들은 GAVI와 산업계가 긴밀한 관계를 형성하면서, 재조합 B형간염 백신이 필요 이상으로 높은 가격을 유지해 빈곤 국가의 접근성이 제한되었다고 비판했으며, 장기적인 지속성을 확보할 수 있을지에 대해서도 의문을 제기했다.

이 장에서는 B형간염 백신 시장에 제조 업체들의 진입을 촉진한 요인들도 살펴보았다. 예를 들어 국제특별대책본부는 '대량 구매자'가 되어 한국 [제약] 회사들과 일찌감치 좋은 관계를 발전시켰고, 향후 개발도상국가의 백신 수요가 많아지리라는 점을 이들에게 납득시켰다. 또한 세계보건기구와 정부 관계자, 백신 제조 산업계는 공동으로 노력해 국가 의약품 규제 기관 및 임상 시험 역량을 발전시키고자 했으며, 이는 갓 시장에 진입한 백신 제조 업체들이 양질의 상품을 내놓게 하는 데 기여했다. 특허권 만료도 새로운 제조 업체들이 시장에 진입하는 데 기여했다. 마지막으로 예방접종 사업에 대한 전 세계적 재정 지원으로 해당 국가들의 감당 능력이 크게 증진되었다. 게이츠재단을 비롯한 여러 공여자들이 재정을 지원하면서 GAVI는 그 조직적 구조를 효과적으로 수립할 수 있었다. GAVI는 개발도상국가들의 백신 조달과 보건 체계 강화를 지원함으로써 전 세계적 B형간염 예방접종의 접근성을 향상하는 토대를 마련했다.

이처럼 국제특별대책본부·세계보건기구·GAVI 등 B형간염 백신의 [접근성을 높일 수 있는] 조직적 구조가 세워진 결과, 개발도상국에서 나타나는 가용성, 가격 적정성, 채택의 제한점 같은 문제에도 성공적으로 대처할 수 있었다. 현재 주된 문제는 [백신] 보급율이 낮은 국가에서 예방접종률을 높일 방법이 무엇인지이다. 예방접종의 접근성을 향후 지속적으로 확보할 수 있는지도 관건이다. 이 문제는 각국 정부와 공여자들이 예방접종 사업에 우선순위를 얼마나 높게 설정하고 지속적으로 재정 지원을 할지를 비롯해 백신 가격의 추이 및 GAVI의 지속성이 어떻게 변화할지에 따라 좌우될 것이다.

표 4-4 B형간염 백신 접근성 요약

	장애 요인	전략	구체적 실행
조직적 구조	개발도상국에 효과적인 국제적 제품 옹호자 부족	효과적인 리더십을 구축하고 기술 개발을 위한 협력체를 설계	가용성, 가격 적정성, 채택 문제에 대처할 국제특별대책본부 설립
			가용성, 가격 적정성, 채택 문제에 대처할 GAVI 설립
채택	혈장 백신 안전성에 대한 우려 (국가적 채택 및 최종 사용자의 채택에 영향을 미침)	정책 결정자와 최종 사용자 모두가 받아들일 만한 안전성 평가 실시	세계보건기구가 B형간염 혈장 백신의 안전성 평가 실시
		안정성 문제가 적은 제2세대 B형간염 백신 개발	학계 연구자 및 제약 회사가 DNA 재조합 기술을 사용해 새로운 B형간염 백신을 개발
	B형간염 질환의 질병 부담에 대한 이해 부족 (국제적·국가적 채택에 영향을 미침)	질병과 백신을 둘러싼 합의를 이끌 국제회의가 개최되게 함	국제특별대책본부와 세계보건기구가 국가 예방접종 프로그램에 B형간염 백신을 통합하도록 장려할 국제회의 소집
		B형간염 백신에 대한 국제적 권고를 구함	세계보건기구가 세계보건총회에서 B형간염 백신을 국가 예방접종 프로그램으로 수용하려는 권고 도출
가격 적정성	B형간염 백신의 높은 가격 (정부의 경제적 가격 적정성에 영향을 미침)	제품 생산자들의 신규 진입을 촉진하고 경쟁을 확장해 더 낮은 가격으로 제품을 생산하도록 유도	국제특별대책본부가 생산자와의 협력, 새로운 생산자 인정, 경쟁 촉진 추구를 통해 가격 인하 시도
			GAVI가 제품 조달 및 예측 활동을 통해, 확실한 국제적 백신 시장이 창출될 것을 가시화해 새로운 생산자들의 진입 장려
		조달 기금을 제공해 정부가 부담할 제품 구매 비용을 낮춤	GAVI가 백신 조달 기금을 개발도상국 정부에 제공
가용성	혈장 백신을 생산하는 데 필요한 B형간염 보유자의 혈액 공급이 제한되면서 대량생산하기에 어려움	제2세대 B형간염 백신 개발	학계 연구자 및 제약 회사가 DNA 재조합 기술을 사용해 새로운 B형간염 백신을 개발
	예방접종 프로그램이 부실하고 출생 직후 예방접종을 시행하는 어려움에 따른 백신 전달 문제	백신을 효과적으로 제공할 전달 방법 제시	국제특별대책본부가 많은 국가에서 효과적인 전달 수단을 개발해 문제에 대처하고자 하는 실험적 프로젝트에 필요한 재정을 지원
		보건 체계 증진을 지원	GAVI가 백신을 확대할 재정 지원의 일환으로 예방접종 체계를 강화하거나 보건 의료 체계를 확장할 기금을 제공

말라리아 신속진단검사

진단검사 접근성

Malaria Rapid Diagnostic Tests: Access to Diagnostics

전 세계 인구의 약 40퍼센트가 말라리아 감염 위험에 노출되어 있는 것으로 추정된다.[1] 말라리아는 암컷 학질모기*Anopheles* mosquito에 물린 사람 간에 전파되는 기생충 감염으로, 전 세계 1백여 개 국가에서 감염이 발생하고 있다. 세계보건기구는 말라리아 탓에 매년 전 세계적으로 3억 건 이상의 급성 감염과 적어도 1백만 명 이상의 사망자가 발생하는 것으로 추정하고 있다.[2] 또한 말라리아의 국제적 질병 부담global burden of disease은 사하라 이남 아프리카 지역이 90퍼센트 이상을 차지하며, 말라리아는 5세 미만 어린이 사망의 가장 큰 원인이기도 하다. 임산부와 태아도 말라리아에 취약해, 말라리아는 주산기 사망, 저체중아[출산], 모성 빈혈로 귀결될 수 있다. 인체에서 발생하는 말라리아에는 열대열원충 *Plasmodium falciparum*, 삼일열원충*P. vivax*, 사일열원충*P. malariae*, 난형열원충*P. ovale* 등 네 가지 유형이 있으며, 특히 열대열원충이 사하라 이남 아프리카 지역에서 가장 흔하고 치명적이다.

열원충*Plasmodium* 종에 따라 다르지만, 말라리아 증상은 대개 감염성이 있는 모기에 물리고 나서 9~14일 이후에 나타난다. 전형적인 증상은 발열, 두통, 구토, 기타 독감 유사 증상들이다. 말라리아에 감염된 후 치료받지 않을 경우, 감염된 적혈구의 손상에 따른 빈혈, 뇌 모세혈관 폐색에 따른 뇌 말라리아cerebral malaria, 그 밖에 중요 장기의 모세혈관 폐색 등으로 이어져 사망할 수 있다.[3] 말라리아는, 클로로퀸chloroquine・피리메타민술파독신sulfadoxine-pyrimethamine・아모디아퀸amodiaquine 등의 보편적인 치료약에 열대열원충도 내성이 생긴 탓에, 치료하기가 쉽지 않은 질병이다. 현재 세계보건기구는 단일 약품 내성을 경험하고 있는 모든 국가들을 대상으로 열대열원충 말라리아에 대해 [여러 약품을 함께 복용하는] 병용 요법combination therapy을 사용할 것을 권고하고 있으며, 병용 요법을 사용할 경우 아르테미시닌 유도체artemisinin derivatives가 포함된 약품을 사용하는 ACT를 권고하고 있다.[4] 노바티스 사Novartis의 아르테메터・루메파트린artemether/lumefantrine 병용 요법인 코아템Coartem은 세계보건기구의 사전 적격 심사를 통과한 최초의 고정 용량fixed-dose ACT 약품이다.

말라리아를 치료하는 데서 가장 큰 도전 과제는 말라리아를 신속하고 정확하게 진단하는 것이다. 진단만 잘 이루어져도 조기 치료를 통해 이환율과 사망률을 감소시킬 수 있다. 말라리아 진단이 점차 중요해지는 또 다른 이유는 ACT에 책정된 가격이 높다는 점이다. 2008년 각국 정부는 공공 부문 사용 목적으로(대부분 환자들에게 무료로 제공하는) 코아템을 한 건의 치료당 0.8달러에 구입할 수 있었다. 민간 부문에서 환자들은 전통적인 치료약을 0.1~0.2달러에 구입할 수 있는 반면, 코아템은 더 비싸게 구입할 수밖에 없다. 불행히도 말라리아는 진단하기가 까다로워서 효과적으로 질병을 통제하는 데 어려움이 있다.

가장 정확한 말라리아 진단법은 현미경 검사 전문가microscopist가 일반 광학현미경으로 환자 혈액 필름을 면밀하게 검사하는 것이다. 현미경은 민감도sensitivity가 높고(1마이크로리터당 말라리아 기생충 5~10개만 있어도 탐지 가능), 많은 정보를 얻을 수 있으며, 비교적 저렴한 진단법(1슬라이드당 0.12~0.4달러이며, 총비용은 이보다 많다)이다.[5] 그리고 현미경은 일반적인 진단 도구이기 때문에 다른 질병을 관리하는 프로그램에도 사용할 수 있으며, 진단 소견을 영구적으로 보존할 수 있다. 하지만 이 방법은 노동 집약적이며 많은 시간이 소요된다(진단 장비가 구비된 정도에 따라, 검체 채취에서 진단까지 20~60분 소요). 실제로 의사에게 현미경 검사 결과가 늦게 통보되는 일이 현장에서 종종 일어나기 때문에, 일반적으로 검사 결과가 나오기 전에 치료 결정이 이루어진다. 끝으로 현미경 진단법의 진단 능력은 좋은 기술, 시약, 현미경, 잘 훈련되고 감독받는 전문 인력에 달려 있다. 그러나 빈곤국의 경우 보건 의료 체계의 실제 하부 단위[현장] 수준에서는 현미경 진단법의 우선순위가 높지 않고 지속적인 재정 지원 또한 받지 못해 이런 조건들이 충족되지 못하고 있다.[6]

현미경 진단법을 활용할 수 없거나 신뢰할 수 없는 환경에 있는 의료 전문가들은 임상 진단clinical judgement으로 말라리아를 진단한다. 임상 진단은 저렴하고 특별한 장비나 물자가 필요하지 않기 때문에, 의료 체계의 실제 하부 단위의 진단 검사 시설이 없는 의료 시설에서 사용할 수 있는 유일한 대안이다. 또한 말라리아 진단에서 가장 널리 사용되는 방법이기도 하다. 하지만 말라리아의 임상 증상은 비특이적이고 다른 열성 질환과 유사한 증상이 많아, 발열 증상이 있는 환자들은 자주 말라리아로 간주되어 치료받지만, 상당수는 말라리아 환자가 아니다.[7]

분자생물학의 발전에 기반을 둔 말라리아 신속진단검사Rapid diagnostic tests for malaria, RDTs(이하 신속진단검사)는 의료인들에게 대안적 진단[법]을 제공한다. 신속진단검사는 면역 크로마토그래피 방법을 이용해 용혈이 된 혈액에서 말라리아 기생충의 항원 또는 유도된 단백질을 찾아내는 방법을 바탕으로 한다. 신속진단검사는 상대적으로 새로운 검사법으로 이를 널리 활용하게 하려는 노력이 지속적으로 이루어지고 있다. 이 장에서는 최초로 검사 제품을 시험하고 상업화한 1990년대 중반부터 현재 이 기술을 도약시키려는 노력에 이르기까지 신속진단검사법의 역사를 추적하고자 한다. 이 사례연구를 통해 신기술의 접근성을 높이는 데 직면하는 도전을 조명하고자 한다. 특히 초기에 외부의 재정 지원을 통해 신기술로 생산된 제품을 신속하게 확보했지만, 접근성의 다른 측면에 투여할 재정이 부족할 경우 어떤 도전에 직면하는지를 조명하고자 한다. 접근성의 다른 측면으로는 시장에서 어떤 제품을 구매할 수 있는지에 대한 정보와 각각의 품질에 대한 정보가 부족한 경우를 예로 들 수 있다. 또한 이 사례연구를 통해 신기술에 관련된 체계를 구축하고 활용을 촉진하는 데서 국제조정 기구가 담당하고 있는 중요한 역할을 확인하고자 한다.

제품 개발(1단계)

세계보건기구를 비롯한 여러 국제 보건 기구들은 보건 의료 기반health infrastructure이 취약한 개발도상국에서 활용할 수 있는 더 나은 진단 도구를 오랫동안 요구해 왔다. 취약한 환경에서도 말라리아·AIDS·매독과 같은 다양한 감염성 질환에 대해 치료 방침을 정할 수 있는 간단하고 신속한 진단 검사법을 개발하는 것이 목표였다. 이 같은 검사는 현장진단법point-of-care tests이라고 알려졌는데, 대개 진단시험지dipstick나 측방 유동 기법lateral-flow formats을 통해 항원이나 항체를 찾아내기 위해 면역 크로마토그래피를 사용한다. 면역 크로마토그래피는 액체가 나이트로셀룰로스nitrocellulose(질소화 면) 막 표면을 통과해 이동하는 메커니즘을 이용하는 것으로, 1980년대 말 도입된 이후 신속진단검사에서 가장 널리 사용되는 기반 기술이 되었다. 현장진단법은 저렴하고, 사용하기 쉽고, 신속하게 시각적인 결과를 만들어 낼 수 있고, 별도의 검사 장비도 필요하지 않다는 장점이 있다.[8]

말라리아를 진단하기 위해 개발된 현장진단법은 신속진단검사로 알려져 있으며, 말라리아 진단검사지malaria dipsticks 또는 말라리아 신속진단검사기구malaria rapid diagnostic devices라고도 불린다. 말라리아 신속진단검사기구는 감염된 환자의 혈액에서 말라리아 기생충이 만들어 내는 특정 항원을 찾아낼 수 있는 단클론항체monoclonal antibodies가 포함된 진단시험지test strip 또는 진단검사지를 사용한다. 이 신속진단검사의 최종 사용자는 의료인들이다. 의료인들은 세계보건기구의 지침에 따라 환자의 손가락을 찔렀을 때 나오는fingerprick 혈액 검체를 신속진단검사지에 적셔 검사한다.[9] 신속진단검사 제품은 다양하지만 검사하는 원리는 대개 비슷하다. 검사는 세계보건기구 문건에 제시된 바와 같이 3단계에 걸쳐 이루어진다(〈그림 5-1〉 참조).

1. 찾아내고자 하는 항원에 특이적인 항체에 염료를 부착한 후 나이트로셀룰로스 검사지의 하단strip 또는 검사지의 홈well에 배치한다. 또한 찾아내고자 하는 목표 항원●에 특이적인 항체는 검사선testline에 부착되어 있어야 하며, 염료가 부착된 항체에 특이적인 항체 또는 항원은 대조선control line에 부착한다.

● 말라리아 기생충의 구성 단백질 등 기생충의 존재 여부를 확인할 수 있는 항원.

그림 5-1 일반적인 말라리아 신속진단검사의 작동 방식

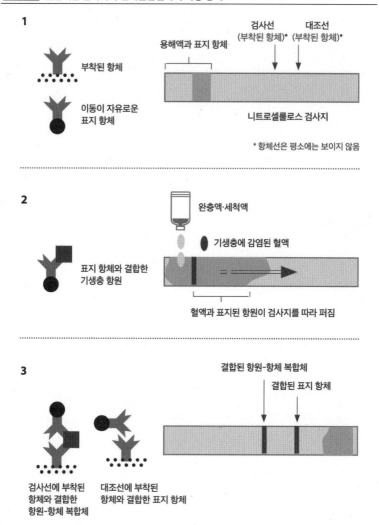

자료 : World Health Organization, *The Use of Malaria Rapid Diagnostic Tests*, 2nd ed. (Geneva: WHO, 2006).

2. 진단검사지의 하단 또는 홈에 적신 혈액과 완충액은 염료가 부착된 항체와 섞여 염료가 부착된 항체가 있는 대조선과 검사선까지 퍼져 나간다.

3. 만약 항원이 존재하면 항원과 결합한 일부 항체는 검사선에 분리될 것이며, 그 밖의 항체는 대조선에 분리될 것이다.

신속진단검사 제품에는 진단검사지(혈액 및 완충제를 담는 홈과 함께 사용하는 형태)와 카세트(플라스틱 고정 기구 안에 검사지가 삽입되어 있는 형태) 또는 카드 등 다양한 유형이 존재한다.[10] 일반적으로 카세트 유형이 가장 사용하기 쉽다. 신속진단검사는 대개 2~6단계 시험 절차를 거치며, 5~30분 정도 소요된다.[11]

신속진단검사법은 찾아낼 수 있는 항원(단백질)의 종류에 따라 다양하다. 일부 제품은 히스티딘 풍부 단백질-2histidine-rich protein-2, HRP2(이하 HRP2), 다른 제품은 말라리아 기생충에 특이적인 젖산 탈수소효소lactate dehydrogenase, pLDH(이하 pLDH), 일부 제품은 전특이적 알돌라아제pan-specific aldolase를 목표 항원으로 사용한다.[12] 모든 신속진단검사법은 목표 항원이 HRP2이든 pLDH이든 열대열원충에 특이적인 항체를 찾아내기 위한 것이다. 일부 제품은 전특이적 알돌라아제 또는 pLDH를 검출함으로써, 열대열원충 감염이나 혼합 감염을 비열대열원충 감염과 구별할 수 있다. HRP2 검사에는 치료 이후에도 HRP2 단백질이 계속 남아 있다는 문제가 있다. 대규모 인구 집단을 대상으로 한 연구에 따르면, 14일 정도 HRP2 단백질이 남아 있었다.[13] 이는 임상 증상과 기생충혈증parasitemia이 숙주에서 사라진 뒤에도 HRP2 검사에 양성반응이 나타날 수 있다는 것이다.[14] 최근 연구에 따르면, 국가들 간에 또는 일국 내에서도 열대열원충 분리물P. falciparum isolates의 HRP2에서 다양한 항원 변이antigenic variation가 발생하고 있다. 이는 말라리아 기생충의 밀도가 혈액 1마이크로리터당 5백 [개체] 이하일 경우 HRP2 검사의 정확도가 영향을 받을 가능성이 있음을 의미한다.[15]

이상적인 말라리아 진단법은 항상 말라리아 환자를 정확하게 찾아낼 수 있어야 한다. 하지만 실제로 모든 진단법에는 일정 수준의 위음성●(말라리아 환자에서 검사 결과가 음성인 경우) 또는 위양성(검사 결과가 양성이나 말라리아 환자가 아닌 경우)이 존재한다. 조건이 좋다면 신속진단검사법은 현미경 검사와 비슷하게 낮은 수준의 위음성률을 달성할 수 있다. 말라리아 진단검사에서 위음성은 잠재적 중증 질환을 치료하지 못하는 상황이 발생할 수 있기 때문에 중요한 문제이다. 정부와 환자의 말라리아 치료 비용을 줄이기 위해서는 보건 의료인들이 값비싼 ACT 치료약을 말라리아 환자에게만 처방할 수 있도록 신속진단검사의 위양성률이 낮아야 한다. 민감도와 특이도specificity는 진단검사의 정확도를 측정하는 데 널리 사용되는 통계량이다(정의는 용어 해설 참조). 민감도가 높으면 위음성률이 낮아지며, 특이도가 높으면 위양성률이 낮아진다. 세계보건기구는 1마이크로미터당 1백 개체의 기생충 밀도에서 95퍼센트 이상의 민감도와 90퍼센트에 근접한 특이도를 요구한다.[16] 최초 초기 신속진단검사 현장 시험에서 파라사이트-F 검사ParaSight-F test(벡턴디킨슨 사Becton Dickinson 제조)는 99퍼센트 민감도 수준에서 특이도 95퍼센트를 기록했다.[17]

환경조건은 신속진단검사의 정확도에 영향을 미칠 수 있다.[18] 진단검사를 통해 찾아내야 하는 단백질이 열에 의해 변성되면 원래의 성질

● 실제 병에 걸린 사람을 검사 결과 병이 없는 것(음성)으로 판정한 경우를 말한다. 위음성 및 위양성에 대해서는 용어 해설의 민감도·특이도 항목을 참조.

이 감소하거나 없어질 수 있다. [단백질은] 0℃ 이하의 낮은 온도에 노출되더라도 파괴될 수 있다. 마지막으로 높은 습도 역시 나이트로셀룰로스 띠를 망가뜨려 신속진단검사의 결과에 손상을 줄 수 있다. 대부분의 제조 회사들은 신속진단검사 키트를 4~30℃에서 보관하라고 권고한다. 이는 신속진단검사 키트를 운송하고 보관하는 데서 실온 유통 체계cool chain system를 유지해야 함을 의미한다.[19] 신속진단검사를 위한 실온 유통 체계는 저온 유통 체계보다 온도의 허용 범위가 넓다(저온 유통 체계의 온도 허용 범위는 2~8℃이다). 신속진단검사 실온 유통 체계를 구축하는 데 주요한 과제는 장기간 동안 의료 체계의 실제 하부 단위에서 온도 조절이 이루어져야 한다는 것이다.[20] 만약 신속진단검사 키트를 권장 온도보다 높은 온도에서 보관할 경우, 유효기간과 진단 정확도가 영향을 받을 가능성이 높다. 적절한 포장을 통해 이런 온도에 대한 [앞서 설명되었던] 문제를 일부 해결할 수 있고, 실제로 자사 제품이 타사에 비해 잘 포장되는지에 대해 주의를 기울이는 회사들도 있다. 세계보건기구에 따르면 모든 진단검사키트는 이중으로 개별 포장되어야 하며, 사용하기 직전까지 밀봉 상태를 유지해야 한다.[21] 따라서 제품의 포장이 적절하고 배송 과정에서 면밀한 주의를 기울이는지가 신속진단검사의 정확도를 보장하는 데 중요하다.

신속진단검사 제품의 가격은 사용된 재료의 품질(예를 들어 나이트로셀룰로스 검사지), 회사 내부의 품질 관리, 수용 가능한 시장가격에 대한 평가에 따라 달라진다. 2006년 국제시장에서 대부분의 신속진단검사 제품의 가격은 검사당 0.65~2.50달러였다.[22] 전특이적 검사pan-specific tests •

• 항원의 아형(subtype)에 관계없이 넓게 인식할 수 있는 항체를 사용하는 검사.

의 가격은 통상 열대열원충 검사보다 40퍼센트 정도 높았다.[23]

대부분의 개발도상국 정부는 신속진단검사와 같은 진단검사 제품에 대해 약이나 백신에 대해 요구하는 정도로 높은 수준의 감독 승인을 받도록 요구하지 않는다. 따라서 대부분의 제조 회사들은 승인 절차를 밟으려 하지 않는다. 2008년 3월 기준으로 신속진단검사 제조 회사 가운데 단 한 회사만이 미국 식품의약국 또는 유럽 규제 기관의 승인을 받았다. 이 회사는 미국 월터 리드 국방연구소U.S. Walter Reed Army Institute와 함께 일한 바이낙스 사Binax, Inc.였다. 월터 리드 국방연구소는 해외에서 미군이 사용할 신속진단검사 제품을 찾았고, 미국 내에서 구매할 계획이었으므로 미국 식품의약국 승인[을 받은 제품]이 필요했다. 월터 리드 국방연구소가 미국 식품의약국 승인 절차를 밟고자 하는 적절한 협력체를 찾는 데만 수년이 걸렸다. 그때 알게 된 것이 미국 메인 주에 위치한 중간 규모의 생명공학회사인 바이낙스였다. 월터 리드 국방연구소의 직원들은 민간 협력체를 찾는 과정에서 대부분의 진단검사 회사들이 영세한 규모로 운영되는 업체mom-and-pop여서 미국 식품의약국 승인 절차를 진행할 수 있는 자원·노하우·경험이 없다는 것을 깨달았다.[24] 이들은 또한 대기업들이 [신속진단검사] 기술의 수익률이 충분하지 않다고 생각하기 때문에 협력하는 데 별 관심이 없다는 사실도 알게 되었다.

1990년대 초까지 실험실과 현장에서의 시험을 통해 정확도가 높은 신속진단검사 기술이 말라리아를 진단하는 데 중요한 기여를 할 수 있음을 보여 주었다. 신속진단검사는 특히 현미경 검사를 할 수 없는 원격지 보건 의료 인력들에게 유용했다. 다음 절에서는 전 세계적으로 이 기술이 어떻게 도입되었으며, 그 과정에서 맞닥뜨린 도전 과제는 무엇이었는지를 살펴본다.

신속진단검사법의 도입(2단계)

신속진단검사는 최초의 검사 제품인 파라사이트-F 검사가 출시된 1990년대 중반에 도입되었다. 최초의 신속진단검사 키트는 HRP2를 검출할 수 있었기 때문에 열대열원충 말라리아만을 진단할 수 있었다. 다른 종류의 단백질(항원)을 찾아낼 수 있는 신속진단검사는 당시 임상 시험 및 현장 시험 중이었기 때문에 아직 제품화되지 못했다. 처음 출시된 HRP2 신속진단검사 키트는 주로 국가 차원의 말라리아 관리 프로그램을 위해 구매되었다. 정부 기구 및 비정부기구 등의 기관들도 응급 상황에 대처하고 전염병 유행을 막는 한편, 귀국 여행자를 대상으로 말라리아 감염 여부를 진단하기 위해 신속진단검사 키트를 구입했다.[25] 1990년대 중후반에 신속진단검사 키트의 판매량은 알려져 있지 않으나, 한 제조 회사 보고에 따르면 이 시기에 약 3백만~6백만 개의 키트가 판매되었다고 한다.[26]

초기 신속진단검사는 국제기구가 조정한 결과가 아니라, 개발도상국 정부와 비정부기구의 수요가 있었기 때문에 도입되었다. 제조사들은 준비가 되는 대로 자사의 제품을 출시했으며, 이 과정에서 제조사, 잠재적 구매자, 국제기구 간의 조정은 거의 없었다. 1999년 10월 제네바에서 세계보건기구와 미국 국제개발처 간의 비공식 자문 회의를 기점으로 신속진단검사 도입에 대한 국제적인 조정이 시작되었다. 이 회의에서 신속진단검사의 개발자, 제조사, 잠재적 사용자들은 현 상황을 확인했을 뿐만 아니라, 향후 필요 조치, 연구 수요, 광범위한 접근성 보장을 위한 표준에 대해 논의했다.

이 회의 참가자들은 향후 조치를 위해 우선시할 세 개 영역을 확인했다.[27] 첫째, 신속진단검사의 일부 기술적 특성을 개선하기 위한 노력이 필요하며, 여기에는 위음성과 위양성 감소, 최종 사용자들에 대한 지원(예를 들어 명확한 지침을 사용자들의 언어로 작성), 온도 안정성 확보가 포함된다. 둘째, 시장 영역 밖에서 독립적으로 제품의 품질을 관리하고 보장할 국제적 체계를 구축할 필요성을 인식했다. 참가자들은 세계보건기구나 이에 준하는 기구가 신속진단검사의 질 보장 문제를 조정하는 역할을 담당해야 한다는 의견에 동의했다. 신속진단검사의 질 보장은 신속진단검사 키트의 구성 요소들을 생산하는 것부터, 최종 사용자인 개발도상국 보건 의료 인력들이 이를 사용하고 그 결과를 해석하기까지 전 과정에 걸쳐, 높은 수준의 진단 능력을 유지·보장하려는 모든 과정이 포함된다.[28] 셋째, 신속진단검사를 확산하는 데 드는 비용, 신속진단검사를 통해 이환율과 사망률을 감소시킬 수 있는 잠재 효과, 약품 내성을 지연하는 효과, 보건 의료 인력의 진단 결과의 활용과 같은 주제들에 대해 학제 간 분석이 필요하다는 것이었다.

또한 회의 참가자들은 신속진단검사의 가격 적정성에 대해 토의했다. 각국 정부와 국제기구 관계자들은 신속진단검사 키트의 가격[이 높다는 점]을 더 많이 사용되지 못하게 하는 가장 큰 장애 요인으로 꼽았다. 신속진단검사의 가격은 검사 건당 0.65~2.50달러로 현미경 혈액검사의 슬라이드당 0.12~0.40달러에 비해 높았다.[29] 또한 참가자들은 ① 정부의 개입을 통한 분배 비용, 수입 비용 및 지방세 감면, ② 기술이전 또는 해당 국가에서의 생산 촉진, ③ 대량 구매 장려 등을 통해 정부 단위에서 구입 시 비용을 낮추는 방안에 대해서도 논의했다.[30] 전반적으로 참가자들은 대규모 외부 지원이 지속적으로 제공되지 않는 한, 구매 가격을 검사당 0.30~0.50달러로 낮추더라도 신속진단검사가 확산·지속될 가능성은 낮다는 데 의견을 같이했다.

2000년대 초 여러 종류의 신속진단검사 제품이 시장에서 판매되었

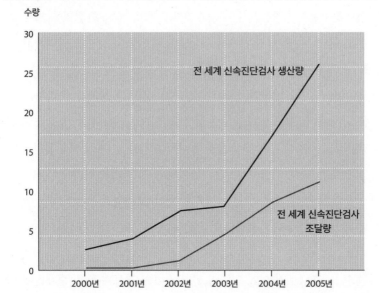

그림 5-2 신속진단검사의 조달량과 제조사 생산 자료 (단위 : 백만 건)

수량

전 세계 신속진단검사 생산량

전 세계 신속진단검사 조달량

2000년   2001년   2002년   2003년   2004년   2005년

주 : 세계보건기구는 GFATM의 문서, "세계보건기구의 세계 말라리아 보고서"(WHO World Malaria Report), 유니세프와
  국경없는의사회의 조달 정보, "세계보건기구의 세계 건강 지도"(WHO Global Atlas Query)에서 조달량 정보를 산출
  했다. 이는 민간 영역 자료와 조달 업체의 완료 보고서가 누락된 상태의 추정치이기에 불완전하다. 신속진단검사
  생산 도표를 통해 개발도상국에 공급된 신속진단검사 수량을 더 잘 측정할 수 있는데, 이는 제조사들이 일반적으로
  주문을 받았을 때만 신속진단검사를 생산하기 때문이다. 세계보건기구는 제조사에 공급된 항-HRP2 항체의 총량을
  0.7마이크로그램(신속진단검사 1회분에 쓰이는 항체의 평균량)으로 나누어서 신속진단검사의 생산량을 계산했다.
  그리고 HRP2를 사용한 신속진단검사가 전체 신속진단검사 시장의 8퍼센트를 차지한다고 가정해 연간 총생산량을
  계산했다.
자료 : World Health Organization, "Forecasting Global Procurement of Malaria Rapid Diagnostic Tests: Estimates
  and Uncertainties." http://www.wpro.who.int/sites/rdt.

고 사용량도 급속하게 늘어났다. 세계보건기구는 2000~04년 사이에 신속진단검사 제품의 조달이 두 배 가까이 늘어난 것으로 추정했다.[31] 세계보건기구는 2005년에 보고된 조달량은 1천2백만 단위였으나, 민간 부문의 자료가 부족하고 조달 기관이 보고한 자료가 불완전하기 때문에 실제로는 이보다 더 많은 양이 조달되었을 것으로 판단하고 있다.[32] 통

상적으로 제조사들이 물품 구매 주문을 받은 이후에 생산하기 때문에 아마도 전 세계 신속진단검사 생산량 통계가 더 정확한 사용량 측정 지표일 것이다. 〈그림 5-2〉를 보면 2005년 전 세계 신속진단검사 키트 생산량이 2천8백만 단위였음을 알 수 있다.

말라리아 관리 사업에 대한 GFATM의 재정 지원이 증가하면서 신속진단검사 조달량도 함께 늘어났다. 말라리아 관리 사업에서 신속진단검사를 사용하고 그 예산을 지원하는 국가는 2000년 한 개 국가에서 2005년 32개 국가로 늘어났다. 특히 남아메리카·남아프리카·동남아시아 국가들의 공공 부문에서 신속진단검사 키트를 대량으로 구매했다. 또한 비정부기구인 국경없는의사회가 운영하는 사업에서도 신속진단검사를 점차 더 많이 사용했다.

신속진단검사의 활용이 급증하던 시기에 등장한 과제는 세 가지로, ① 현장 경험과 연구를 통해 밝혀진바, 신속진단검사 제품의 진단 능력이 균질하지 못하다는 점, ② 출시된 제품이 늘어난 데 따른 혼란, ③ 보건 의료 인력과 환자 들이 검사 결과를 잘 활용하지 않는다는 점 등이다. 다음 절에서는 이에 대해 살펴본다.

천차만별인 신속진단검사 제품의 진단 능력

신속진단검사 제품을 사용해 본 개발도상국 보건 의료 인력들은 일부 제품의 진단 능력에 결함이 있다고 보고했다. 특히 일부 제품에서 높은 수준의 위음성을 보이는 결과가 나타났으며, 간혹 제품을 교환해야 하는 경우도 있었다.[33] 이런 문제들의 원인은 밝혀지지 않았으나, 제품 생산이 급증함에 따라 제품 제조 과정에 문제가 발생했을 가능성이 있다. 배송 기한이 촉박하거나 급하게 주문이 들어와 생산하는 경우에 품질을 보장하기가 어려워 제조 과정에서 문제가 발생하기 쉽다.[34]

두 번째로 운송 및 보관 과정에서 권장 온도인 4~30℃ 범위를 넘어서는 경우 진단 능력에 결함이 발생할 수 있다. 제조 회사에서 캄보디아와 필리핀의 마을까지 이송되는 과정의 온도[변화 추이]를 조사한 연구에 따르면, 신속진단검사 키트가 권장 온도를 벗어나는 상황에 자주 노출되었다고 한다.[35] 이 연구자들은 마을에서 제품을 장기간 보관하려면 간단하고 저렴한 증발식 냉장 용기evaporative cooling box를 사용하라고 보건 의료인들에게 권고했다. 또한 이들은 온도 변화에 따른 제품의 손상 여부를 확인하는 데 백신 온도 확인 표식(7장 참조)을 사용할 수 있는지에 대해 연구할 필요가 있다고 권고했다.

신속진단검사법의 진단 정확도 문제는 보건 의료인들이 이를 어떻게 사용하는가에 따라 발생할 수 있다. 간혹 진료소에 시계나 타이머가 없는 경우 보건 의료인들이 언제 검사 결과를 판독해야 할지 몰라 어려움을 겪는다.[36] 검사 결과를 너무 늦게 판독할 경우 역류된 검체 혈액과 완충액이 양성선positive line을 형성해 원래는 음성이었던 검사 결과가 위양성으로 변하게 된다.[37] 게다가 신속진단검사 시 너무 많은 혈액을 사용할 경우 검사지에 양성선을 찾아내기 어려워 위음성이 나타날 수 있다.[38] 실제 검사 과정에서 발생할 수 있는 이런 어려움들 때문에 신속진단검사의 정확도는 낮아질 수 있다. 보건 의료 인력들의 사용 여부는 이런 신속진단검사의 기술적인 특성과 밀접하게 관련되어 있다. 따라서 제품 개선을 통해(예를 들어 명확한 지침과 타이머를 제공하는 것) 보건 의료 인력의 검사 수행 능력을 향상할 수 있다. 또한 다양한 시범 사업에서 증명된 바와 같이, 보건 의료 인력을 훈련해도 검사 수행의 적절성과 검사의 정확도를 향상할 수 있다.[39]

진단 정확도의 문제는 국제적·국가적·지역적 수준의 관련 주체들로 하여금 개발도상국에서 신속진단검사법을 사용할지 여부와, 어떤 곳에서 사용되어야 할지를 확신할 수 없게 만들었다. 예를 들어 다음과 같은 질문들을 제기할 수 있다. 특정 진료 환경에서 현미경 검사를 개선하는 대신에 신속진단검사를 사용하는 것이 적절한 시점은 언제인가? 신속진단검사가 비용 효과적인 상황은 무엇인가? 신속진단검사를 공공 부문과 민간 부문에서 모두 사용해야 하는가? 신속진단검사를 일반인(예를 들어 여행자)이 자가 진단용으로 사용하는 것은 효과적인가?

신속진단검사에 대해 다양한 실제 적용 연구 및 실험 연구 결과가 발표되었는데, 이 연구 결과들이 서로 상충되거나 비일관적인 경우가 종종 있어서 검사에 대한 불확실성을 가중했다. 일부 연구는 열대열원충에 대한 검사의 진단 정확도가 현장에서 사용하기에는 너무 낮은 수준이라고 보고했다. 또한 이 연구들은 개별 제품에 대해 매우 상이한 연구 결과를 내 놓았다.[40] 이 연구들은 신속진단검사의 개선 방안을 제안하지는 않았으며, 잠재적인 구매자들에게 혼란을 초래했다. 또한 검사법을 획기적으로 개선할 수 있는 근거를 제공하지도 못했다. 초기 도입 시기에 다양한 현장 경험과 연구 결과의 이해를 돕는 국제조정 기구가 부재하면서, 잠재적인 구매자들이 신속진단검사를 도입할지 여부와 어떤 제품을 구매할지를 결정하는 데 어려움을 초래했다.

출시된 제품이 늘어난 데 따른 혼란

신속진단검사 제품 종류가 증가한 것도 구매자들에게 혼란을 초래했다. 1990년대 후반 출시된 제품은 파라사이트-F, ICT 말라리아 PfICT

Malaria Pf(ICT 디아그노스틱스 사ICT Diagnostics), 옵티몰OptiMAL(플로사Flow, Inc.) 등 세 가지에 불과했으나, 2008년 초반에는 40개 브랜드의 제품이 출시되었다.[41] [그러나 결국] 초반 세 가지 제품 중 두 가지(파라사이트-F와 ICT 말라리아 Pf)는 시장에서 구매할 수 없게 되었고, 다른 제조사들도 자사의 제품을 시장에서 철수시켰다. 신속진단검사가 수익률이 낮은 신기술이라는 점을 고려하면, 이런 변화는 놀라운 것이 아니다. 하지만 이 같은 상황으로 말미암아 구매자(개발도상국 정부와 비정부기구)들이 제품들을 평가하는 데는 혼란과 어려움이 따랐다.

보건 의료인 및 환자 들의 낮은 검사 결과 활용률

신속진단검사를 이용할 수 있는 환경에서도 일부 보건 의료 인력은 말라리아 치료 여부 결정을 검사 결과와 무관하게 결정한다. 세계보건기구는 "현장 경험에 따르면, 일부 보건 의료 인력들은 신속진단검사 결과가 음성이더라도 말라리아로 의심되는 환자들에게 말라리아 약을 준다."라고 말한다.[42] 이런 현상은 현미경 검사로 말라리아를 진단하는 경우에도 마찬가지이다. 잠비아 연구에 따르면, 현미경 검사 결과는 의료인들이 열이 나는 환자를 어떻게 치료할지를 결정할 때 거의 영향을 미치지 않는 것으로 나타났다. 이 연구에서 현미경 검사 결과 말라리아 기생충이 검출되지 않은 환자 중 20~54퍼센트의 환자에게 항말라리아 약품이 투여된 것으로 확인되었다.[43] 연구 결과 현미경 검사를 활용할 가능성이 있음에도, 많은 의료 인력들이 자신의 경험과 직관에 따라 환자를 진단하고 치료 방침을 결정하고 있는 것으로 나타났다.

보건 의료 인력들이 신속진단검사 결과를 잘 활용하지 않는 이유는 여러 가지이다. 첫째, 제품마다 품질이 천차만별이고, 정확성에 대한 일관된 증거가 없다. 둘째, 진료소의 보건 의료 인력들은 (열과 습도에 민감한) 신속진단검사 키트가 운송 및 보관 과정에서 어떤 환경에 노출되었는지를 알 수 없다. 셋째, 국가 차원의 재공급 체계가 구축되지 않은 상황에서 진료소의 검사 키트 재고가 바닥나는 경우, 의료 인력들이 [신속진단검사를] 사용하려는 의욕이 꺾이기도 한다.[44] 넷째, 많은 의료인들이 오랫동안 말라리아를 임상적으로 진단해 왔기 때문에 이런 습관을 바꾸기 어렵다. 말라위에서 실시된 연구에 따르면, 의료인들은 임상적으로 말라리아라고 진단한 환자의 신속진단검사 결과가 음성일 경우 이를 믿으려 하지 않는 것으로 나타났다.[45] 이 경우 의료인들은 재검사를 통해 확인하고자 했다. 확인한 결과 [여전히] 임상 진단이 잘못되었더라도, 발열 증상이 있는 환자들은 의료인에게 치료받기를 기대하기 때문에, 결국 의료인들은 신속진단검사 결과를 받아들이지 않을 수 있다. 말라위를 연구한 결과, 환자들은 검사 결과 말라리아로 진단되면 신속진단검사법을 좋아하는 반면, 검사 결과가 음성이면 검사 방법에 불만스러워하는 것으로 나타났다.[46] 신속진단검사법이든 현미경 검사법이든 검사 결과에 근거해 치료할 경우 생기는 이득을 대중에게 교육하는 것이 의료인들이 검사 결과에 근거해 환자를 치료하는 방침을 결정하는 데 도움을 줄 수 있을 것이다.

사용 확장을 위한 국제조정 기구인 세계보건기구의 출현 (3단계)

2000년대 초 신속진단검사는 수요가 많고 공급자도 충분한 시장이었다. 이 책에서 분석한 다른 기술들과는 달리 신속진단검사 분야에서 제품 옹호자들은 수요를 자극하거나 새로운 제조사들이 시장에 진입하도록 유인할 필요가 없었다. 대신에 이들이 직면한 도전은 제품에 대한 정보 제공, 진단 정확성 보장, [신속진단검사의] 채택과 관련한 것이었다. 이처럼 접근성을 가로막는 장애 요인을 극복하기 위해서는 신속진단검사의 접근성을 높일 수 있는 국제적 조직 구조를 구축할 필요가 있었다. 특히 국제적인 정보 제공, 질 보장 체계 구축, 협력 조직과의 협력 체계 구축과 같은 조정자 역할을 담당할 주체를 찾는 것이 중요했다.

1999년 세계보건기구와 미국 국제개발처 회의에서 세계보건기구가 신속진단검사에 대한 국제적인 조정자 역할을 담당해야 한다는 권고가 이루어졌다. 그로부터 2년 후인 2001년, 세계보건기구는 말라리아 관리 사업 내에서 신속진단검사를 활용하는 정책을 개발하기 위한 기구를 발족했다. 또한 이 계획에서 신속진단[검사] 기술과 관련된 불확실성이 기술 도입 및 가용성에 미치는 영향에 대해서도 다루고자 했다. 이런 불확실성에는 보건 의료 체계 내에서 신속진단검사의 역할, 질 관련 문제, 제품의 운송에 관련된 문제, 의료인들과 환자들의 인식이 포함되었다.

이 정책 개발 계획에는 스위스 제네바에 위치한 롤백말라리아협력체RBM, TDR, 필리핀 마닐라에 위치한 WPRO(세계보건기구 서태평양지역사무처)가 참여했다. 2002년 초 WPRO는 벨David Bell을 신속진단검사 주요 책임자로 고용해, 이 기술 사용에 대한 지침을 개발하는 책임을 맡도록 했다. 신속진단검사가 가장 많이 사용된 곳이 서태평양 지역이었기 때문에 벨은 마닐라의 본부에서 근무했다.[47] 벨은 계속 마닐라에 있었으나, 2006년이 되자 사하라 이남 아프리카 지역에서 신속진단검사가 주요하게 사용되었다.

초기에 벨과 세계보건기구 관계자는 대규모 현장 시험을 통해 신속진단검사의 정확도를 평가하려고 했으나, 막대한 비용(예산 부족)이 소요되고 [시장에서 유통되는] 신속진단검사 제품이 빠르게 바뀌어 실제로 시행하지는 못했다. 국제시장의 제품 변화가 급격한 탓에, 현장 시험의 검증을 거쳤더라도 이미 그 시점에는 해당 제품의 유용성이 떨어지기 쉬웠다.[48] 벨은 현장에서 신속진단검사법을 사용하는 과정에서 발생한 혼란에 대한 보고가 증가함에 따라, 사업의 초점을 [정확한 평가에서] 질 보장으로 변경했다. 2003년 1월 '말라리아 신속진단검사의 현장 시험 및 질 보장에 대한 회의'(미국 국제개발처, 영국 국제개발부, 오스트레일리아 AID의 재정 지원)가 마닐라에 있는 WPRO에서 열렸다. 이 회의는 1999년 회의 이후 진전된 상황을 평가하고 향후 방향을 설정하기 위해 개최되었다. 이 회의에서 참가자들은 질 보장 절차를 통해 "신속진단검사의 결과에 따라 치료 방침을 결정하도록 하는 근거"를 제공함으로써 신속진단검사의 가치를 높일 수 있다고 강조했다.[49]

2003년 회의 참석자들은 1999년 회의에서 명시한 과제들을 해결하는 데 "제한적인 진전"만이 있었다는 사실과, "이들 문제를 해결하는 데 세계보건기구의 역할에 약간의 혼란"이 있음을 확인했다.[50] 세계보건기구의 역할을 명확히 하기 위해 벨과 세계보건기구 관계자들은 세 가지 전략을 추진하기로 했다.

- 정책 개발 : 언제, 어디에서 신속진단검사를 사용해야 하는가에 대한 지침 마련

● 정보 확산 : 신속진단검사 제품과 제조 회사에 대한 정보 제공
● 질 보장 : 질 보장 메커니즘을 확립해 제품의 정확도를 보장

다음에서는 이 같은 전략에 대해 자세히 살피는 한편, 실제로 어떤 진전이 있었는지를 확인한다.

정책 개발

세계보건기구는 신속진단검사를 언제, 어디에서 사용할지를 명시한 지침을 개발하고자 함으로써, 전 세계적으로 이 기술을 도입하자는 합의를 이끌어 내는 데 기여했다.[51] 이 정책에 따르면 신속진단검사는, 특히 현미경 검사가 불가능한 환경에서, 임상적으로 유의한 말라리아 감염을 진단하는 데 사용되어야 한다. 또한 다음 조건이 갖추어진 경우에 비로소 신속진단검사가 말라리아 관리를 개선하는 데 일조할 수 있다.[52] ① 검사 결과에 따라 다음 단계 진료 계획(예를 들어 약품 치료 또는 적절한 추가 진단 등)이 명확하게 세워진 경우, ② 환자의 건강 결과에 명백한 이득이 있음이 증명된 경우, ③ 신속진단검사를 구매할 능력이 있는 경우, ④ 신속진단검사 제품을 잘 관리하고, 정확하게 사용할 수 있는 체계가 갖추어진 경우. 국제 전문가들은 현미경 검사법은 말라리아 이외에 다른 질환을 진단할 수 있기 때문에, 중요한 진단법으로 계속 유지·활용되어야 한다고 강조했다.[53] 따라서 세계보건기구는 신속진단검사가 양질의 현미경이 없거나 [있더라도] 이 장비를 보수·유지할 수 없는 경우에 한해 사용할 것을 지침에 명시했다.

세계보건기구 관계자와 다른 전문가들은 말라리아가 급속하게 전파

되는 지역에서 신속진단검사의 역할은 무엇인지를 합의하고자 했다. 이런 지역에 사는 사람들은 장기간에 걸쳐 지속적으로 말라리아 기생충에 노출되고 나서 말라리아에 대한 면역력을 얻는다. 면역력이 있다고 해서 말라리아 기생충으로부터 완벽하게 보호받지는 못하지만, 대부분의 경우 심각한 상태에 이르지 않게 한다. 결과적으로 말라리아가 급속하게 전파되는 지역에서는 5세 미만 어린이의, 말라리아로 말미암은 사망과 이환 위험성이 가장 높은 반면, 5세 이상에서는 말라리아의 위험성이 상대적으로 덜 심각하다. 세계보건기구의 지침에 따르면 말라리아가 급속히 전파되는 지역에서는 5세 미만 어린이가 말라리아로 의심되는 증상(예를 들어 열)을 보일 경우, 신속진단검사나 현미경 검사를 통해 진단할 것이 아니라 말라리아에 걸린 것으로 간주하고 치료를 시작해야 한다. 이런 정책은 신속진단검사의 오진(위음성)으로 말미암은 사망 위험이 임상 진단의 오진(위양성)으로 말미암은 과잉 치료의 위험과 비용보다 훨씬 크다는 점을 잘 이해하고 있는 것이다.[54] 하지만 세계보건기구는 5세 이상의 어린이 및 성인에 대해서는 현미경 검사 또는 신속진단검사를 통해 기생충학적인 진단을 실시한 뒤에 치료를 시작하도록 권고하고 있는데, 이는 말라리아 치료약을 덜 낭비하기 위해서이다.

정보 제공

신속진단검사의 잠재적인 구매자들이 시장에서 유통되는 다양한 신속진단검사 제품에 대한 정보가 부족하다는 문제를 해결하기 위해, 벨과 세계보건기구 관계자들은 몇 가지 활동을 수행했다. 첫째로 제품의 시험 결과, 제조 회사, 대량 구매자에 대한 정보를 제공하는 웹사이트를 구축했다(http://www.wpro.who.int/malaria/sites/rdt). 이를 통해 정보 흐름 및 신속진단검사의 최종 사용자(보건 의료 인력), 연구자, 구매자, 제조 회사들 간의 의사소통을 원활하게 해, 관련 정책 개발을 지원했다.[55]

세계보건기구 관계자들도 잠재적 구매자들에게 다양한 신속진단검사 제품과 해당 제조 회사들에 대한 정보를 적극적으로 제공했다. 세계보건기구는 유니세프·국제인구조사협회PSI·건강관리협회Management Sciences for Health와 함께 작성한 『말라리아의 예방, 진단, 치료를 위한 일부 제품의 가격과 제조 회사』Source and Price of Selected Products for the Prevention, Diagnosis and Treatment of Malaria라는 보고서에 신속진단검사 [제품 및 제조 회사에 관한] 정보 목록을 포함함으로써, 전 세계 말라리아 관련 제품의 시장 정보를 제공했다.[56] 이 보고서에는 모든 진단검사 관련 제조 회사들의 이름, 법인 형태, 상세한 연락처 정보가 포함되었으나, 특정 제품을 보증하거나 평가하지는 않았다. 국경없는의사회의 의료 접근성 확대 캠페인MSF Access Campaign 활동가들은 2005년 "E-약품"E-drug이라는 온라인 토론회에서 일반 사람들은 세계보건기구가 발표한 목록에 포함된 신속진단검사 제품을 세계보건기구가 보증한 제품으로 받아들일 것이기 때문에, 이 제품들의 질적 수준에 대한 정보를 제공하지 않는 것은 '무책임'하다고 비판했다.[57] 이에 대해 벨은 "세계보건기구가 정보의 질을 검증하는 것은 현재로서는 불가능하나, 앞으로 세계보건기구는 투명하고, 근거에 입각한 제품 평가 및 사전 적격 심사 시스템을 지속적으로 개발할 것이다."라고 반박했다.[58]

2007년 초 세계보건기구 신속진단검사 웹사이트에서 제품과 제조 회사의 목록을 게시하고 이를 정기적으로 갱신하기 시작했다. 세계보건기구가 특정 제품을 보증한다는 의미에서 작성한 목록은 아니었지만, 품질 제조 기준을 충족했다는 근거를 갖춘 제조사들만 목록에 포함했다. 또한 2005년 8월 웹사이트에 게재된 "국가 말라리아 관리 사업에 관한 중간보고서"에는 말라리아 기생충의 유형에 따라 신속진단검사를 선정하는 방법이 포함되어 있다. 벨은 세계보건기구의 회원국들이 각국의 역학적 상황에 부합하는 제품이 무엇인지를 자문할 때 적절한 지침을 제공하는 것이 기구의 역할이라고 보았다.[59] 예를 들어 적절한 신속진단검사를 선정하기 위해서는 해당 지역의 말라리아 전파 속도(낮음·중간·빠름)와 지배적인 말라리아 기생충의 유형(예를 들어 열대열원충 또는 삼일열원충)을 고려해야 한다. 이런 정보 제공 활동은, 신속진단검사 시장 규모가 급격하게 확장됨에 따라 발생하는 시장 실패 현상을 부분적으로 해소하는 데 도움을 주었으며, 세계시장 판매량의 증가에 적지 않은 영향을 미쳤다.

질 보장

세계보건기구가 신속진단검사의 국제조정 기구로서 수행하는 가장 중요한 역할은 제품의 질을 보장할 방안을 마련하는 것이다. 2002년 시작된 세계보건기구의 질 보장 기구는 TDR과 FIND(혁신적인 신진단법을 위한 재단)의 협력 아래 시작되었다. 이 기구에서 집중한 세 가지 주요 분야는 제품 평가, 전수 검사lot testing, 최종 사용자 수준 검사이다. 초기에는 세계보건기구의 질 보장 사업Quality Assurance Project에 대한 재정 지원이 제한적이었으나, 2006년 12월 게이츠재단(FIND를 경유)과 오스트레일리아 AID(WPRO를 경유), TDR의 재정 지원(총 980만 달러)을 받으면서 상황이 변화했다.

세계보건기구와 질 보장 사업의 협력체들은 신속진단검사의 질적 수준을 제고하는 활동의 우선순위를 높게 설정했는데, 질 보장이야말로 보건 의료 인력들로 하여금 신속진단검사를 시행하고 그 결과를 활용하게 하기 위한 전제 조건이기 때문이다. 그중에서도 제품 평가는 가장 중요한 사업 영역이다. 이 사업의 협력체들은 제품 평가를 지원하기 위해 말라리아 기생충 표본 및 항원 표본을 보유한 국제검체은행(미국 질병관리본부 내에 위치)을 설립했다. 실험실 환경에서 이루어지는 제품 평가는 진단의 민감도, 특이도, 안정성, 사용 용이성을 평가한다. 제품 평가는 출시된 신속진단검사 제품의 진단 정확도에 대한 정보를 생성하기 위해 실시된다. 이런 정보는 유엔의 물품 조달과 각국의 물품 조달 단체에 대해 세계보건기구가 권고하는 데 활용될 수 있으며, 향후 세계보건기구가 사전 적격 심사를 시행할 근거를 제공할 것이다.[60] 전수 검사(구매 시 제품의 기준 준수 여부를 평가하는 것)는, 전 세계에 퍼져 있는 실험실들의 네트워크를 통해, 세계보건기구의 질 보장 사업으로 수행되어 왔다.

세계보건기구와 협력 조직들은 의료 인력들의 신속진단검사 사용에 대한 질 보장 활동도 시작했다. 미국 국제개발처가 재정을 지원해 이루어진 필리핀과 라오스의 질 보장 사업은 질 보장 설계quality-design 연구를 진행했다. 이 연구는 여러 제품에 적용되고 다양한 문화적 맥락에서도 활용될 수 있는 "신속진단검사 안내 지침job aid"을 개발할 목적에서 이루어졌다.[61] "안내 지침"은 간단한 단어와 그림으로 구성된 카드로 검사의 각 단계를 설명함으로써 검사가 정확하게 수행될 수 있게 하며, 자원이 제한된 환경에서 보건 의료 인력을 훈련시킬 수 있도록 도와준다.[62] 이는 특히 신속진단검사처럼 매번 구체적으로 정해진 절차에 따라 업무를 수행해야 하는 경우 보건 의료 인력의 업무 성과를 개선할 수 있다.

결론

신속진단검사는 2000년대 이후 지속적으로 사용량이 증가하는 새로운 진단 기술이다. 세계보건기구는 신속진단검사의 구매량이 지속적으로 늘어나 10년 이내에 4억6천만 개가 될 것으로 전망하고 있다.[63] 이같은 [구매량이 급증하는] 확장기에 신속진단검사 제품은 검사의 가용성 및 채택에 영향을 미치는 몇 가지 도전에 직면해 있다. 특히 현장에서 진단의 정확도에 관한 문제, 제품 종류가 다양한 데서 발생하는 혼란, 의료인들이 치료 방침을 결정하는 데서 [신속진단]검사 결과를 활용할 때 갖는 거부감 등이 그렇다(〈표 5-1〉에 요약된 접근성에 대한 장애 요인과 전략 참조). 이 책에서 논의한 다른 의료 기술들과는 달리 신속진단검사는 제품 홍보, 국제적 체계, 또는 치밀한 계획에 의해 도입된 것이 아니다. 이 제품은 1990년대 중반 최초의 신속진단검사 제품(벡턴디킨슨 제품)에서 시작해 주로 [영리를 위한] 상업적인 경로를 통해 도입되었다. 다른 신속진단검사 제품들은 제조사들이 새로운 제품을 출시하면서 나타났다. 구매를 위한 외부의 재정 지원이 새롭게 이어지면서 제품의 상업적 수요는 크게 늘었다. 특히 GFATM의 재정 지원은 신속진단검사 시장이 급격히 확대되는 데 크게 기여했다.

이처럼 말라리아 관리 사업의 재정 지원이 국제적으로 이루어지면서 혁신적인 신속진단검사 기술이 전 세계 차원에서 도입될 수 있었다. 신속진단검사를 도입한 국가들에게는 향후 구매 재원을 어떻게 확보할지가 가장 큰 도전이다. 외부의 재정 지원(국제 원조)이 줄거나 없어질 경우에 대비해, 이떻게 지속 가능한 구매 재원을 마련할 것인가? 전 세계 빈곤 국가들은, 이 책에서 다루는 많은 의료 기술들과 마찬가지로, 이 제품들을 구매할 자원이 없거나, 제한된 국가 예산의 범위 내에서 다른 지출 항목에 밀리며 우선순위가 낮아져 제품 구입 의사조차 확인되지 않을 것이다.

신속진단검사 기술의 시장 규모는 이 신기술의 도약을 지원하는 국제적인 체계가 만들어지기 이전에 이미 확대되었다. 1999년 공식적인 권고[말라리아 치료를 위한 세계보건기구 권고안WHO Guidelines for the treatment of malaria]가 이루어진 이후에도 세계보건기구가 신속진단검사의 확산을 가로막는 장애 요인들을 해결할 '주요 책임자'를 임명하기까지 2년이 걸렸다. 이 '주요 책임자'는 세계보건기구 마닐라 지역의 본부 사무소에 근무하는 데이비드 벨이라는 개인에 불과했다. 참고로 다른 의료 기술 분야에 비해 진단 분야에 지원되는 재정 규모가 작은 편이어서, 세계보건기구 내에도 진단 장비 및 제품 전문가는 보통 한 명이다.[64] 벨이 신속진단검사 책임자로서 훌륭하게 자신의 임무를 수행했다고는 해도, 초기에 그가 활용할 수 있는 자원은 극히 제한되어 있었다. 이것은 신속진단검사 구매 예산이 GFATM을 통해 급격하게 늘어난 것과 극명하게 대조된다. GFATM의 신속진단검사 제품 구매 예산은 앞으로도 지속적으로 늘어날 것으로 예상된다. 이 사례연구는 빈곤 국가에서 새로운 의료 기술을 잘 활용할 수 있게 하려면 시장 실패 문제(정보와 질의 문제)를 해결해야 하는데, 이를 위해서는 국제조정 기구가 효과적으로 제 역할을 수행하는 것이 중요하다는 점을 강조하고 있다. 또한 이런 국제조정 기구는 시장 규모가 확대되기 전에 설치될 경우 더욱더 큰 효과를 낼 수 있다.

이 사례연구는 제조사들이 제품의 질을 보장하게 하는 것이 얼마나 중요한지를 보여 준다. 특히 대부분의 개발도상국에서는 약이나 백신과는 달리 진단용 제품의 경우 정부의 승인이 필요하지 않기 때문에, 진단용 제품의 질 보장 체계를 마련하는 것은 더욱 중요하다. 2008년 3월을 기준으로 미국 식품의약국 승인을 받은 신속진단검사 제품은 하나에 불과했다. 질 보장 및 사전 인증제도 제품의 질을 평가할 수 있는 대안이지만 이를 제도화하는 데는 상당한 시간이 걸린다. 제품의 구매자들은 자신이 구매하려는 제품의 질이나 적절성에 대한 정보를 얻거나 안내받지 못하는 경우가 태반이었다. 그러므로 신속진단검사 제품의 질적 수준에 대한 평가 체계를 구축한다면, 현장에 진단검사의 정확도에 대한 지식을 제공하고 신뢰를 형성함으로써 국제 수준, 국가 수준, 그리고 최종 사용자(이 사례에서는 보건 의료 인력) 수준에서 각각 이 검사법이 채택될 수 있을 것이다.

신속진단검사를 개발한 기관 중 하나인 월터 리드 국방연구소의 경우에도 제품 생산을 함께할 좋은 민간 부문 협력체를 찾아내기가 쉽지 않았다. 월터 리드 국방연구소 같은 개발자는 자신의 제품에 미국 식품의약국의 승인을 받아 줄 회사가 필요하기 때문이었다. 월터 리드 국방연구소는 몇 년이 지나서야 민간 협력체로 적절한 중소기업인 바이낙스를 찾아냈다. 이런 사례는 상당수의 진단검사 제조사들이 미국 식품의약국 승인을 얻을 수 있는 자원·노하우·경험을 갖고 있지 못하다는 사실을 보여 준다. 더구나 대규모 진단검사 제조사들은 특정 기술의 수익률이 높지 않다고 판단할 경우, 다른 조직과 협력해 가며 해당 의료 기술 제품을 생산하는 데 관심이 없는 경우가 많다.

신속진단검사의 접근성 사례는, 상대적으로 간단한 의료 기술 분야에서조차, 의료 기술이 도입·사용되는 데 중대한 영향을 미치는 것은 의료 체계임을 보여 준다. 신속진단검사를 통해 정확한 결과를 얻기 위해서는 특정 검사 절차를 준수해야 하며, 일부 제품의 경우 적절한 인프라(예를 들어 시계 또는 타이머)가 필요하다. 적절한 훈련과 감독, 사용자들의 언어로 작성된 명확한 지침 등의 요인들도 하나같이 보건 의료 인력이 신속진단검사를 제대로 수행하는 데 영향을 미친다. 이처럼 말라리아 환자에게 신속진단검사를 활용해 의도했던 치료 개선 효과를 얻으려면, [의료 기술의 도입에 급급하기보다는] 빈곤국의 보건 의료 체계에 대한 다양한 종류의 맞춤식 지원이 필요하다.

충분한 훈련을 받은 보건 의료 인력이 양질의 신속진단검사를 수행한다 하더라도, 검사 결과가 임상적인 의사 결정에 활용되는지 여부에 따라 다른 문제에 영향을 미칠 수 있다. 일부 보건 의료 인력들은 기존의 진단 습관을 고수하거나, 신속진단검사 제품의 질적 수준의 편차가 크다는 이유로 검사 결과 수용을 주저하고 있다. 제품에 대한 정보가 제공되고 제품의 질적 수준이 향상되면 이런 문제를 해결하는 데 기여할 것이다. [그러나 한편으로는] 열이 났을 때 [진단 결과와 관계없이 말라리아] 치료를 받게 될 것이라는 환자의 기대 심리가 문제를 일으키기도 한다. 이 사례연구는 제품 개발자들이 이런 최종 사용자들이 직면하는 도전 과제에 대해 깊은 이해가 필요하다는 점을 명확하게 보여 주고 있다. (다른 의료 기술의 경우에서와 마찬가지로) 말라리아 진단 제품의 경우에도, 개발도상국 현장의 실제 상황을 이해하는 사람들을 제품 개발 과정에 참여시키는 등의 패러다임의 전환이 필요할지도 모른다.[65]

신속진단검사의 접근성 이야기는 말라리아가 만연하는 국가에서는 여전히 현재 진행형이다. 제품 활용을 촉진하는 과정을 통해 알 수 있듯이, 단지 유망한 신기술을 개발하는 것만으로 신기술의 접근성이 보장되지는 않는다. 신기술이 활용될 수 있는지 여부에는 적절한 수준의 재정이 지원되고, 국제조정 기구가 제 역할을 수행하고, 정보가 충분하게 제공되며, 질 보장 메커니즘이 마련되었는지가 중요한 요소로 작용한다. 이런 전제 조건이 충족되었을 때, 국제적·국가적·지역적 수준에서 신기술의 활용을 촉진하고, 신기술의 질을 보장하며, 신기술에 대한 지속적인 재정 지원을 가능하게 해 새로운 말라리아 진단 방법의 지속적인 접근성을 보장할 수 있다.

　빈곤국의 보건 의료 체계의 실제 하부 단위에서 활동하는 보건 의료 인력이 신속진단검사를 이용할 수 있더라도, 이 기술이 말라리아 사망률과 이환율에 어떤 영향을 미치는지는 궁극적으로 보건 의료 인력이 환자 치료 방침을 결정하는 데 [신속진단]검사 결과를 얼마나 활용하는지와 더불어, 말라리아 치료약을 어느 정도 이용할 수 있고, 얼마나 적절하게 사용하는지에 달려 있다. 향후 이 기술의 접근성을 보장하려면 앞서 언급한 지속적인 도전 과제들에 적합한 전략이 요구된다.

표 5-1 신속진단검사 접근성 요약

	장애 요인	전략	구체적 실행
조직적 구조	개발도상국의 접근성을 증진할 효율적인 국제적 구조 부족	기술을 홍보할 국제적 조정자 형성	마닐라에 소재한 세계보건기구 지역 사무소 내에 신속진단검사를 위한 지역 거점 설립 (지역 거점은 접근성 활동을 하는 데 한정된 자금을 받는 1인으로 구성)
채택	신속진단검사가 언제, 어디서 쓰여야 할지에 대한 국제적 합의 부족 (이는 국가적 채택 및 최종 사용자의 채택에 영향을 미침)	적합한 방침에 대한 설명서를 홍보하고, 국제 정책 지침을 개발	세계보건기구가 국제회의를 열어 신속진단검사가 의료 체계 내에서 언제, 어디서 쓰여야 할지를 다룬 지침을 논의하고 개발
	현지 연구상에서 나타난 다양한 제품 성능으로 말미암아 국제적·국가적·개인적 채택에 제한이 생김 (성능은 제조 공정의 낮은 질, 저장·수송·사용 과정에서의 열 노출에 영향을 받음)	질 보장 체계와 공급 안정을 위한 국제 협약을 촉진	세계보건기구는 신속진단검사를 위한 질 보장 체계를 개발하기 위해 FIND와 협력함
		신속진단검사 사용에 대한 보건 의료 종사자 훈련을 향상	세계보건기구는 자원이 부족한 의료 체계에서도 시행될 수 있는 간단하고 효과적인 훈련을 제공하는, 의료 종사자를 위한 "[신속진단검사] 안내 지침"을 개발
	의료 종사자들이 환자 진료와 치료 결정에 신속진단검사 결과를 잘 사용하지 않음	신속진단검사 사용에 대한 의료 종사자 훈련을 향상	세계보건기구는 자원이 부족한 의료 체계에서도 시행될 수 있는 간단하고 효과적인 훈련을 제공하는, 의료 종사자를 위한 "[신속진단검사] 안내 지침"을 개발
가격 적정성	현미경과 비교했을 때 제품 가격이 비쌈 (이는 정부의 가격 적정성에 영향을 미침)	정부의 신속진단검사 구매를 지원할 국제 자금 조달을 유치	GFATM은 신속진단검사를 더 많이 조달해 시장이 확장될 수 있도록 각국에 많은 자금을 제공
		잠재적인 규모의 경제 이점을 살리기 위해 예측 향상	세계보건기구가 조율된 조달과 시차를 둔 전달 개념을 제안했으나 아직 계획 단계에 있음
가용성	제품의 질이 낮아 신속진단검사의 성능 문제를 야기	질 보장 체계, 예측 향상, 안정적인 공급 보장을 구축	세계보건기구가 신속진단검사를 위한 질 보장 체계를 개발하기 위해 FIND와 협력
			세계보건기구가 조율된 조달과 시차를 둔 전달 개념을 제안했으나 아직 계획 단계에 있음
	제품 배분이 국제시장으로 옮겨 가면서 구매자의 정보 격차 발생	구매 가능한 제품 및 가격에 대한 정보 체계 형성	WPRO 지역 거점에서, 제품과 공급자에 대한 정보가 정기적으로 갱신되는 웹사이트 개설

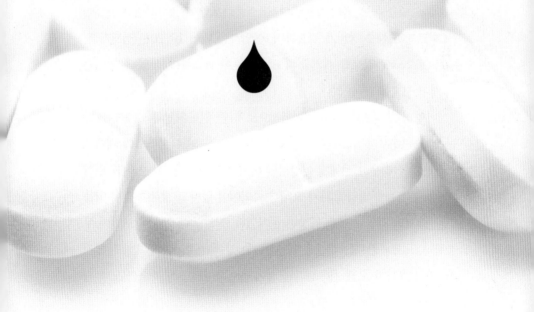

6

노르플란트
피임 접근성

Norplant: Access to Contraceptives

노르플란트 방식은 피부밑에 삽입했다가 제거할 수 있는 가역적인 피임 기구로, 피임 효과를 99.9퍼센트의 효력으로 5년간 유지할 수 있다. 이 임플란트[피부 삽입] 방식은 여섯 개의 캡슐로 구성되어 있으며, 여성의 팔에 삽입되어 지속적으로 합성 프로제스틴인 레보노르제스트렐 leveonorgestrel을 몸에 흘려보내 준다. 노르플란트를 사용하려면 [이를 삽입할] 의료진과 특수 장비가 필요하며, 삽입하는 데는 10~20분 정도가 걸린다. 또 노르플란트를 제거할 때도 의료진이 필요하며, 삽입 후 언제든지 제거 시술을 할 수 있다.

비영리 조직으로서 뉴욕을 거점으로 하는 인구위원회Population Council는 1960년대부터 노르플란트를 개발했다. 보건 의료 서비스에 제대로 접근하기 어려운 여성에게 이상적인 피임법이라면 별다른 어려움 없이 [시술할 수 있으며] 피임 효과가 오래 지속되어야 한다고 생각한 것이 임플란트 방식의 피임 기구를 개발한 동기였다. 노르플란트는 이 조건에 부합한다. 노르플란트는 배란을 억제한다는 점에서 경구 피임제와 닮았지만, 피임 효과가 오래 지속된다는 점이 다르다. 또한 이 기구는 오래 지속되고 제거할 수 있으며 효과가 확실하다는 점에서 자궁 내 기구[자궁 내 피임 장치]IUD와 유사하지만, [삽입하는 데] 부인과적 시술을 필요로 하지 않는다는 점에서 다르다. 노르플란트는 1990년 미국 식품의약국의 사용 승인을 받았으며, 전 세계 여성들이 선택할 수 있는 장기 지속형 피임 방법의 하나로 제시되었다.

이 장에서는 노르플란트의 개발 이야기로 시작해, 1980년대 인구위원회와 그 연계 조직들의 제품 개발 활동을 다룬다. 그리고 나서 1990년대 초부터 지금까지 전 세계적인 사용 확대를 위해 노력해 온 과정을 소개한다. 이 과정에서 주요한 역할을 담당한 조직들이 있는데, 이들은 정부 혹은 비정부기구가 추진한 가족계획 프로그램 조직들, 의료인들, 삽입 피임 기구를 이용하는 여성들뿐만 아니라, 국제적으로 제품 개발과 개발도상국에 대한 제품 소개를 맡은 인구위원회, 미국에 본사를 두고 선진국과 개발도상국 양쪽의 민간 부문에 노르플란트를 공급하는 역할을 맡은 와이어스-에이어스트 사Wyeth-Ayerst Laboratories(지금의 와이어스 제약), 핀란드에 본사를 두고 개발도상국의 공공 부문에 [노르플란트를] 공급하는 역할을 맡은 레이라스 오위 사Leiras Oy(현재 베이어 셰링 제약) 등이다. 이 장에서는 국제적·국가적 차원에서 노르플란트에 걸맞은 효과적인 구조를 형성하고자 한 인구위원회의 노력을 집중적으로 살펴보고자 한다.

이 장에서 다루는 노르플란트는 안정성이 높고 효능efficacy과 효과 effectiveness 측면에서 뛰어난 점이 여러 임상 시험에서는 물론, 제품이 출시된 이후 소비자를 통해서도 입증이 되었음에도, 여전히 많은 국가에서 접근성이 낮은 기술이다. 접근성을 가로막는 장애 요인 중 일부는 최종 사용자의 선택에 어려움을 야기하는 노르플란트의 기술적 특성과도 관련된다. 노르플란트는 이를 삽입 및 제거하는 데 훈련된 의료인이 필요하다는 점에서 공급자 의존적인 기술인데, 이 같은 기술적 특성이 가용성에 영향을 미친다. 또 다른 장애 요인은 비용 문제인데, 이는 (빈곤 국가들이 보건 의료 관련 신기술을 감당할 지불 능력이 없다는 한층 광범위한 주제로 다루어질 수 있다는 점에서) 노르플란트에만 국한되는 것은 아니다. 노르플란트를 세계적으로 보급하고자 노력했던 인구위원회와 그 연계 조직들의 경험이 주는 교훈을 타산지석으로 삼는다면, 다른 보건 의료 신기술의 접근성을 높이는 기획을 할 때 참고할 수 있을 것이다.

제품 개발(1단계)

1960년대 중반 인구위원회의 생의학분과 책임자였던 셸던 세갈Sheldon J. Segal과 박사후 연구원이었던 호라시오 크록사토Horacio Croxatto는 (다우 코닝 사Dow-Corning의 상품명 실라스틱Silastic으로도 알려진) 폴리다이메틸실록산polydimethylsiloxane의 피부밑 캡슐 기술이, 장기간 작용하는 스테로이드형 피임 기구에도 적용될 수 있으리라고 제안했다. 의학용 실라스틱은 실리콘에 기반을 둔 물질로부터 중합된 형태다. 실라스틱이라는 물질은 세갈과 크록사토가 관심을 기울이기에 앞서 이미 15년 전부터 여러 용도로 사용되었는데, 가령 뇌수종hydrocephalus을 갖고 태어난 어린이들의 뇌 주변에 있는 두개강에서 복부의 복간으로 액체를 배출하기 위한 튜브 장치에 활용되었다. 실라스틱의 가장 중요한 특성은 생체 적합성이 매우 뛰어나다는 것으로, 체내에서 특이 반응이나 알레르기 반응이 없다는 점이다.[1]

세갈에 따르면, 피부밑 삽입형 피임 개념은 보스턴의 아동병원Children's Hospital in Boston에서 시행한 연구의 '논리적 연장'에서 착상되었다. 소

아외과 의사인 주다 폴크먼Judah Folkman과 그의 동료 데이비드 롱David Long
은 실험적인 수술에서 지용성 염료가 실라스틱 밖으로 서서히 유출된다
는 사실을 발견했다.[2] 세갈은 폴크만의 발견에 대해 들었을 때를 회상하
며, "지용성 염료가 그렇다면 지용성 호르몬이 [서서히 유출]되지 않을 리
가 없다는 생각이 떠올랐다. 이에 더해 [실라스틱의 뛰어난] 생체 적합성을
고려하니, (뇌수종의 배출로로 쓰이듯이) 피부밑에 설치해 스테로이드 호르
몬을 서서히 방출하면서 장기간 효력을 보이는 피임제로 작용하는 체계
를 구상할 수 있었다."라고 말했다.[3] 세갈은 "수천 일 동안 먹어야 할 경
구피임약을 한 번의 병원 방문으로 대체"할 수 있는 새로운 피임 방법을
구상했다.[4]

이런 새로운 개념을 구현하기 위해, 인구위원회의 세갈과 그의 팀은
소량 유출만으로 온종일 충분한 피임 효과를 낼 수 있는 피임 약품을 찾
아 나섰다. 또한 인체에 사용될 때 안정적이고 효과적인 실라스틱의 형
태를 찾아야만 했다. 이런 두 가지 활동으로 옮겨가기 위해, 우선 실라
스틱에 대한 적절한 지적 재산권의 보장이 필요했다. 실라스틱을 통해
스테로이드를 유출하는 원리에 관한 특허는 폴크만이 가지고 있었으며,
[이를 활용할 권리는] 미시간 주 미들랜드에 있는 다우 코닝에 배당되어 있
었다. 폴크만은 인구위원회의 연구 결과를 바탕으로 만든 모든 제품에
로열티를 부과하지 않겠다는 데 동의했으나, 그러려면 다우 코닝의 경
영자인 허친슨Ira Hutchinson의 승인이 필요했다. 허친슨은 인구위원회가
이 제품을 상업적 목적으로 사용할 계획이 없다고 확인시킨 뒤에야 동
의했다.[5] 그러나 사용을 고려 중인 [피임] 약품들은 각기 다른 회사들에
[특허권이] 있었기에, 세갈과 그의 팀은 적절한 약품을 선택하더라도 지
적 재산권 문제에 직면할 수밖에 없었다.

세갈은 [노르플란트 개발과 관련된] 생화학과 의학 연구를 진행시키기

위해, 협동 연구 그룹을 조직하기로 했다. 그는 회고록에서, "나는, 제약 회사의 제품 개발 관행대로 큰 임상 연구 그룹을 고용하기보다는, 역량을 갖춘 사람들이 저마다 소속되어 있는 기관에 계속 다니면서 우리와 피임 기술 개발 계획에 합류하는 방식의 팀을 결성하기로 결심했다."라고 기술했다.[6] 이 협동 연구 그룹이 ICCR(피임연구를 위한 국제위원회)이다.[7] 이는 공공·민간 협동 제품 개발에서 사용된 '가상 연구 조직' 모델을 따른 것인데, DNDi(소외 질환들을 위한 약품개발계획)가 그 예 중의 하나이다.

ICCR은 삽입체와 함께 사용될 최적의 피임 호르몬을 찾고자 노력했지만 숱한 난관에 부딪혔다. 연구 팀[ICCR]은 우선 영국의 브리티시 드럭 하우스 사British Drug House가 소유하고 있는 미게스트롤 아세테이트megestrol acetate를 연구했다. 그 결과 이 물질에서 '의미 있는 진전'을 보았으나, 실망스러운 일도 있었다. 브리티시 드럭 하우스가 실험동물(비글)에서 부작용이 발견되었다며 제품을 시장에서 철수했기 때문이다.[8] 연구진은 그다음으로 경구피임약 혹은 다른 부인과적 목적으로 사용되고 있던 모든 프로제스테론 제제를 실험해 보기로 결정했다. 그 과정에서 노르제스트렐norgestrel이라 불리는 프로제스테론 제제를 생성하는 합성 과정을 발견한 것은 큰 성과였다. 이 물질은 다른 프로제스테론 제제에 비해 단위 무게당 역가potency가 매우 높고, 실라스틱을 썼을 때 유출이 잘 일어난다는 것이 확인되었다.

1974년 ICCR은 여러 가지 다른 합성 호르몬을 비교하는 여섯 개의 캡슐로 된 피임약의 전달 체계에 대한 인체 실험을 시작했다. 연구팀은 파리의 러셀-UCLAFRoussell-UCLAF이 개발한 R2010이라는 초강력 프로제스테론과 [사용 허가 권한이 와이어스-에이어스트에 속한] 노르제스트렐을 1975년에 무작위 임상 시험으로 비교해 본 후, 펜실베이니아 주 래드너Radnor에 있는 와이어스-에이어스트의 노르제스트렐을 선택했다.[9] 이 실험은

6개국(브라질·칠레·덴마크·핀란드·도미니카공화국·자메이카)에서 진행되었는데, R2010을 썼을 때 질에서 출혈이 더 적었지만, 피임 효과는 노르제스트렐이 가장 높았다. 세갈은 두 약품을 모두 사용해 여성들의 선택권을 높이려 했으나, ICCR의 예산이 충분하지 않아 하나의 약품만 선정해야 했고, 효용성과 임상적인 수용성, 안전성을 고려해 최종 선택된 것은 노르제스트렐이었다.[10] 노르제스트렐의 안전성은 이미 노르제스트렐 성분이 들어 있는 경구피임약을 생산하고 있던 와이어스-에이어스트의 동물실험과 대규모 인체 실험에서 거듭 입증되었다.[11]

인구위원회가 그들의 합성물을 피임제로 사용할 것을 와이어스-에이어스트에 요구하면서 지적 재산권 문제가 다시 불거졌다. 세갈은 다음과 같이 말했다.

기업들은 용도가 다른 시중 상품에 이미 성공적으로 적용되고 있는 합성물을 공개하지 않으려 한다. 예상치 못했던 발견이 큰 타격을 줄 수 있기 때문이다. 이때까지 와이어스의 경구피임약 제품군의 판매량은 미국 내에서 순조롭게 선두를 달리고 있었기 때문에 위험부담이 컸다. [그러므로 연구가 지속되게 한 공로는 인구위원회의 작업이 중요하다고 믿어 준, [와이어스-에이어스트] 조직 내 경영진의 몫이다. 와이어스에서는, 시야가 넓은 화학자이자, 회사의 부사장 자리에까지 오른 리처드 보가시Richard Bogash 박사가 그런 사람이었다. 그가 와이어스로 하여금 인구위원회와 '준비 단계의 계약agreement to agree을 체결하도록 설득한 덕분에, 우리는 임플란트 연구만 성공하면 전 세계 여성이 이 상품을 사용할 수 있으리라고 확신하며 연구를 진행할 수 있었다.[12]

상품 개발 과정의 결과물인 노르플란트 방식은 실라스틱이 재질인 유연한 실리콘 캡슐 여섯 개로 구성되어 있고, 캡슐마다 레보노르제스

표 6-1 노르플란트 개발 과정에서 행해진 임상 시험들

15개국에서 시행된 임상 시험들

1975~79년	브라질·칠레·덴마크·도미니카공화국·핀란드·자메이카에서 시행된 제3상 다국가 임상 시험 (PC/ICCR)
1980~82년	콜롬비아·에콰도르·이집트·인도·인도네시아·타이에서 시작된 임상 시험 (PC)
1981년	미국에서 시작된 제2·3상 임상 시험 칠레·도미니카공화국·핀란드·스웨덴·미국에서 또 다른 제3상 다국가 임상 시험 (PC/ICCR)
1990~95년	칠레·도미니카공화국·이집트·핀란드·싱가포르·타이·미국에서 시행된, 연성 튜브 노르플란트 캡슐과 재조합된 노르플란트 막대 제품의 제3상 임상 시험

30개국에서 시행된 도입 전 임상 시험들 (시작 연도)

1984년	방글라데시·브라질·칠레·중국·도미니카공화국·아이티·케냐·네팔·나이지리아
1985년	필리핀·싱가포르·스리랑카·잠비아
1988년	콜롬비아·엘살바도르·가나·말레이시아·멕시코·파키스탄·페루·세네갈·한국·튀니지·베네수엘라·잠비아
1990년	볼리비아·마다가스카르

7개국에서 시행된 민간 영역 훈련 (레이라스 오위)

1988년	벨기에·불가리아·구소련·프랑스·이스라엘·서독·타이완

8개국에서 시행된 출시 후 감시 연구 (WHO/HRP, PC, FHI)

1988~97년	방글라데시·칠레·중국·콜롬비아·이집트·인도네시아·스리랑카·타이

훈련 커리큘럼 평가

	나이지리아·르완다·케냐

국제 훈련 센터

	도미니카공화국·이집트·인도네시아

지역 훈련 센터

	케냐

20개국에서 시행된 70개 이상의 수용도 조사 (FHI, PC, PATH, 병원, 보건 당국)

1987년 (시작 연도)	방글라데시·브라질·중국·콜롬비아·도미니카공화국·에콰도르·이집트·아이티·인도네시아·케냐·멕시코·네팔·나이지리아·페루·필리핀·르완다·스리랑카·타이·미국·잠비아

주 : FHI : 국제가족건강협회; ICCR : 피임연구를 위한 국제위원회; PATH : 보건의료적정기술 프로그램;
　　PC : 인구위원회

자료 : Polly F. Harrison and Allan Rosenfield eds., *Contraceptive Research, Introduction, and Use: Lessons from Norplant* (New York: National Academy Press, 1998), p. 109. 저자 동의하에 사용.

트렐(노르제스트렐의 더 강력한 형태) 36밀리그램이 담겨 있다. 캡슐의 길이는 34밀리미터, 지름은 2.4밀리미터이다. 물질 확산 속도를 결정하는 실라스틱 구조의 두께는 노르플란트에 걸맞게 결정되었다. 여성의 위쪽 팔에 국소마취를 한 뒤 부채꼴 모양으로 삽입된 임플란트는 5년간 비교적 일정한 속도로 혈액 내에 레보노르제스트렐을 흘려보낸다.

노르플란트 상품을 개발하는 과정은 다른 보건 의료 신기술과 마찬가지로 쉽지 않았다. 세갈에 따르면, "너무 직설적으로 들리겠지만, 돌이켜 보면 끊임없이 막다른 벽에 부딪히는 과정이었다. 거의 포기하기 직전까지 갔던 것만 적어도 두 차례였다."[13] 개발 과정 동안 ICCR 소속 과학자들은 그들이 가정할 수 있는 최대한 많은 안전성 문제들을 평가했다(〈표 6-1〉 참조). 만족스러운 연구 결과를 얻고 나서, 1980년대 초반 노르플란트는 선진국과 개발도상국에 도입될 준비를 마쳤다.

개발도상국에 노르플란트 도입 단계(2단계)

1980년대 인구위원회의 관심사는 개발도상국에서 노르플란트의 접근성을 높이는 것이었다. 단체[인구위원회]의 운영진은 접근성을 저해하는 노르플란트의 특징들이 무엇인지를 알았다. 예를 들어 많은 여성들이 노르플란트를 했을 때 (길어지거나 잦아지거나 중단되는 식의) 생리 주기 변화를 경험했다. 운영진들은 이 같은 변화로 말미암아 불편한 사용자가 있다는 점을 깨달았다. 게다가 상품의 보급은 의료 서비스의 질에 좌우된다는 것을 알게 되었다. 노르플란트는 상담, 제품 삽입 및 제거 시술, 임상 관리를 할 수 있는 훈련된 의료진이 필요했다. 스파이스핸들러Joanne Spicehandler는 "도입 프로그램을 착수하는 단계부터, 노르플란트가 훈련 집약적이며 서비스 집약적인 방법이라는 것이 명확해졌다."라고 말했다.[14]

인구위원회는 개발도상국에 노르플란트를 도입하고 [수용] 규모를 확장할 체계적인 계획을 수립하기로 결정했다. 이는 공공 영역의 단체가 주도해 피임 도구를 도입한 최초의 시도였다는 점에서 의미가 있다.[15] 스파이스핸들러는 이런 결정이 노르플란트의 세계적 차원의 접근성에 관한 [인구위원회의] 세 가지 고려 사항(관심사)에서 비롯되었다고 말한다.[16] 첫 번째 고려 사항은 가족계획 사업의 일환으로 자궁 내 기구를 도입했던 이전의 시도들과 관련된다. 자궁 내 기구는 임상 시험에서 효과가 확인되어 피임 기구 시장의 혁명을 일으킬 것으로 보였으나, 여성들이 실제로 이 기술을 사용하기 시작하면서, 부적절한 기구 삽입 전 검사와 불충분한 부작용 관리로 많은 문제들이 보고되었다. 이 같은 어려움들과 더불어 자궁 내 기구를 둘러싼 루머가 확산되면서 중단율은 높아지고 시술률은 급감했다. 소니Veena Soni는 인도에서 직접 수행한 자궁 내 기구 경험 평가를 바탕으로, "자궁 내 기구 프로그램은 조직적인 준비 없이 몰아치는 데 급급해 이미 알려진 부작용을 극복하지 못했고, 영양부족과 빈혈에 시달리는 여성들이 겪는 부작용은 예상보다 더 높게 나타났다."라고 말했다.[17] 인구위원회 의장인 베럴슨Bernard Berelson은 1966년 연례 성명에서 [자궁 내 기구의] 규모 확장에는 관심이 너무 많고, 여성들과 소통해 자궁 내 기구로 말미암아 생길 수 있는 불편함을 확인하는 데는 관심이 너무 적다고 지적했다.[18]

인구위원회의 두 번째 고려 사항은 피임 신기술에 대해 사용자들이 느끼는 욕구를 고심해야 한다는 것이다. 인구위원회는 노르플란트의 접근성은 가족계획 기구나 피임에 관심 있는 여성들이 이 기술을 채택하는지가 관건이라는 사실을 이해했다. 마지막으로 인구위원회의 세 번째 고려 사항은 피임 기술에 관한 잘못된 정보가 전달되는 것이었다. 잘못된 정보가 전달되면 논란을 불러일으켜, 이는 피임법에 대한 선택을 제한시키는 것으로 이어진다. 인구위원회는 결함이 있었던 달콘 실드Dalkon Shield(자궁 내 감염과 감염성 유산을 일으켰던 자궁 내 기구로, 1975년 시장에서 철수함)에 대한 언론의 악평과, 미국 대중이 이를 다른 모든 자궁 내 기구로 [일반화해] 부당하게 연계시켰던 사례를 날카롭게 인식하고 있었다.

인구위원회는 앞서 살핀 세 가지 고려 사항들을 염두에 두고 노르플란트의 접근성을 넓히고자, 노르플란트에 대한 포괄적인 계획과 조직적 구조를 설계했다. 인구위원회는 특정 피임법을 홍보하는 대신, (업무 범위를 넓혀서) 가족계획 서비스의 이용자가 증가했다는 점을 홍보하는 데 초점을 맞췄다. 이는 인구위원회가 "노르플란트를 도입하는 데 비홍보적 접근"[19] 방식을 취했다는 것을 의미한다. 인구위원회의 도전은 신기술 자체만 홍보하는 것이 아니라 가족계획 안에 신기술을 도입해, 전적으로 여성들이 피임 방식을 선택할 수 있게 하는 것이었다.

1982년 인구위원회는 이 같은 접근성 강화 계획을 여섯 가지 주요 전략에 기초해 수립했다.[20] 첫 번째 전략은 노르플란트를 되도록 낮은 가격으로 공공 영역에 공급해 폭넓은 가용성을 보장하는 것이다. 이를 위해 노르플란트를 생산·등록·유통하는 회사가 필요했다. 핀란드 투르쿠에 기반을 둔 국제적인 제약 기업이었던 레이라스 오위가 제품 개발의 마지막 단계 내내 인구위원회와 공동으로 작업했다. 두 단체는 [노르플란트를] 개발도상국의 공공 영역에 낮은 가격으로 전 세계에 보급하겠다는 특허 협약을 공동으로 체결했다. 1984년 핀란드(제조사의 국가)가 노르플란트를 허가한 첫 국가가 되었다. 레이라스 오위는 뒤이어 노르플란트를 다른 국가에 등록하고 배급했다. 그 사이에 인구위원회는 미국과 여타 국가의 민간 기업에 공급할 특허권 협약을 와이어스-에이어스트와 협상했다. 1988년에는 미국 식품의약국에 노르플란트의 신약 허가 서류를 접수했고 1990년 승인받았다.

위원회의 두 번째 전략은 국제적인 훈련 센터에서 의료 공급자들에게 [노르플란트 사용 및 상담을 위한] 훈련 기회를 제공하는 것이었다. ICCR의 임상 시험 경험이 있었던 센터 세 군데(도미니카공화국·칠레·인도네시아)가 선정되었다. 센터에서는 훈련 목적으로 제품을 삽입하고 제거할 기회가 제공되었고, 동시에 노르플란트의 필요에 대한 상담에 익숙하고 [관련 지식에] 해박한 인력들이 있었다.[21]

세 번째 전략은 특정 국가에서 도입 전 임상 시험을 수행해 [노르플란트를] 채택하도록 홍보하는 방법이었다. 이 [도입 전] 임상 시험은 먼저 기술을 체험하게 하고 현지 조건에서 기술의 효과·안정성·순응도를 평가하는 내용으로 이루어졌다. 제품 개발 단계에서 이루어지는 이런 연구 방법은 기술 도입의 혁신이라 할 만한 것이었다.[22] 이 방법이 중요한 이유는 다음과 같다. 우선 시빈Irving Sivin 등은 이런 연구가 국가 프로그램 및 의료 제공자들이 현지 조건에서 기술을 평가하고 또 훈련할 수 있도록 도와준다고 지적했다.[23] 더불어 노르플란트의 지역 내 사용 자료를 요구하면서, 이를 사용 승인을 결정하는 근거 중 하나로 삼는 국가도 있었다. 이런 자료들은 도입 전 연구에서 제공되었다. 또한 이런 연구들은, 다양한 문화적·사회경제적 조건에서 최종 사용자 및 의료 서비스의 요구 사항을 평가할 기초 자료를 인구위원회와 중앙정부에 제공했다. 마지막으로 이런 연구들을 수행하면서 신기술이 가족계획 프로그램에 잘 접목되는 방향으로 현지 관리 전략을 가다듬을 수 있었고, 이에 걸맞은 교육 자료들을 배포할 수 있었다. 인구위원회와 협력 단체들은 도합 30차례 이상의 도입 전 임상 시험을 진행했다(〈표 6-1〉 참조).

네 번째 접근성 확대 전략은 여성들의 제품 사용 만족도를 확인하는,

최종 사용자 의견 수렴 조사였다. 도입 전 연구가 의료 기관의 경험에 초점을 맞춘 기술 평가라면, 최종 사용자 조사는 고객의 경험과 인식에 초점을 맞춘 것이었다. 최종 사용자 조사는 인구위원회가 시행한 노르플란트 접근성 확대 전략의 핵심이었다.[24] 이 조사에서는 [노르플란트를 사용한] 여성들이 생리 불순이 나타남에도 노르플란트를 사용하는지 여부와 그 이유를 살피고, 생리 불순이 일상생활에 미치는 영향도 연구했다. 필요할 때 쉽게 제거할 수 있는지, 노르플란트에 대한 정보는 충분히 제공되는지, 이 방법을 택했을 때 적절한 상담과 사후 지원이 이루어졌는지의 문제도 분석했다.[25] 인구위원회와 협력 단체들은 20개국에서 70회 이상의 사용자 수용성 연구를 진행했다(참여국에 관해서는 〈표 6-1〉 참조).

위원회의 다섯 번째와 여섯 번째 전략은 피임법에 대한 언론의 부정적 평가를 줄이는 홍보 활동과 관련된 것이었다. 이 활동 중 하나는 중앙 및 지역단체들에 노르플란트 및 노르플란트 서비스 제공을 위해 필요한 요건을 알리는 것이었다. 이 대상들에는 관공서, 여성 단체, 의료 단체, 상담가들, 최종 사용자들이 포함된다. 또 다른 활동은 가족계획 프로그램의 정보 전달 및 훈련 자료의 원형原型을 개발해 각 단체가 저마다의 상황에 맞게 채택할 수 있게 하는 것이었다.

이 같은 전략들을 실행하기 위해 인구위원회의 운영진을 개편해야 했다.[26] 인구위원회의 이전 활동에 비해 관리팀이 더 커져야 했기에 뉴욕의 중앙 팀에 세 명의 상근자, 지역 사무소에 세 명의 전일제 의료인을 고용했다. 추가로 두 곳의 학제 간 자문 기구는 프로그램 개발과 관련해 정책, 생명과학, 규제에 관한 내용과 더불어 최종 사용자, 의료 서비스에 대한 요구 등에 도움을 주었다. 또한 위원회는 다수 비정부기구(국제가족건강협회Family Health International, PATH, 인공피임수술협회Association for Voluntary Surgical Contraception)와의 협력 관계를 기반으로 국제적인 노르플란트 조직적 구조도 만들었다. 여기에는 훈련, 임상 시험, 자료 개발, 최종 사용자 수용도 연구, 사업 관련 연구 분야와 관련된 상당수의 전문가들이 속해 있었다.

노르플란트를 도입하는 단계에서 몇 개의 국제단체가 새로운 피임 방법을 검토했다. 1984년 세계보건기구는 노르플란트의 기술평가를 시행하고 이 피임법을 "특히 장기간의 피임 효과를 원하는 여성들에게 도움이 된다."라고 평했다.[27] 유엔인구기금도 이 방법을 인정했고, 미국 산부인과학회American College of Obstetricians and Gynecologists와 미국 생식의학회 American Society for Reproductive Medicine를 포함한 많은 전문가 단체들이 관련 자료를 검토한 끝에 노르플란트의 안정성과 효과를 보증했다. 이런 인정이 신기술의 국제적·국가적 채택을 동시에 촉진했다.

인구위원회는 자궁 내 기구와 그 외 피임법의 도입 과정에서 얻은 교훈을 바탕으로, 인구위원회는 개발도상국을 위한 포괄적인 노르플란트 접근성 강화 계획을 고안했다. 위원회의 임원이 예측하듯이, 여러 국가에서 발생하는 접근성 문제들 중 다수는 훈련 및 의료 서비스의 질과 관련되었다. 그러나 나머지는 예측하지 못한 문제였다. 노르플란트의 접근성에 대한 장애 요인과 조력 요인은 이어지는 내용에서 구체적으로 서술될 것이다. 1990년대 중반 대다수의 노르플란트 사용자들이 살고 있던 두 국가의 경험을 통해 많은 것을 확인할 수 있다. 인도네시아가 개발도상국 사례로서 정부가 공공 부문의 공급을 위해 인구위원회와 공동 작업을 했던 경험을 소개한다면, 미국은 선진국 사례로서 민간 기업인 와이어스-에이어스트가 공공 부문과 민간 부문에 이 기법을 제공했던 경험을 알려준다.

국제적인 규모로의 확장(3단계)

1986년 인도네시아는 노르플란트를 국가 차원에서 도입한 첫 국가가 되었다. 국가가족계획조정기구(인도네시아어 머리글자를 따서 BKKBN)는 인구위원회와 미국의 공적 개발 원조를 받아, 주도적으로 인도네시아 내에 노르플란트 방식을 접목하고자 했다. 인도네시아 정부는 장기 지속형 피임법[의 사용]을 강조하는 것을 공식 국가정책으로 삼았다. 정부가 노르플란트를 도입한 것은, 몸의 변형을 가져온다는 이유로 이슬람에서 금지된 불임 시술의 대안을 찾고, 여성의 선택을 확대할 수 있는 피임법을 제시하기 위해서였다. 이들은 임신을 늦추고 싶은 20~25세 여성들과 추가 출산을 원치 않는 30대 어머니들 그리고 농촌 여성들을 주된 대상으로 삼아 노르플란트를 홍보하려 했다.[28] 1981년 도입 전 임상 시험이 시행되면서 노르플란트의 도입을 촉진했다. 국가가족계획조정기구는 노르플란트가 승인되자, 도입 전 임상 시험에서 전 국가적인 접근성을 높이려는 활동으로 옮겨 갔다. 노르플란트의 사용은 1980년대 후반과 1994~95년 두 차례 가파른 상승을 보이며 급속히 확대되었다.[29] 1994년 인도네시아에서 전체 피임 인구의 9.5퍼센트인 1천8백만 명이 노르플란트를 사용했는데, 이는 단일 국가 내 최대 노르플란트 사용자 수이다.[30] 1998년 [노르플란트] 최종 사용자들을 대상으로 한 연구에서 가장 많은 비중을 차지하는 여성군은 초등교육을 받았고, 두 명 이상의 자녀를 둔 농촌 여성이었다.[31]

[다른 한편] 미국에서는 식품의약국이 1990년 12월 노르플란트를 승인하고, 그 직후인 1991년 2월 와이어스-에이어스트가 전국적으로 상품을 출시했다. 상품은 빠르게 도입되었다. 와이어스-에이어스트는, 인구위원회가 개발도상국에 집중하는 동안, 미국 내 상품의 훈련·판촉·유

통 등을 전반적으로 도맡았다. 미국 사회는 새로운 피임법에 열광했다. 미국 식품의약국이 승인하기도 전에, 노르플란트는 피임법의 새로운 장을 연 돌파구로 평가받았다. 이런 열광은 언론에서 노르플란트의 효과·편이성·가역성을 긍정적으로 평가하며 강조한 기사에 힘입은 바 크다.[32] 많은 미국 여성들이 [노르플란트가] 출시되기를 몹시 기대했다. 와이어스-에이어스트는 1991년 [한 해에만] 10만 명의 여성이 시술받은 것으로 추정했는데, 1993년 중반까지 75만 개의 제품이 판매되었다.[33] 제품 수요는 시작부터 와이어스의 예상치를 뛰어넘어 공급이 부족한 상태에 이르렀고, 일부 지역에서는 구매 대기가 이어졌다.[34] 1992년 중반 [와이어스-에이어스트는] 제품의 48퍼센트는 개인 의사에게, 33퍼센트는 병원 내 의료진에게, 19퍼센트는 다른 공급자들에게 배분되었다고 추산했다.[35]

인도네시아·미국과 더불어, 다른 개발도상국과 선진국 들에서도 노르플란트가 승인 및 출시되었다. 세계보건기구는 신제품의 안정성과 효과를 보장하기 위해, 노르플란트에 대한 첫 대단위, 장기간 전향적 약품 감시 연구, 즉 출시 후 감시 연구를 개발도상국들에서 진행했다.[36] 이는 5년 동안의 추적 관찰 연구였으며, 1988~97년에 걸쳐 총 8개국의 가족 계획 시행[을 주관하는] 32개 의료 기관에서 이루어졌다(〈표 6-1〉 참조). 세계보건기구의 이 연구는, 인구위원회의 도입 전 임상 시험처럼, 연간 실패율이 1퍼센트 미만이었는데, 이를 통해 영구적인 피임 방법과 동등할 정도로 높은 효과를 입증했다. 노르플란트의 주요 부작용인 생리 양상 변화는 [변화가 발생하고 나서] 첫 1년 정도에 대다수의 여성이 받아들일 만한 수준으로 안정되는 것으로 보였다. 연구자들은 이 피임법이 안전하고 견딜 만하며 효율이 높다는 결론을 내렸다.[37] 이처럼 [접근성을 증진하는 데 유리한] 중요한 결과가 나왔음에도 노르플란트를 전 세계적으로 홍보하려는 시도는 세 가지 요소, 즉 가격 적정성, 최종 사용자의 채택,

제품 제거 서비스 등과 관련된, 접근성을 저해하는 난관에 봉착했다. 다음 내용에서는 장애 요인들로 말미암은 어려움이 특정 상황에 따라 어떻게 달라지는지를 보여 준다.

가격 적정성

인구위원회와 노르플란트 제조사 두 군데(핀란드의 레이라스 오위, 미국의 와이어스-에이어스트) 간의 특허권 협약의 결과로, 서로 다른 시장에서 지역별 가격 차별화 정책에 따라 제품의 가격이 결정되었다. 선진국의 공공 부문과 전 세계적인 민간 부문에서는 와이어스가 비교적 높은 가격에 노르플란트를 공급했는데, 미국 내에서 세트당 350달러였고 유럽에서는 그 절반 가격이었다. 레이라스 오위는 이보다 훨씬 낮은 가격인 세트당 23달러로 개발도상국 공공 부문의 가족계획 프로그램에 제품을 공급했다.

노르플란트 제품을 구매하는 비용과 이를 삽입·제거하는 데 드는 비용은 미국 내에서 최종 사용자의 접근성 문제를 불러일으켰다. 미국 내 제조와 판매를 담당하는 와이어스는 자사나 다른 회사들의 다른 경구피임약의 가격을 낮추었던 것과 달리, 노르플란트의 공급가를 낮추지는 않았다.[38] 노르플란트 이식 세트의 가격이 미국에서 350달러였지만, 이식 비용과 병의원 진료비를 포함한 전체 비용은 5백~1천 달러에 달했다. 병원이나 의사에 따라 제거하는 데 추가 비용이 들 수도 있었다. 그러나 많은 사보험들은 (저소득 계층을 위한 미국 건강보험의 일종인) 메디케이드Medicaid가 50개 주에서 시행했던 것처럼, 노르플란트에 드는 비용의 일부 또는 전부를 보장했다. 그러나 메디케이드는 피임 기간에 피보험자 자격을 상실한 여성에게 노르플란트 제거 비용을 보전해 주지는 않았다.[39] 비록 메디케이드가 가난한 사람들에게 노르플란트 구입 비용을 지원하고, 더 많은 소득을 가진 여성이라면 [새]보험을 통해 [구입 비용을] 보장받거나 직접 지불할 수도 있지만, 메디케이드의 수급 자격조차 없는 저소득층 여성은 노르플란트 구입을 지원받지 받지 못하는 상태에 놓였다. 이런 상태의 잠재적 사용자에게는 가격이 적정하지 않아 노르플란트의 접근성이 제한받고 있었다. 이런 가격 적정성 문제는 공급자 채택에도 영향을 미쳤다. 알란 구트마커 연구소Alan Guttmacher Institute에서 1992년에 가족계획 시행 기관을 대상으로 실시한 국가 조사에 따르면 몇몇 기관들은 노르플란트의 가격이 너무 높다는 이유로 홍보하지 않고 있었다.[40]

미국의 가격 적정성 문제를 해결하기 위해, 와이어스는 노르플란트 재단Norplant Foundation을 설립해 메디케이드나 보험의 보장을 받지 못하는 여성들에게 노르플란트를 무료로 공급했다. 그러나 재단의 공급은 수요를 따라가지 못했다.[41] 또한 재단은 [효율적인 공급을 위해] 각각의 세트를 개별적으로 주문하도록 규정해, 병원이 공급된 물량을 재고로 쌓아 두지 못하게 했다.[42] 또한 재단은 공급자에게 제공 물량을 1년에 10세트로 제한하고, 의사가 노르플란트 삽입을 비용 환급 없이 시행할 것을 요구했다.[43] 몇 년 후인 1995년 12월, 와이어스는 노르플란트를 공공 영역 공급자에게 인하된 가격에 팔기로 결정했다. 이는 가족계획 옹호자들이 1991년부터 요구해 온 사항이었다.[44]

최종 사용자의 채택

노르플란트가 출시된 이후, 여러 국가들에서 최종 사용자들이 자유로운 선택에 따라 새로운 피임법을 채택하고 있는가에 대한 우려가 제기되었다. 인도네시아에서는 몇몇 공급자들이 정부 정책이 [노르플란트 사용을] 선호하기에 여성들이 노르플란트와 같은 장기 지속형 방법을 선택하게끔 몰아간다는 말이 전해지기도 했다. 그래서 피임법에 대한 선택은 위계적인 공급자·고객 상호작용 및 정부의 인구[정책상] 목표라는 맥락에서 이루어지고 있었다.[45] 하디Karen Hardee 등은 방글라데시 여성 단체가 노르플란트 임상 시험(1985년 시작)의 대상을 가난하고 교육받지 못한 여성으로 설정한 것은 이들이 쉽게 겁을 먹기 때문이 아니었을까 하고 의문을 제기한 과정을 소개했다.[46] 국제 연구팀이 농촌의 문맹 여성들은 임상 연구 대상이 아니었다고 밝혔음에도, 노르플란트 [사용] 강압을 둘러싼 정치적 혐의는 1990년대 중반 내내 방글라데시에서 제기되었다.

[앞서 말했듯이] 미국에서는 노르플란트가 출시되자 소비자들이 이를 크게 반겼고, 각종 매체의 호평까지 이어지면서 기대감이 커졌다. 그러나 이 방법의 강압적 사용 가능성에 대한 공론 또한 초기부터 있었다. 많은 가족계획 옹호자들과 정책가들이 노르플란트가 보급되면 원치 않는 임신(특히 청소년과 저소득층 여성)의 비율을 크게 낮출 것이라 믿는 반면, 다른 이들은 이 방법이 [피임하기를] 의도하지 않거나 충분한 설명을 듣지 못한 여성들(유색인종, 청소년과 저소득층 여성)에게 강요될지 모른다고 우려했다.[47] 일례로 일부 잠재적 사용자나 가족계획 옹호자들은 메디케이드가 노르플란트를 지원한 동기를 의심하면서, 이 공적 자금이 유색인종 여성 및 저소득층 여성에게 이 방법을 사용해야 한다는 압박

으로 작용할 것이라고 보았다.[48] 미국 식품의약국이 노르플란트를 승인한 지 이틀 뒤, 『필라델피아 인콰이어러』 The Philadelphia Inquirer에는 "피임법이 하층민을 줄여 줄 수 있을 것인가?"라는 제목의 기사가 실렸다. 이 기사가 나간 이후 노르플란트 사용이 유색인종의 빈곤 해결책이 될 수 있는지를 주제로 매체 비평과 공청회가 전국적으로 촉발되었다.[49] 이 기사와 뒤이은 논쟁 후에 많은 미국 시민들은 노르플란트를 사회 통제 수단으로 여겼다.[50] 1991년 벽두에, 13개 주 의원들은 노르플란트 사용을 조건으로 내건 복지 수당 제공이나 [노르플란트를 사용하는] 복지 정책 수혜자에 대한 재정 지원 등 20여 개 법안을 상정했다.[51] 이에 더해 법원은 아동 학대를 저지른 여성 가운데 네 명 이상에게 근신 처분으로 노르플란트를 삽입할 것을 선고했다. 이런 움직임들은 빈곤층과 미혼모를 주요 대상으로 했고, 그중에서도 흑인이나 히스패닉계에 집중되어 있었다.[52]

노르플란트와 복지 수당을 연관 짓는 법안은 결국 입법화되지는 않았다.[53] 게다가 미국의 저소득층 여성 2천 명을 대상으로 한 연구에서는 여성과 그들의 의료 공급자 사이에서 노르플란트 사용에 대한 강압이 오갔다는 증거가 없다고 밝혀졌다.[54] 이 연구자들은 노르플란트에 대한 공론이 '양날의 검'이라는 결론을 내렸다. [이런 공론의] 한편으로는 감시 기능을 통해 [노르플란트 사용을] 강압할 가능성을 줄였다면, 다른 한편으로는 미국 내에서 이 피임 방법에 대해 낙인을 찍었다. 이 사례는 최종 사용자가 충분한 고지를 받은 상태에서 자유롭게 기술 사용 여부를 결정하는 것이 중요함을 보여 주었다. 이는 윤리적인 이유에서이기도 했지만, 그 기술 자체의 명성을 지키고 올바른 사용을 촉진하기 위해서이기도 했다.

1990년대 후반, 전 세계 노르플란트 최종 사용자들에 대한 연구에서 피임에 대한 만족도는 높았다.[55] 노르플란트 지속 사용을 다룬 연구에 의하면, [노르플란트에 대한] 매체의 부정적인 평가에 따라 사용이 중단된 미국을 제외하면, 첫 2년간의 사용 비율은 높았다. 일반적으로 노르플란트를 5년간(허용된 사용 기간) 사용한 여성의 절반가량은 이후에도 계속 사용했고, 중단한 이들의 다수는 임신하기를 원해서였다. 의료 기관에서 진행된 연구 결과, 노르플란트를 계속 사용하고 있는 여성 중에서는 비록 익숙해지기는 어려웠지만, 사용 방법에 만족한다고 응답한 사람이 가장 많았다. 이 최종 사용자들의 대다수는 다른 사람들에게도 이 방법을 추천했다. 만족도는 경구피임약이나 데포프로베라Depoprovera로 알려진 주사 피임약보다 약간 낮은 수준이었다. 중요한 점은, 사용을 중단하기로 결정한 여성들은 훨씬 덜 긍정적이었고, 소수만이 매우 만족했다고 응답했다는 것이다. 여기 속한 여성 가운데 다수가 노르플란트를 좋아하지 않는 이유로 제품 삽입 후 겪는 생리 불순을 꼽았다. 사용을 지속하거나 중단한 여성 응답군 모두가 노르플란트의 가장 큰 장점으로는 편리함과 효과를 꼽았다.

최종 사용자들은 [노르플란트] 기술과 발생할 수 있는 부작용에 대한 정보를 충분히 받았을 때 더 만족하고, 사용을 지속하는 경우가 많다는 사실도 연구에서 밝혀졌다.[56] 최종 사용자 간에 가장 알려지지 않은 세 가지 내용은, 첫째, 노르플란트의 5년 효율, 둘째, 조기 제거의 권리, 셋째, 일반적인 부작용이었다. 사용자가 5년 효율에 대해 몰랐을 경우, [노르플란트 기구를] 제때 제거하지 않아 효율이 떨어져 임신될 수도 있다. 조기에 제거할 수 있다는 점을 충분히 소통하지 않으면 [사용자가] 원했던 것보다 오랫동안 제품을 사용하게 해 만족도를 떨어뜨린다. 한 연구에 따르면 사용자의 3분의 1 미만이 노르플란트와 관련된 부작용이 무엇인지를 전혀 언급하지 못했다.[57] 발생할 수 있는 부작용, 특히 불규칙한 생리에 대해 교육받지 못한 사람들은 그런 변화를 걱정하면서 조기 제거를 요구하는 경향이 높았다. 이들은 자신이 겪은 긍정적이지 못한 경험들을 주변의 가까운 잠재적 사용자들에게 이야기하기도 했다. 위디얀토로Ninuk Widyantoro가 설명하듯이, "인도네시아에서는 미리 주의받지 못한 부작용을 경험한 고객들은 중단하기 더 쉽고, 자신의 경험을 다른 사람들과 공유할 것이다. 친구나 가족들로부터의 개인적인 권유가 중시되는 사회에서는 충분한 정보를 제공하지 못할 경우 악영향을 가져올 수 있다."[58] 이런 문제의 대책으로 인도네시아 정부는 노르플란트 사용자들에게 충분한 정보를 제공하기 위해 노력 중이며, 인구위원회와 함께 교육 자료를 만드는 한편, 공급자들을 대상으로 보수교육補修敎育을 열고 있다.[59]

공급자에 의한 제품 제거 서비스

노르플란트를 삽입하고 나면 5년간 효력이 있다. 공급자는 삽입물을 5년 안에 빼내야 한다. 노르플란트를 계속 사용하려는 여성에게는, 기존 노르플란트를 제거하고 새로운 삽입물을 넣으면 된다. 여러 국가에서 제거 문제가 노르플란트 접근성을 가로막는 장애 요인이 되었는데, 그 결과 제품의 평판, 적절한 사용, 고객 만족 등에서 부정적인 영향을 끼쳤다. 최종 사용자는 제거 서비스를 받는 데 어려움을 겪었고, 제거 서비스의 질에도 문제가 있다고 느꼈다.

제품 가격이 높다는 이유로 [제품을 삽입한 지] 5년 이내에 제거하기를 꺼린 공급자가 있었다는 보고도 있다. 툴라다르Jayanti M. Tuladhar 등에 따르면, 몇몇 인도네시아 공급자들이 [노르플란트의] 조기 제거를 거부하고 5년 이전에 임신하려는 것이 아니라면, 그 밖의 이유로 제거하는 것은 신중하지 못한 결정이며, 그 결과 정부 재산이 낭비된다고 말하고 다니면서 자신들의 입장을 정당화했다고 한다.[60] 여성들은 이런 문제가 생겼을 때 그들이 제거하고 싶은 이유에 대해 거짓말을 하거나(조기 제거를 원하는 이유를 숨기고 임신하기를 원한다고 하거나), 무면허 시술자를 찾아가거나, 심지어 스스로 노르플란트를 제거하기도 했다. 방글라데시에서 하디 등은 제품이 비싸서 마음대로 제거하지 못하게 해야 한다고 생각하는 몇몇 공급자들 때문에 소수의 센터들에서 제거 과정에 문제가 발생했다고 보고했다.[61] 공급자들이 이처럼 저항했다는 것은, 자신이 원한 시점에 삽입물을 제거하지 못한 여성이 있을지 모른다는 것을 의미한다.

제품을 삽입·제거하는 기술적인 문제 외에, 부작용과 의학적 문제를 처리하는 것을 공급자들에게 교육하는 데서도 문제가 발생하고 있었다. 해리슨Polly F. Harrison과 로젠필드Allan Rosenfield는 노르플란트의 사용 규모가 [빠르게] 확장되는 속도가 훈련 문제를 더 악화시켰다고 지적했다.

> 어떤 새로운 의료 기술을 도입하는 것은 일반적으로 그것의 사용에 대한 새로운 가르침과 배움을 필요로 한다. 비록 많은 새로운 보건 의료 기술과 수술 기법이 점진적으로 도입되고, 그것이 종종 대학병원을 통해 도입되더라도, 노르플란트는 그런 경우에 해당하지 않는다. 이 삽입물 방식은 범국가적으로 도입되었고 노르플란트의 시장 침투는 너무 빠른 나머지, 유통 기반이 넓기는 했지만 깊지는 못했다. 이는 미국에서도, 인도네시아의 거대한 프로그램에서도 사실이었다. [유통 기반의] 깊이 부족과 [시장 진입 시의] 빠른 속도는 제품 제거[에 따른 문제가 불거졌을 때 문제가 될 수 있었다.[62]

공급자를 훈련하려는 인구위원회와 개발도상국 정부, (미국의 와이어스와 같은) 선진국 기업의 시도에도 불구하고 [공급자 훈련의] 결과는 고르지 못했다. 1992년 가족계획 시행 기관을 대상으로 한 알란 구트마커 연구소의 국가 단위 조사는, 훈련받은 의사가 부족한 탓에 기관들이 고객들에게 노르플란트를 홍보하지 않았다는 사실을 보여 준다.[63] 인도네시아에서 노르플란트가 국가적으로 도입될 당시, 초기 훈련 프로그램은 삽입에 중점을 두었기 때문에, 몇몇 시술자만이 제거 방법을 훈련받았다.[64] 공급자들의 관행과 문화 또한 교육 문제에 영향을 주었다. 많은 국가의 의사들은 이 신기술이 특별한 훈련을 필요로 하지 않는다고 느꼈고, 훈련하는 데 시간을 쓰려 하지 않았다.[65] 게다가 성공적인 노르플란트 훈련의 목표는 시술자가 삽입과 제거 모두에 능숙해지는 것이지만, 실제 훈련 프로그램에 늘 제거 훈련이 포함되는 것은 아니었다.

미국에서는 노르플란트 제거 서비스의 질에 대한 사회적 논란이 심각했다. 1994년 중반에는 4백 명의 여성이 [노르플란트] 삽입물을 제거하는 과정에서 심한 통증을 경험하고 흉터가 남았다고 주장하면서 와이어스를 상대로 집단 법정 소송을 제기했다. 그리고 여성들이 충분한 고지를 받지 못한 부작용들의 발생 사례까지 포함되면서 소송의 규모는 확대되었다. 그중에는 와이어스가 사용자들에게 삽입물 캡슐이 (몇몇 여성에게는 즉각적인 면역반응을 일으켰다는 의견이 있는) 실라스틱 재질로 되어 있다는 정보를 전달하지 않았다는 고발도 포함되어 있었다.[66] 와이어스가 노르플란트의 위험한 부작용에 대해 이용자 및 관련 의사 들에게 충분히 경고하지 않았다는 혐의가 제기되었다. 원고들은 1991년 노르플란트 방식이 미국 시장에 들어온 이후 자신들이 거의 1천여 가지 부작용을 경험했다고 공동으로 주장했다.[67] 부작용에는 기억력 감퇴, 근육통, 우울감, 면역 장애, 감염, 발작, 실명, 암, 심장 발작 등도 포함되어 있었다. 1995년 당시, 5만 명의 여성이 이 노르플란트 소송에 참여했다. 노르플란트에 대한 소송은 이전에도 실리콘 유방 삽입물 제조사를 고소했던(그 결과 승소해 4억 달러 배상을 이끈) 변호사들이 주도하고 있었다.[68]

소송이 이어지면서, 미국 내 언론 매체들의 [노르플란트에 대한] 논조는 열광에서 혹평으로 옮겨 갔다. 1994년 5월 "코니 정의 눈높이에서"Eye to Eye with Connie Chung"라는 텔레비전 보도에서, 노르플란트 삽입물을 제거하는 데 곤란을 겪은 여성의 이야기가 처음으로 공중파 방송을 탔다. 그해부터 노르플란트 삽입에 대한 요구는 급감했고, 중단율도 극적으로 치솟았다. 1995년 미국 내 노르플란트 판매는 하루당 8백 세트에서 60세트로 떨어졌다.[69]

1999년 8월 와이어스는 합의금 1천5백 달러를, 그해 3월 이전에 소송에 참여한 모든 미국 여성에게 지급하는 데 동의했다. 이후 3년 동안 3만2천 명의 소송인들이 그 제안을 받아들였으며 2,960명은 거부하거나 연락이 닿지 않았다.[70] 2002년 8월 텍사스 주 연방 판사는 남은 여성들의 항소를 대부분 기각하면서, 그녀들이 "노르플란트와 이상 반응의 연관성에 대한 증거나 전문가 감정 결과는 거의 가지고 있지 않다."라고 평했다.[71] 그동안 와이어스는 노르플란트 소송을 방어하기 위해 4천만 달러 이상을 사용했다. [항소 기각 판결이 내려지기에 앞서] 2002년 7월, 회사는 미국 내에서 노르플란트의 판매를 중단하기로 결정했다. 회사는 소송 때문이 아니라 특정 성분의 공급 부족으로 말미암아 내린 결정이라고 해명했다. 해리슨과 로젠필드는 삽입물을 제거하는 문제가 심각한 부작용과 합병증에 대한 소문들과 합쳐져 주장과 사건들이 포화 상태에 이르렀고, 미국 내 노르플란트의 사용 감소로 이어졌다고 지적했다.[72] 미국에서의 노르플란트 사례는 소송과 언론 매체의 보도가 (제조 회사가 통제하기 어려운 방법으로) 해당 기술과 관련해 (낙인을 포함한) 사회적 인식을 형성하고, 이용을 감소시킬 수 있으며, 결국 시장에서 철수시킬 수 있음을 보여 주었다.

노르플란트가 남긴 것

2002년 미국에서 노르플란트가 철수하자, 이 제품의 경험을 '재앙'으로 평하는 사람들이 많았다.[73] 그럼에도 여전히 전 세계 수백만 명의 여성들이 노르플란트의 사용자가 되었다. 1992년 말 현재 24개국이 노르플란트의 사용을 승인했고(1997년 중반 승인국은 58개국에 달했다), 1996년 말에는 전 세계적으로 5백만 개의 삽입물이 배포되었는데, 이 중 360만 개가 인도네시아, 1백만 개 정도가 미국 수요였다.[74] 2002년에는 전 세계적으로 통산 1,050만 개가 팔렸다.[75] 2003년에는 세계에서 6백만 명의 여성이 이 피임 기구를 사용하고 있었다.[76] 또한 노르플란트는 장기 지속형 피임 삽입물의 새 세대를 열었다. 두 가지 새로운 삽입형 제품이 미국 식품의약국의 승인을 받았고(자델Jadelle과 임프라논Implanon), 세 번째 제품(네스토론Nestorone)은 브라질에서 승인되었으며, 또 하나(유니플랜트Uniplant)는 개발 중이다. 2003년 노르플란트·자델·임프라논은 60개국에서 승인받은 상태였으며, 1천1백만 명의 여성들이 사용 중이었다.

노르플란트에서 더 발전된 형태의 새로운 삽입물은 막대나 캡슐을 더 적은 개수로 사용하도록 만들어져, 공급자들이 더 쉽게 삽입하고 제거할 수 있게 해주었다. 새 삽입물들도 다른 피임법과 비교했을 때 효과가 크고 유지되는 기간이 길다는 핵심적인 이점은 여전했다. 그러나 노르플란트와 마찬가지로 신제품들도 삽입 및 제거하는 데 수술이 필요하고, 따라서 훈련된 공급자들이 필요하다. 또한 어떤 맥락에서 삽입물은 여전히 비싸다. 게다가 새 삽입 제품들도 노르플란트(와 주사형 데포프로베라 같은 프로게스토겐 단일 성분으로만 구성된 피임약)처럼 최종 사용자들은 생리와 관련된 문제들을 경험하게 된다. 경구피임약의 경우 프로게스틴과 에스트로겐의 혼합물을 사용하므로, 여성들은 불규칙한 생리를 경험하지 않는다. 학자들은 프로게스토젠 단일 성분으로만 구성된 피임약을 발전시키기 위해 정상적인 자궁속막 출혈의 메커니즘을 이해하기 위한 기초 연구에 착수했다.[77]

또한 노르플란트는 전 세계적 가족계획 기구들이 개발도상국과 협력하는 방식을 피임 방식의 접근성을 높이는 쪽으로 바꾸어 놓았다. 1991년부터 HRP(유엔개발계획·유엔인구기금·세계보건기구·세계은행의 인간재생산 연구·개발·훈련 특별프로그램)는 노르플란트 경험에서 얻은 교훈으로 새로운 피임법이 의료 체계 내에 적용될 수 있는지를 검토하는 새로운 과정을 개발했다.[78] 이 HRP 과정에는 세 가지 전제가 있는데, ① 피임법 도입은 현재 혹은 잠재적인 사용자들의 필요에 초점을 맞춰야 하고, ② 정책과 운용 결정은 서비스 질을 염두에 두고 피임법을 제공할 의료 기관들의 수용 능력을 우선시해야 하며, ③ 피임 기술 도입의 결정은 한 가지 기술에만 초점을 맞출 것이 아니라, 관련된 모든 피임법을 고려하면서 이루어져야 한다는 것이다.

베트남 정부와 세계보건기구는 1994년에 노르플란트와 데포프로베라를 도입하는 정부 계획을 수립하는 데서 HRP 과정을 사용했다. 연구를 통해 베트남의 의료 체계는 노르플란트를 뒷받침할 만한 충분한 능력을 갖추지 못했다는 결과가 나왔다. 이는 곧바로 정부 정책에 반영되어, 당시에 노르플란트를 도입하겠다는 결정을 되돌렸다. HRP 접근법의 설계자인 시몬스Ruth Simmons와 파잔스Peter Fajans는 "도입하지 않기로 하거나, 도입 계획을 되돌리는 결정은 새로운 방법을 도입하기로 한 결정만큼 중요한 결과이다. 기술과 인구학적 관점에 중심을 두는 이전의 접근법으로는 그런 결론에 이르지 못했을 것이다."라고 말했다.[79] 요약하자면, 노르플란트 사례는 여성을 대상으로 한 삽입식 피임법의 도입에 관한 일련의 과정에서 몇 가지 교훈을 남겼으며, 새로운 피임법을 전 세계적으로 어떻게 도입할 것인가(그리고 도입하지 않을 것인가)에 대해 전략적으로 재고할 필요가 있음을 보여 준다.

결론

1988년 제12차 세계산부인과학회World Congress of the Federation for International Gynecology and Obstetrics에서는 당시의 HRP 책임자가 노르플란트에 대해 "아마도 시장의 다른 어떤 피임약도, [노르플란트만큼] 이렇게 꾸준히 학계에 보고되고 대규모로 진행되는 연구를 통해 개발되지 못했을 것"이라고 말했다.[80] 1988년에는 44개국, 5만 명 이상의 여성이 노르플란트 임상 시험에 참여해, 이후 4백 편 이상의 논문이 상호 검토되어 의학 저널에 실렸다. 여전히 노르플란트 사례는 기술 자체의 안전성 및 효과성이 높다는 것, 그리고 연구 기록이 방대할지라도 공급자와 사용자에 의해 [그 기술이] 성공적으로 제공되고 적절하게 사용되는 데 충분한 것은 아니라는 사실을 보여 준다(〈표 6-2〉에는 노르플란트 접근성의 장애 요인들이 요약되어 있다). 기술에 따라 맞닥뜨리게 되는 문제는, 각 기술의 안정성 및 효과 자체가 아닌 외적인 요소에 달려 있기도 하다는 것이 주요 교훈이다.[81] [가령] 최종 사용자와 공급자가 그 기술을 어떻게 인식하는지가 그 제품의 접근성에 관한 최종적인 운명을 결정한다. 더불어 최종 사용자가 원할 때 적절한 서비스를 받을 수 있게 하는 능력 또한 접근성에서 중요한 요소이다. 또한 노르플란트 사례는 제품이 공공 부문에 낮은 가격으로 공급되지 않은 곳에서 가격 적정성 문제가 어떻게 공급자와 사용자에게 장벽[장애 요인]을 형성하는지도 보여 준다. 노르플란트의 경우에 이와 같은 가용성, 가격 적정성, 채택 등의 사안은 많은 개발도상국과 선진국에서 이 피임법이 지속적인 성공으로 이어지지 못하는 데 결정적으로 작용했다.

인구위원회는 국제적 차원의 활동을 통해 노르플란트 제품을 옹호했는데, 그 결과 접근성을 높이기 위한 고효율의 조직적 구조를 만들어 냈다. 이 기구는 25년간의 제품 개발 단계를 관리하고, 채택, 가용성, 가격 적정성 증가를 촉진했다. 와이어스와 레이라스 오위 또한 노르플란트 접근성의 조직적 구조에서 핵심적인 역할을 했다. 이 같은 역할을 담당한 세 주체가 제품을 개발하고 접근성을 [높이기] 위한 활동에 들인 총경비는 1억1천만 달러를 넘는다.[82] 인구위원회의 연구비(235만 달러)와 접근성 향상 활동(160만 달러)은 미국 정부의 공공 부문 기금과 일부 사립 재단에서 나왔다. 레이라스 오위는 제조 공정을 개발하는 데 230만 달러를 썼고, 와이어스는 이 피임법을 민간 시장에 도입하는 데 5천만 달러를 썼으며, 노르플란트 방식을 개발하려는 인구위원회에 레보노르제스트렐을 기부했다.

인구위원회는 제품 개발과 접근성 향상 활동 모두를 조정하면서, 개발 부서가 접근성 부서와 긴밀하게 협조해 제품의 기술적인 측면을 완전히 이해할 수 있도록 도왔다. 그러나 어떤 분석가들은 위원회가 노르플란트의 옹호자로서 활동했기 때문에 문제가 발생했다고도 말한다. 인도네시아에서 몇몇 연구자들은 인구위원회와 다른 국제 전문가들이 상담과 제품 제거의 문제를 과소평가했다고 주장했다.[83] 이 연구자들은 인구위원회와 그 협력자들이 다른 관점에서 더 많이 분석하고 연구했다면 좀 더 효과적으로 문제를 해결했을 것이라는 입장을 밝혔다. 인구위원회는, 노르플란트에 대한 지나친 믿음으로 말미암아, 오히려 가용성과 채택 과정에서 사용자와 공급자 모두에게 발생하는 어려움들을 예상하지도, 적절히 다루지도 못하게 되었다.

노르플란트 사례의 핵심은 새로운 기술의 도입 단계(국면)를 창조해 내는 것이었다. 인구위원회는 이를 연구, 개발, 임상 시험으로부터 개발 도상국의 피임에 대한 국가 계획까지 연결시키는 과정이라고 보았다. 이 활동은 제품 도입 시험, 수용성에 대한 연구, 서비스 제공에 대한 연구 등을 포함하며, 새로운 기술의 보급에 영향을 미치는 관리 및 기술상의 쟁점을 파악해 내는 것을 목표로 삼는다. 기술 그 자체를 해결책으로 보는 관점에 머물지 않고, 의료 서비스의 질을 고려하며 사용자의 관점에서 기술을 바라보는 등 한층 폭넓은 개념이었다. 비록 노르플란트 도입에 쓰인 방법론은 그 기술에 대해 방대한 양의 실증적 지식을 제공했지만, 국가 보건 의료 체계가 폭넓은 접근권을 갖추도록 하기에 충분한 것은 아니었다.[84] 몇몇 국가에서는 도입 단계에서 연구와 정책 간의 체계적인 연결 고리를 만들어 내지 못했고, 서비스 전달 체계 연구는 대규모 접근권에 대한 계획 과정에 영향을 미치지 못했다.[85] 앞 절에서 설명했듯이, 노르플란트 사례에서 얻은 교훈을 바탕으로, HRP는 피임법을 도입하는 데 있어 연구와 정책 개발의 단계적 과정으로 구성된 새로운 접근법을 발전시켰다.

노르플란트의 규모 확장 단계에는 [앞서 언급한] 도입 시기의 가교 활동bridging activities으로부터 기술을 널리 활용 가능하게 하는 단계로의 전환을 포함한다. 이 사례연구는, 노르플란트 같은 공급자 의존적인 방법은 적절한 훈련과 양질의 서비스가 필요하고, 규모 확장의 속도에 발맞추어 의료 체계의 수용 능력이 강화되어야 한다는 것을 보여 준다. 인도네시아와 미국에서의 경험은 규모가 빠르게 확장되면 기술의 가용성은 높아지나, 그와 동시에 서비스의 질이 낮아져 사용자의 만족도, 장기간 사용, 제품의 평판 등에 악영향을 미침으로써 접근성을 낮추는 결과로

이어지는 과정을 보였다.

노르플란트와 관련 서비스들의 미국 내 가격은 가격 적정성에 부정적인 영향을 미쳐, 특히 일부 사용자들이 삽입과 제거에 드는 비용을 지불하지 못하는 일이 발생했다. 많은 경우, 제품 가격은 공급자들의 행태에도 영향을 미쳤다. 미국의 많은 잠재적 사용자들과 가족계획 전문가들이 제품의 차등적 가격 책정 구조, 특히 민간 부문에 책정된 높은 가격에 대해 의문을 제기했다. 대부분의 제품 개발 비용은 미국 내 공공부문과 사립 재단들에서 출연한 것이기 때문이다. 가족계획 전문가들은 소비자 가격에 업체가 가져가는 이윤과 위험부담이 반영될 필요가 있다는 것을 인정하더라도 여전히 문제가 있다고 생각했다.[86]

최종 사용자가 노르플란트를 선택할 것인가는 특정 사회경제학적·역사적 맥락의 영향을 크게 받았다. 인도네시아의 여성들은 노르플란트가 이슬람에서 금지된 불임 시술을 대신할 납득할 만한 대안이라고 여겼다. 미국에서는 저소득층 여성들을 대상으로 노르플란트를 도입하는 것이 이전의 불임 시술에서도 그러했듯, 사회적 억압과 관련된 우려로 이어졌다. 노르플란트 사례는 기술 접근성에 대한 결정이 이루어지는 사회적·역사적 맥락에 대한 이해가 필요하다는 점을 강조하고 있다. 이는 기술을 둘러싼 윤리적·실용적 이유는 물론 평판과 관련된 이유 때문이다.[87] 또한 이 사례는 앞선 경험에서 교훈을 얻었다 해도 더 나아지기가 쉽지 않음을 보여 준다. 예를 들어 인구위원회는 (자궁 내 기구와 같은) 이전의 피임법 도입 노력들로부터 중요한 교훈들을 얻었음에도, 그 모든 교훈을 노르플란트의 접근성을 촉진하는 데 효율적으로 활용하지는 못했다.

노르플란트 이야기는 다른 피임법과 기술들에 중요한 교훈들을 제공한다. 제품에 대한 안전성과 효과를 보장하는 것만으로는 접근성을 향상하는 데 충분치 않다는 것은 중요한 발견이다. 접근성의 핵심적인 결정 인자에는 각국 정부와 최종 사용자 들의 지불 능력 또한 포함된다.

　제품을 이용하지 못하게 가로막는 주요 장벽 가운데 핵심 요인으로는 의료 체계의 수용 능력이 충분한지 여부뿐만 아니라 (특히 노르플란트처럼 의료 체계의 성과에 의존하는 기술에서는) 제품을 삽입하고 제거하는 것과 관련해 의료인들이 훈련되어 있는지, 기술적 역량이 있는지도 포함된다. 또한 기술은 최종 사용자의 필요에 부응해야 한다. 마지막으로 노르플란트 사례는 최종 사용자의 채택이라는 요소, 특히 최종 사용자들에게 신기술과 발생할 수 있는 부작용에 대한 정보를 제공하는 것의 중요성, [언론] 매체와 소송이 제품의 평판, 더 나아가 제품의 운명에 영향을 미친다는 것을 보여 준다.

표 6-2 노르플란트 접근성 요약

	장애 요인	전략	구체적 실행
조직적 구조	노르플란트를 위한 국제적인 제품 옹호자 필요	효과적인 리더십을 구축하고 기술 개발을 위한 협력체를 설계	인구위원회가 제품 옹호자가 되어 개발도상국에서의 개발과 도입, 규모 확장을 조정하는 역할을 맡음
채택	부작용, 기술 및 부작용에 관한 정보 부족, 낙인, 매체의 부정적 평가로 말미암은 최종 사용자의 채택과 지속에 관한 문제	공급자와 최종 사용자의 수요를 창출하는 동시에, 국제적·국가적 차원의 기술 수용을 이끌어 냄	인구위원회와 개발도상국 내 협력자들이 공급자 훈련 과정 및 최종 사용자를 위한 자료를 개발. 이 같은 활동들이 채택을 가로막는 장애 요인을 어느 정도 해결
			와이어스-에이어스트는 노르플란트의 부작용 탓에 피해를 입었다는 여성들이 제기한 미국 내 법정 소송에서 합의. 이후 회사는 시장에서 제품을 철수
가격 적정성	몇몇 개발도상국에서 정부 기금이 부족해 노르플란트를 구입하기 어려운 문제	국가 구매 담당 기구를 통해 감당할 만한 가격을 보장	개발도상국에 차등적 가격 책정
	선진국에서의 높은 최종 소비자 가격	최종 사용자 개인이 감당할 만한 가격을 보장	와이어스-에이어스트는 미국에 노르플란트재단을 설립했으나 요구를 충족하지는 못함. 이후 회사는 민간 부문 공급가를 낮추기로 결정
가용성	개발도상국에서는 접근성을 제공하고 미국에서는 민간 회사의 이윤을 충족하는 등 양분된 시장을 운용하는 데 따른 어려움	각기 다른 시장에서 제품의 양과 질을 보장함	인구위원회가 핀란드 제조사 [레이라스 오위와 함께 개발도상국 내 모든 활동의 책임을 담당하고, 와이어스-에이어스트는 미국 시장 내의 책임을 담당
	제품 서비스와 제공 방식 및 가격에서의 문제, 불충분한 공급자 훈련으로 말미암아 양질의 [노르플란트] 제거 서비스 공급이 어려움	공급자 활동을 관리하고 최종 사용자를 위한 제거 서비스를 준비	인구위원회와 와이어스-에이어스트는 공급자를 위한 훈련 과정과 최종 사용자용 자료를 개선해 제거 서비스를 향상. 그럼에도 어떤 면에서는 제거 서비스의 질이 낮은 수준으로 존속

7

백신 온도 확인 표식
장치 접근성

Vaccine vial monitor: Access to Devices

1970년대 세계보건기구가 개발한 저온 유통 관리 권고안은 생산부터 소비에 이르기까지 백신의 효력이 유지되도록 저장과 운반의 유통 과정에서 권고하는 사항들을 명시한 국제 협약이다. 백신을 일정한 온도에서 냉장 보관해 유통해야 한다는 내용을 포함한 권고 조항을 실천하는 데는 많은 비용과 노력이 필요하다.[1] 특히 기온이 높은 지역에서는 저온 유통 체계를 유지하기가 매우 어려울 수 있다. 저온 유통 [체계] 관리 권고안cold chain protocol은 열 손상을 입었거나 또는 저온 유통 관리가 [제대로 되지 않았다고] 의심되는 백신이 발견되었을 때, 이 백신이 어린이들에게 접종되지 않도록 백신 다발 전체를 폐기할 것을 요구한다.[2] 이와 같은 안전 조항들은 예방접종 사업을 수행할 때 열에 노출되지 않은 백신을 접종하는 데는 효과적이었지만, 백신이 실제로 손상되었는지를 확인할 방법이 없어 종종 백신의 낭비로 이어졌다. 이는 자금이 부족한 개발도상국의 보건 당국으로서는 큰 손실이어서, 백신을 접종받는 어린이의 수가 줄어드는 결과를 낳을 수 있다. 게다가 빈곤 국가, 특히 오지에서 일하는 보건 의료인들에게 백신의 저장과 운반에 권장되는 저온 유통 체계를 유지하기란 매우 어렵다. 결과적으로 저온 유통 체계를 유지하는 데 따르는 현실적인 문제들이 어린이들의 중증 장애를 예방하는 백신[예방접종]의 접근성을 감소시키고 있다.

백신 온도 확인 표식WMs(이하 VVMs)은 소형화된 시간-온도 측정 기술로, 보건 의료인들이 백신 낭비를 줄이고 [백신이] 도달하기 어려운 지역에까지 백신 접종을 확대할 수 있도록 도와준다. 이 기술은 저온 유통이 취약한 지역에서 백신을 이용하는 데 장애가 되는 온도 유지 문제를 해결하기 위해 백신이라는 기존 기술에 가치를 추가로 부여했다고 할 수 있다. VVMs는 비용(0.0328~0.055달러)이 비교적 저렴한 측정 표시標示로, 백신 용기 라벨에 인쇄하거나, 백신 용기 뚜껑 또는 목 부분에 붙이는 온도 확인 표식이다. 이 표시는 백신 용기가 따뜻한 온도에 장기간 노출되면 색이 변한다. 이 기술은 보건 의료인들이 생산부터 납품까지 백신의 열 손상을 평가할 수 있도록 도와줘 저온 유통 체계의 신뢰도를 크게 향상시킨다. VVMs는 용기 안에 있는 백신의 실제 역가를 측정하는 것이 아니라, 특정 용기의 백신이 손상될 정도의 열 노출이 있었는지를 표시하는 것이다.

이 장에서는 VVMs가 백신의 접근성을 높여 준 사례를 살펴보고자 한다. 이 사례는 1979년 개별 백신 용기가 열에 노출되었는지를 모니터링하는 새로운 기술이 필요해지면서 이야기가 시작된다. 이는 제품 개발 단계를 거쳐, 1996년부터 경구 소아마비 백신OPV에 도입되었고, 2001년부터 다른 백신에도 확대 적용되었다. 이 사례는 저온 유통 체계의 변화를 기반으로 하여 VVMs가 어떻게 백신의 낭비를 줄였으며, 백신 접근이 어려운 인구 집단에 대한 보건 의료인들의 접종 역량을 어떻게 개선했는지를 보여 준다. 이 기술을 적용한 상품의 개발부터 개발도상국 보건 의료인들이 이를 사용하기까지의 흐름을 상세히 살펴보면서, 그 과정에서 당면한 어려움과 장애 요인 들을 해결하기 위해 활용된 전략들에 초점을 맞출 것이다. 이번 사례에서 접근성 향상의 성패는 다양한 백신에 적합한 고품질의 VVMs를 개발하는 것과, 국제 백신 생산 업체들이 이 확인 표식을 채택하고 사용하게 하는 데 있었다. VVMs의 접근성을 창출하는 데 성공한 핵심 요인은 세계보건기구 예방접종 프로그램과 [미국] 시애틀에 있는 비정부기구인 PATH 등 제품 옹호자들의 노력에 있었다. 하지만 이 같은 노력에도 불구하고 VVMs는 유니세프에서 공급하는 백신에만 사용되었을 뿐, 개발도상국들을 위한 그 밖의 주요 시장인 PAHO(세계보건기구 아메리카지역사무소)나 개발도상국 국내 생산자들에 의해 판매되는 백신에는 널리 사용되지 못했다. 나중에 설명하겠지만, VVMs의 완전한 접근성을 실현하기까지는 난관이 아직도 많다.

백신 온도 확인 표식의 발견과 실험(1단계)

백신 운송 시 사용하는 보관 상자를 대상으로 열 노출 지표를 사용하는 데 성공한 후, 세계보건기구의 필수 예방접종 관계자들은 1979년 개별 백신 용기를 위한 열 노출 지표 개발의 필요성을 검토했다.[3] 필수 예방접종 관계자들은 온도 조절이 취약한 납품 단계까지 모니터링을 확대할 수 있는 새로운 기술, 즉 저온 유통 체계의 하위 단계에서도 사용할 수 있는 개별 백신 용기의 열 노출 지표를 개발하자고 제안했다.[4] 세계보건기구는 이런 신기술에 대한 초기 지지자로서 VVMs의 필요성을 천명했다.

PATH는 VVMs 제품 개발에 대한 세계보건기구의 요구에 재빨리 대응해 실현 가능한 기술을 찾아 나섰고, 곧 연합화학사Allied Chemical Corpora-tion에서 개발 중이던 디아세틸렌 지표 기술을 알아냈다. 연합화학은 1920년 미국 내의 다섯 개 화학 회사가 합병해 설립한 회사로서, 1985년 얼라이드시그널 사AlliedSignal Inc.가 되었다가 오늘날에는 뉴저지 모리스 타운의 허니웰 국제그룹Honeywell International, Inc. 소속이 되었다. 연합화학의 재료 과학자인 레이 바우먼Ray Baughman은 디아세틸렌 중합이 온도에 노출된 시간에 따라 색깔이 변하는 데 착상해 그의 팀과 함께 한층 발전된 시간-온도 확인 표식의 시제품들을 만들어 냈다.[5] 초기에 그들의 초점은 p-톨루엔 술폰산염PTS 디아세틸렌이었다. 바우먼은 회사 내에서 색채반응물질팀Color Responsive Materials Group을 지휘했다. 그와 동료들은 혈액과 백신, 그리고 썩기 쉬운 식품에 시간-온도 확인 표식 기술을 적용할 가능성을 타진하고자 다른 비슷한 제약 회사들을 방문했다.

초기에는 기업들이 이 기술에 관심을 기울이지 않았다. 그러나 이들의 기술을 알게 된 PATH에서 이 기술을 백신 용기에 적용할 수 있을지를 논의하려고 두 명의 대표 — PATH의 회장인 고든 퍼킨Gordon Perkin과 패트릭 탐Patrick Tam — 를 연합화학으로 보냈다. 논의 끝에, 연합화학은 PATH가 p-톨루엔 술폰산염 화학물질을 사용할 수 있도록 인가했다. 이어서 같은 해인 1979년 PATH는 홍역 백신을 위한 VVMs의 제1세대 시제품을 개발했다. 여기에는 앨버타 AIDAlberta AID, 클라크재단Edna McConnell Clark Foundation, 캐나다 국제개발연구센터International Development Research Centre of Canada 및 옥스팜 등 여러 기관의 재원이 활용되었다.[6]

1982~85년 PATH와 세계보건기구 및 전 세계 보건 당국은 PATH의 VVMs 시제품을 인가하기 위해 10개국(아르헨티나·브라질·이집트·케냐·네팔·파키스탄·페루·필리핀·예멘·짐바브웨)에서 현지 [적용] 연구field study를 실시했다. 1987~90년에는 5개국(인도네시아·케냐·시에라리온·타이·잠비아)에

서 현지 도입 임상 시험introductory field trials이 뒤따라 시행되었다.[7] 타당성 검증과 현지 적용 연구를 통해 p-톨루엔 술폰산염 디아세틸렌 기술을 이용한 시제품의 세 가지 문제점이 드러났다. 첫째, 경구 소아마비 백신처럼 열 안정성이 극히 적은 백신에 이 기술을 사용하기에는 [열에 노출된 시간에 따라 색깔이 변화하는] 반응속도가 너무 느렸다. 둘째, 이 제품은 일부 보건 의료인에게 피부 독성을 일으켰다. 셋째, 온도 확인 표식이 있는 라벨을 인쇄하는 데 어려움이 있었다.[8] 이 기간에 세계보건기구는 경구 소아마비 백신에 신기술이 가장 먼저 도입되어야 한다고 결정했다. 경구 소아마비 백신은 열에 가장 민감한 백신이었기에 [시제품의] 반응속도가 느린 문제는 매우 심각한 것이었다. [그럼에도] 당시 전 세계적으로 소아마비 퇴치polio eradication 캠페인이 확산되고 있었는데, 이는 제품의 가치를 증명하기 위한 좋은 기회였다.[9]

　PATH는 극도로 열에 민감한 경구 소아마비 백신에 더욱더 적합한 기술을 개발하기 위해 미국 국제개발처가 지원하는 헬스테크HealthTech라는 부속 프로젝트를 진행했다. 1988년 홍역 백신의 p-톨루엔 술폰산염 시제품에 대한 현장 도입 임상 시험이 진행되는 동안 PATH 직원들은 뉴저지의 템프타임 사Temptime 법인이 소유하고 있는 디아세틸렌을 기반으로 한 신기술을 알게 되었다. 이 신기술을 연구하고 있던 템프타임 연구진들은 사실 예전에 연합화학에서 p-톨루엔 술폰산염 기술을 개발했던 사람들이었다. 템프타임은 연합화학의 경영진들이 디아세틸렌 기술이 회사에 상업적으로 중요하지 않다고 결정한 후, 연합화학에 있던 직원들이 1987년에 새로 설립한 회사였다. 템프타임의 직원들은 기존의 p-톨루엔 술폰산염 기술에서 디아세틸렌을 기반으로 한 대안 기술로 연구 방향을 전환했다.[10] 첫 번째 제품의 p-톨루엔 술폰산염 물질은 임계 누적 시간-온도 노출을 넘어서면 급작스럽게 색이 바뀌었지만, 템프타임의 새로운 기술에서 사용된 디아세틸렌의 색은 좀 더 연속적으로 변했다. 따라서 이 신기술은 모든 백신에 적용될 수 있었다. 또한 이 새로운 디아세틸렌은 생산과 인쇄가 쉬울 뿐만 아니라, 피부 독성에 따른 문제도 적었다.[11] 템프타임은 식품을 비롯해 더욱더 광범위한 대상으로 이 신기술을 활용해 시간-온도 확인 표식 사업을 할 수 있는 기초로 삼았다.

템프타임이 두 번째 기술을 발견해 냄에 따라, PATH는 VVMs의 개발 단계에서 새로운 역할을 맡게 되었다. PATH는 자체적으로 시제품을 개발하는 대신, 1989년부터 개발도상국가의 백신 접종 프로그램에 이용되는 모든 백신에 템프타임의 핵심 기술을 변형해 사용할 수 있게 하는 일을 담당하며 템프타임과 함께했다. 그러나 수개월에 걸친 [템프타임의 변형된] 기술 개발이 실패하자, 템프타임은 이 프로그램을 포기하기로 결정하고 PATH에 통지했다. 템프타임의 수석 부사장 테드 프루식Ted Prusik에 따르면, 이후 PATH 대표들은 템프타임을 방문해 VVMs의 국제적 중요성을 설명했으며, 템프타임이 추가 자금을 지원받지 못하더라도 개발을 계속하도록 설득했다.[12]

그 직후 템프타임은 제대로 작동하는 VVMs 기술을 개발하는 데 성공했고, 이를 히트마커HEATmarker라 명명했다(이후 이 장에서는 따로 명시하지 않는 한 VVMs에 대한 언급은 히트마커 제품에 대한 것이다). PATH는 1990년 8개국(방글라데시·볼리비아·카메룬·인도네시아·케냐·시에라리온·타이·미국)에서 히트마커를 사용하는 현장 실험에 착수했다. 히트마커 제품은 하나의 원과, 원 내부의 사각형으로 구성되는데, 이 사각형은 열에 민감한 물질로 만들어져서 처음에는 연한 색을 띠다가 열 노출에 따라 짙게 변한다. 온도와 시간의 복합적인 효과에 따라 안쪽 사각형은 점진적·비가역적으로 짙어진다. 〈표 7-1〉은 템프타임 VVMs의 사용 시작과 만료 시점을 보여 준다.

표 7-1	백신 온도 확인 표식의 시작점과 만료점		
시작점		⬜	사각형이 주변 원형보다 밝음 (백신 유통 기한이 지나지 않았다면 백신 사용)
만료점		⚫	사각형과 원형의 색이 같음 (백신 폐기)
만료점을 지남		⬛	사각형이 주변 원형보다 어두움 (백신 폐기)

자료 : World Health Organization, *PQS Performance Specification for Vaccine Vial Monitors* (Geneva: WHO, 2006).
저자 동의하에 사용.

내부의 사각형이 바깥쪽 원과 같은 색을 띨 때 만료 시점에 도달하는 것이다. 안쪽 사각형은 열 노출에 따라 바깥쪽의 원보다 훨씬 짙어질 때까지 계속 어두워진다. 안쪽 사각형이 바깥쪽 원과 같은 색을 띠거나 더 어두워졌을 때 개별 백신 용기는 파기되어야 한다. 이 기술은 열 노출을 모니터링할 뿐, 백신이 냉동 상태에서 적절하게 보관되었는지를 나타내지는 않는다.[13]

적합한 VVMs가 제품 개발부터 도입될 때까지 걸린 시간은 총 12년(1979~91년)이었다. PATH는 템프타임과 공동 작업을 통해 잠재적인 핵심 기술을 연구하고 제품 개발에 성공하기 위해 미국 국제개발처를 비롯한 여러 기관에서 자금을 조달했다. 이 기술에 대한 아이디어를 최초로 고안했던 세계보건기구 직원들은 템프타임을 비롯한 잠재적 VVMs 생산자들에게 제품 사양에 필요한 정보를 제공함으로써 제품 개발에 협조했다. 제품 개발이 완성 단계에 이르자, 세계보건기구와 PATH, 그리고 템프타임은 새로 개발된 제품이 실제로 사용되어 그 목적을 달성하도록 해야 하는 차기 난관에 직면했다.

경구 소아마비 백신에 대한 백신 온도 확인 표식의 도입
(2단계)

　　실험실과 현장 연구를 통한 제품 시험의 마지막 단계를 거치는 동안, PATH과 세계보건기구 직원들은 경구 소아마비 백신에 VVMs를 도입할 계획을 세웠다. 그들은 초기에는 유니세프 조달 부서와 세계보건기구가 이미 검증한 경구 소아마비 백신 생산자들이 이 제품을 채택하도록 촉진하는 데 초점을 맞추었다. 유니세프에서 국제 조달 업무를 담당하는 조달 부서는 소아마비 퇴치를 위한 국제 캠페인에 소요되는 모든 백신을 구매한다. 또한 이 부서는 다른 국제 캠페인과 유니세프가 지원하는 프로그램, 그리고 GAVI 등에서 필요로 하는 백신들도 구매한다. 1990년 세계보건기구와 보건의료적정기술 프로그램 직원들은 경구 소아마비 백신 제조 업체들을 만나 VVMs를 소개하고 이 신기술을 그들이 생산하는 제품의 라벨에 부착하도록 설득했다.[14] 그 뒤 백신 제조 업체들은 히트마커 시제품을 받아 평가했다. 이듬해 세계보건기구, 10개 백신 제조 업체, 그리고 PAHO는 히트마커가 VVMs로 적합한가에 대한 2차 평가에 참여했다.

　　이 시기에 많은 활동들이 VVMs의 사용을 촉진했다. 1990년 유니세프는 경구 소아마비 백신에 대한 VVMs 기술을 논의하기 위해 뉴욕에서 기술도입위원회Technology Introduction Panel를 조직했다. 1년 후 유니세프가 개최한 2차 회의에서 세계보건기구 직원들은 VVMs를 1992~94년 경구 소아마비 백신 공급을 위한 국제 입찰에 포함할 것을 유니세프 대표단에게 요청했다. 이에 따라 유니세프는 생산 업체들이 경구 소아마비 백신 라벨에 VVMs를 부착하는 조항을 입찰 공고에 포함했다. 유니세프는 한 걸음 더 나아가 1994~95년에 공급될 백신에 대한 입찰 공고에서는 홍역과 경구 소아마비 백신 라벨에 VVMs를 포함할 것을 [백신 제조 업체에 요청했다. 그러나 유니세프의 이런 노력에도 불구하고 단지 몇몇 백신 생산자만이 VVMs를 포함한 입찰에 참여했다.[15]

백신 생산자들은 두 가지 이유에서 VVMs에 반대했다. 첫째, 히트마커가 VVMs로 유효성이 있는가에 대한 독립적 검증이 없었다는 점을 우려했다. 이를 해소하기 위해, 세계보건기구는 독립적인 회사를 고용해 템프타임 제품의 평가를 실시했다. 이 평가는 1992년에 완료되었다.

둘째, 경구 소아마비 백신 생산자들은 VVMs를 인쇄하는 데 필요한 새로운 장비를 구입하기를 원하지 않았다. 이를 해결하기 위해 PATH는 1993년 템프타임에 특별한 라벨 장비를 구입하도록 자금을 제공했다. 이 새로운 장비 덕분에 백신 생산자는 자사의 시약 용기에 템프타임의 VVMs를 직접 인쇄할 수 있게 되었다. 이런 혁신적 기술 덕분에 생산자들은 라벨 공정이 두 개로 분리될 때 발생할 추가 비용을 부담하는 대신, 기존의 백신 라벨 정보와 VVMs가 함께 인쇄된 통합 라벨 작업을 수행하면 되었다. PATH의 수석 기술 책임자인 데브라 크리스텐센Debra Kristensen은, 템프타임이 라벨에 대한 백신 생산자들의 우려를 해결하기 위해 적극적으로 노력한 덕분에 경구 소아마비 백신 생산자들이 VVMs의 사용을 받아들였다는 점을 강조했다.[16]

1994년 세계보건기구, 유니세프와 경구 소아마비 백신 생산자들은 회의를 통해 1995년 4월 탄자니아와 베트남에서 시험 도입한 후, 1996년 1월부터 모든 경구 소아마비 백신에 VVMs를 사용하기로 결정했다. 1995년 세계보건기구는 경구 소아마비 백신용 VVMs의 목적, 설계 및 사용을 명기한 공식적인 제품 규격을 공개했다. 1년 후, 유니세프에 경구 소아마비 백신을 공급하는 다섯 개 공급 업체들(스미스클라인 비첨, 바이오신 사Biocine, 파스퇴르 메리엑스 콘노트 사Pasteur Merieux Connaught, 카이론 베링 사

Chiron Behring, PT 바이오 파마 사PT Bio Farma)은 VVMs를 갖춘 경구 소아마비 백신을 공급했다.

VVMs가 예방접종 프로그램에서 경구 소아마비 백신에 등장하자, 이에 대한 보건 의료 인력의 수용성 및 경험, 그리고 임상 현장에서 이 기술의 영향력을 확인하는 데 관심이 집중되었다. 세계보건기구는 각국의 보건 당국과 협력해 케냐·네팔·탄자니아·터키에서 국가 예방접종의 날● 네 차례에 걸친 영향 평가impact study를 실시했다(1997년 완료). 부탄에서도 추가적인 영향 평가가 실시되었다(1998년). 터키에서는 VVMs가 없었던 1차 국가 예방접종의 날, 열 노출로 말미암은 백신 손실(대조 기준)에 비해, VVMs가 도입된 이후 2차 국가 예방접종의 날 백신 손실이 77퍼센트나 감소하는 놀라운 효과를 발표했다.[17] 또한 VVMs에 대한 보건 의료인들의 인식과 실제 사용에 대한 체계적인 자료는 수집되지 않았지만, 연구에 참여한 필수 예방접종 관리자들의 보고에 따르면, 보건 의료인 대부분이 VVMs를 알아보고 해석하기 쉬웠다고 한다.[18] 부탄에서 수행된 연구에서는 보건 의료인들이 VVMs의 목적을 이해하고 이를 제대로 해석했음을 밝혀냈다.[19] 마지막으로 인도의 소아마비 캠페인이 진행되는 동안 수행된 백신 손실 연구에서는 보건 의료인들이 열 노출 백신 용기를 파기하도록 결정을 내리는 데 VVMs가 중요한 역할을 했음을 밝혀냈다.[20]

전반적으로 경구 소아마비 백신에 이용 가능한 VVMs를 만드는 과정은 세계보건기구와 PATH가 도입 전략을 시작(1990년)한 시점부터 유니세프의 모든 경구 소아마비 백신 공급자들이 채택해 시행(1996년)하기

● 개발도상국에서는 전국적으로 국가 예방접종의 날을 정해 백신을 접종하고 있다.

까지 6년이 걸렸다. PATH의 크리스텐센은 이런 과정에 대해 다음과 같이 회상했다. "당시에 우리는 경구 소아마비 백신에 VVMs를 도입하는 데 오랜 시간이 걸렸다고 느꼈다. 그러나 우리는 이 프로그램을 필수 예방접종의 모든 백신으로 확장할 때까지 얼마나 더 오랜 시간이 걸릴지 전혀 모르고 있었다."[21]

필수 예방접종 백신에 대한 온도 확인 표식의 적용 확대 (3단계)

1998년 코펜하겐에서 열렸던 세계보건기구 보건물류기술 네트워크 TechNet 회의에서 세계보건기구 임원들과 연구진들은 경구 소아마비에 대한 VVMs의 영향 평가 결과를 발표했다. 보건물류기술 네트워크는 주로 개발도상국에서 국가 예방접종 프로그램이나 일차 보건 의료 서비스의 전달과 같은 보건 의료의 물류와 관련된 업무에 종사하는 전문가들과 단체들을 연결해 주는 세계보건기구 사업 중 하나이다. 부탄에서 [보건 의료인을 대상으로] 시행된 연구에서는 [경구 소아마비 백신에 대한] 지식·태도·실천 설문 조사와 함께, 경구 소아마비의 VVMs가 이 백신과 함께 운반되는 다른 백신의 열 노출을 감시하는 데도 사용될 수 있는지를 평가했기 때문에 특별한 관심을 불러일으켰다. 연구진들은 함께 운반된 다른 백신들이 경구 소아마비 백신과 다른 온도 조건에 노출될 수 있는 가능성이 높기 때문에 이 방법을 반대했다.[22] 보건물류기술 네트워크는 부탄에서 시행한 연구를 비롯해 여러 연구의 결과를 검토한 후 되도록 빠른 시일 내에 모든 개별 백신 용기에 VVMs를 사용할 것을 공식적으로 권고했다.

필수 예방접종의 모든 백신에 온도 확인 표식을 정착하기 위해, 템프타임은 다른 종류의 백신에도 사용할 수 있도록 온도 표지를 보완해야 했다. 또한 다른 백신으로 확대 적용하려면 더 많은 백신 공급자들이 이 제품의 도입을 채택해야 할 뿐만 아니라 세계보건기구와 유니세프 조달 부서에서도 이를 지원하는 정책을 개발해야 했다. PATH는 이 규모 확장 기간에 세계보건기구와 템프타임에 자금을 제공하는 등 VVMs를 지속적으로 아낌없이 지원했다. PATH는 미국 국제개발처의 후원을 받는 헬스테크 프로젝트나 (VVMs를 홍역 백신에 확장하는 사업을 지원한) 미국 질병관리본부 등의 재원을 적극 활용했다.

제품 수정

세계보건기구 직원들은 필수 예방접종 백신의 효력을 유지할 수 있는 온도와 시간의 정도가 백신의 종류마다 다르다는 점을 고려해 VVMs를 크게 네 가지로 세분했다.

1. VVM2 : 가장 열에 민감한 백신에 적합하며, 37℃에서 만료 시점까지 2일이 소요됨.
2. VVM7 : 열에 대해 어느 정도 안정성이 있으며, 37℃에서 만료 시점까지 7일 정도 효력이 유지됨.
3. VVM14 : 열에 대해 중간 정도의 안정성이 있으며, 37℃에서 만료 시점까지 14일 정도 효력이 유지됨.
4. VVM30 : 열에 대해 안정성이 높으며, 37℃에서 만료 시점까지 30일

정도 효력이 유지됨.

1998년 세계보건기구는 자격을 갖춘 백신 생산자들에게 서한을 보내, 새로운 백신 시약 표지 사양에 대한 의견을 구했다. 이와 동시에 템프타임은 VVMs의 네 가지 분류에 세계보건기구의 요구 사항을 반영해 제품을 수정했다. 또한 세계보건기구와 계약을 맺은 독립적인 제3자들이 새로운 히트마커에 대한 적합성 테스트를 실시했다.[23] 이처럼 제품 수정 과정은 VVMs가 여타 백신 생산자들에게 채택되고 이용이 확대되는 데 필수적이라는 사실을 알 수 있다.

국제적 채택과 정책 개발

규모 확장 단계에서 VVMs의 국제적 채택은 세계보건기구와 유니세프 조달 부서의 정책 수행에 달려 있었다. 세계보건기구는 VVMs의 사양을 결정하고 사전에 검증된 각 백신들을 네 개의 VVMs(VVM2, VVM7, VVM14, VVM30) 중 어디에 배정할지 결정하는 역할을 담당했다. 유니세프 조달 부서는 입찰 자격 조건에 VVMs를 포함했고 이에 대해 백신 생산자들과 논의했다.

유니세프 조달 부서는 VVMs를 필수 예방접종의 대상인 백신 전체로 확대하는 데서 가용성과 관련해 두 가지 큰 우려를 표명했다. 첫째, 템프타임은 유일한 VVMs 공급자로 달리 경쟁자가 없었다. 유니세프는 지금까지 독점 공급 업체와 협력하기를 피해 왔는데, 이는 독점 회사의 제품이 다양한 이유로 공급에 차질을 빚게 될 때 다른 대안이 없기 때문이었다. 물론 그 제품을 생산하는 회사가 유일할 경우에는 예외적으로 관계를 맺기도 했다.[24] PATH와 세계보건기구는 템프타임의 히트마커와 경쟁할 수 있는 VVMs 제품을 생산할 수 있도록 앨버트 브라운 사Albert Brown, LTd.(영국), 3M 사(미국), 렉삼/보와터 사Rexam/Bowater(영국), CCL 라벨 사CCL Label(미국), 센시테크 사Sensitech(미국) 등의 회사에 [제품] 개발을 장려했다. 세계보건기구와 유니세프는 VVMs를 다룬 회의에 모든 잠재적인 공급 업체들을 초청했고, PATH는 미국 국제개발처의 헬스테크 프로젝트를 통해 VVMs의 잠재적인 공급자들에게 창업 자금을 제공했다.[25] 그러나 어느 회사도 세계보건기구와 유니세프의 요구 사항을 충족하면서 템프타임의 히트마커와 가격 경쟁을 할 수 있는 VVMs를 개발하는 데 성공하지 못했다.[26] 이들이 실패한 이유는 템프타임의 가격이 상대적으로 낮을 뿐만 아니라 템프타임과 다른 핵심 기술들을 선택했다는 점과 관련이 있다.[27]

유니세프의 두 번째 우려는 당시 국제 백신 시장에서 백신 생산자의 수가 제한되어 있다는 점이었다. 유니세프 조달 부서의 주요 목표는 개발도상국의 예방접종 프로그램에 충분한 백신을 조달하는 것이었다. 백신 공급 자체가 충분하지 않았기 때문에, 유니세프는 VVMs를 포함하지 않은 백신이더라도 어쩔 수 없이 모두 구입해야 했다.

세계보건기구는 국제적 기준을 세우고 유니세프는 국제적으로 백신을 조달함으로써 두 선도적인 국제단체가 시장에 미친 영향력은 컸다. VVMs와 백신의 가용성을 둘러싼 여러 가지 우려가 있었음에도, 1999년 세계보건기구와 유니세프는 VVMs를 모든 백신에 사용하도록 권고하는 합동 정책 성명을 발표했다. 이 성명에는 "백신을 구매하는 모든 기관들은 백신 생산자에게 세계보건기구의 사양 조건을 충족하는 VVMs를 부착한 백신을 공급할 것을 요구해야 한다."라고 기술되어 있다.[28] 유니세프는 2001~03년 백신 국제 입찰에서 유니세프를 통해 조달될 백신들의 기본 요구 사항에, VVMs의 부착을 포함했다. 같은 해 GAVI도 충분히 이용되지 못하고 폐기되는 백신 및 관련 제품들을 줄이기 위한 1차 제안서에서 VVMs를 부착하는 것을 최소한의 기본 요구 사항으로 포함했다. 이런 공식적인 정책 성명과 입찰 공고에서 VVMs를 기본 요건으로 포함하는 절차는 이 기술의 국제적 채택을 촉진하는 커다란 원동력이었다.

백신 생산자의 채택

여러 국제기구들의 노력에도 불구하고 백신 생산자들은 VVMs를 채택하는 것에 대해 여전히 주저했다. 1999년 세계보건기구와 유니세프가 합동 성명을 발표한 이후, 유니세프에 백신을 공급하는 생산 업체 중 단지 세 개 회사(일본 BCG 사Japan BCG, 파스퇴르 다카르 사Pasteur Dakar, 카이론)만이 백신 라벨에 VVMs를 포함하는 조건을 충족했다. 유니세프는 이에 대응해 VVMs를 라벨에 도입하지 않은 백신 생산자들에게 VVMs를 도입하지 않은 사유를 설명하라고 요구했다. 세계보건기구는 [백신 생산자들에게 받은] 답변들과 각각의 기술적 고려를 검토한 결과를 유니세프에 제공했으며, [이를 바탕으로] VVMs의 규격과 시험 과정을 수정했다.[29] 하지만 이런 노력에도 불구하고, 두 개 생산 업체(바이오 파마, LG화학)만이 추가로 필수 예방접종 백신들에 VVMs를 부착하라는 요구 사항을 준수했다. 황열, 홍역, 홍역·풍진, 홍역·유행성이하선염·풍진, B형간염, 유니젝트Uniject 파상풍톡소이드, BCG 등의 백신을 공급하는 18개 백신 생산자들(세계보건기구에서 사전에 적격 판정을 받은 회사들)은 이런 요구를 따르지 않았으며, 그들 중 일부는 조정하는 데 필요한 추가 기간을 요구했다.[30]

이후 세계보건기구 직원들은 사전 적격 판정을 받은 모든 백신 생산자들에게 개정된 VVMs의 규격과 시험 절차에 대한 의견을 요청했다. 그들은 관련 쟁점 사항들의 목록을 만들었으며, 각 문제를 하나씩 처리하기 위한 질의 응답서를 준비했다.[31] 20개 쟁점은 타당성, 물류 관리logistics, 규제, 사업, 영리성 등 다섯 개 영역으로 분류되었다(〈표 7-2〉). 2002년 3월 세계보건기구는 이런 쟁점을 논의하기 위해 PATH, 유니세프 조달 부서, 백신 생산자, 템프타임 및 VVMs를 생산할 수 있는 잠재적인 공급 업체 대표들을 포함해 제네바에서 VVMs 도입에 대한 기술적 검토 회의를 주최했다.

백신 생산 업체들은 특히 세 가지 문제에 대한 우려를 표명했다. 첫째, 유니세프와 마찬가지로 백신 생산자들도 템프타임만이 VVMs의 유일한 공급자인 것을 우려했다. 이를 해결하기 위해, 유니세프는 템프타임이 필요한 VVMs를 제공하지 못할 경우, 백신 생산자들이 이 기술을 사용하지 않더라도 법적 책임을 지지 않는다는 사항을 백신 생산자들과의 계약서에 명시하는 데 동의했다.[32]

둘째, 백신 생산자들은 기존 백신의 생산과정에서 VVMs를 부착하기 위해 새로운 라벨링 시스템을 도입하는 데 이의를 제기했다. 앞서 설명한 바와 같이, 템프타임과 PATH는 경구 소아마비 백신에 두 개 대신 한 개의 통합 라벨을 사용할 수 있도록 시스템을 개선하기 위해 공동으로 노력해 왔다. 경구 소아마비 백신과 다른 액체 백신에 대한 VVMs는 기존의 라벨에 인쇄할 수 있다. 그러나 홍역·황열 백신과 같은 냉동 건조 백신은 제품을 재구성하는 과정에서 이전 라벨이 제거되어야 하기 때문에 VVMs를 포함한 라벨링 과정이 복잡해진다. 시약 용기에 든 냉동 건조 백신에서 VVMs는 시약 용기의 꼭대기에 위치하게 된다. 앰플에 든 냉동 건조 백신의 온도 확인 표식은 앰플의 목 부분에 위치한다.

표 7-2 백신 공급자가 제기한 질문 및 우려 사항

타당성 문제

1. WMs의 유통기한이 백신의 유통기한보다 짧다.
2. 세계보건기구가 모든 백신에서 WMs와 백신 효력의 상관관계에 대한 연구를 진행할 계획인가?
3. WMs가 개별 백신의 실제 안정성을 지속적으로 반영할 수 있는가?
4. WMs가 얼마나 검증되어 있는지를 보여 주는 자료가 존재하는가?
5. WMs 부착을 위해 정해진 규격이 있는가?
6. 화학적 온도 표식들은 높은 비율의 오독을 만든다.

물류 관리 관련 문제

7. 각종 제품에 쓰이는 상이한 라벨 체계를 도입하는 데 우려가 있다.
8. 공급자가 수입 및 보관 관리의 유통망을 어떤 식으로 유지할 수 있을 것인가?
9. 다국어로 된, 다중 포장의, 복합상품의 각기 다른 대량 주문들이 있다(이를 수용할 수 있어야 한다).
10. WMs를 시행하려면 추가 자본이 지출되어야 한다.
11. 현재의 우수의약품 제조관리기준 요구 사항이 사전에 인쇄되었던 라벨(의 사용)을 금지하거나, 현장에서 바로 인쇄하도록 요구하고 있지는 않은가?

규제 관련 문제

12. 백신 약병에 WMs를 부착하는 데서 각국 규제 당국의 허가를 받아야 하는가?
13. WMs가 과도한 열 노출을 나타내 개별 약품이나 화물이 거부당했을 때 누가 법적·금전적으로 책임질 것인가?
14. 화물이 그 국가에 도착한 시점에서 제조사의 책임은 끝나는가?

사업 관련 문제

15. B형간염 백신처럼 열에 매우 안정적인 백신에 WMs를 부착했을 때 이점이 무엇인가?
16. WMs의 색깔 변화가 명확한가? 그리고 현장 종사자들이 이해하기 쉬운 형태로 정보를 제공하는가?

영리성 관련 문제

17. 템프타임은 WMs의 유일한 공급자이다. 경쟁자가 없다.
18. 왜 템프타임은 백신 공급자에게 요구되는 최소 유통기한(백신 공급자가 선적한 이후 18개월)을 보증에 반영하지 않는가?
19. 왜 템프타임은 배송되는 WMs 수량에서 10퍼센트 전후의 허용 오차를 가지고 있는가?
20. 왜 WMs 구매 시 최소 수량 이상을 구매하도록 정했는가?

자료 : World Health Organization, *Technical Review of Vaccine Vial Monitor Implementation* (Geneva: WHO, 2002), 저자 동의하에 사용.

[2002년] 3월 회의 당시, 일찍이 VVMs를 채택했던 두 개 회사는 이미 냉동 건조 백신의 라벨링 과정에 걸맞은 새로운 방법을 개발한 상태였다. 일본 BCG는 앰플 목 라벨링을, 카이론은 시약 용기 꼭대기 라벨링을 각각 개발했다.[33] 세계보건기구 회의에서 템프타임은 백신 생산자들 각각에 적합한 라벨 부착 방법을 찾고, 최소한의 투자와 생산 비용만을 요하는 해법을 찾기 위해 함께 작업하자고 합의한 바 있다.[34]

그 후 VVMs는 완전 라벨 형식과 점 모양 형식dot format의 두 가지 형태를 갖추게 되었다. 완전 라벨 형식은 액체 백신을 위한 것이고 각 백신 생산자에 적합하게 맞추어진 것이다. 템프타임은 VVMs를 백신 생산자의 라벨에 인쇄하고 이 통합된 라벨들을 백신 생산자들에게 보낸다. 그러므로 완전 라벨 형식은 VVMs를 부착하는 데서 백신 생산자들에게 추가적인 투자를 요구하지 않는다.[35] 냉동 건조 백신을 위해 설계된 점 모양 형식을 따르려면 점dot을 기존의 백신 라벨에 부착하는 기계를 생산자가 추가로 설치해야 했다.[36] 이와 같이 템프타임은 VVMs 제품을 각 회사의 특정한 라벨링 체계에 맞추기 위해 개별 회사와 함께 작업하는 데 동의했다.[37]

백신 생산자들의 세 번째 우려는 법적·재정적 책임 문제였다. VVMs가 백신 또는 다른 화물이 과다한 열에 노출되었음을 알려 주는 바람에 하역이 거절되면 누가 이를 책임질 것인가? 세계보건기구 직원들은 백신 생산자의 책임은 VVMs를 포함하는 여러 감시 장치를 이용해 제품의 품질을 유지하는 것과 특정 국가까지의 운송에 대해 책임진다고 설명했다. 일단 구매자가 제품을 수령하면, 책임은 구매자에게로 넘어간다. VVMs는 사용되기 전부터 엄격하게 관리받기 때문에, 부적절한 VVMs가 현장까지 도달하기는 어렵다. 만약 이런 일이 발생하면, 두 가지 시나리오가 가능하다. ① 품질이 떨어지는 VVMs가 만료 시점에 일찍 도달해 불필요한 백신의 파기와 손실로 이어지지만 백신의 효력에는 큰 문제가 없으므로 책임이 늘어나지는 않을 것이다. ② VVMs가 만료 시점에 제때 도달하지 못해 보건 의료 인력들이 열에 노출된 효력 없는 백신을 사용할 위험성이 있다.[38] 후자의 시나리오가 잠재적인 취약성이 존재하는 유일한 경우이다. 그러나 세계보건기구 직원들은 6년간의 경험과 5억 개의 VVMs에 해당하는 1백억여 회의 접종 동안 잘못된 VVMs로 말미암아 효력 없는 백신을 사용하게 되었다는 보고는 없다고 지적했다.[39] 2002년 3월 회의에서는 VVMs가 있든 없든 백신 효력의 취약성 문제는 존재하며, VVMs가 추가로 문제를 발생시키지 않고, 기술이 보건 의료 인력으로 하여금 열 손상을 입은 백신을 어린이들에게 접종하지 않도록 돕기 때문에 백신 생산자의 책임을 줄일 수 있다고 결론을 내렸다.[40]

이 회의에서 분명하게 밝혀지지는 않았지만, VVMs를 사용해도 얻을 수 있는 유인이 없는 탓에 백신 생산자들이 저항했는지도 모른다. 또한 VVMs의 사용 규모를 확장할 시점은 공교롭게도 여러 백신들의 공급이 부족한 상태였다. 유니세프로서는 사용 가능한 모든 백신을 구매하려고 노력할 수밖에 없었으며, 백신 제조 회사들도 VVMs를 사용하지 않더라도 백신을 판매할 수 있다는 사실을 알았다. 시간이 지나 (전부는 아니지만) 더 많은 제조 회사들이 필수 예방접종 백신을 공급하기 시작하면서 유니세프의 협상력은 더 커졌고, 상대적으로 시장에서 백신 생산자들의 영향력은 줄어들었다. 이처럼 시장에서 이해관계가 변화한 것이 백신 생산자들로 하여금 VVMs를 수용하게 하는 데 기여했을지도 모른다.

VVMs 기술을 필수 예방접종의 모든 백신에 확대 적용할 때 가장 큰 장애 요인은, 해당 기술을 채택하는 데 대한 백신 생산자들의 저항이었다. 2002년 3월 회의에서 VVMs에 대해 우려했던 백신 생산자들 중 상당수는 이미 이 기술을 경구 소아마비 백신에는 사용하고 있었다. PATH

와 세계보건기구는 필수 예방접종 백신의 생산자들이 VVMs를 채택하도록 설득하기 위해 일련의 전략들을 구사했다. 영향 평가를 통해 VVMs의 효과를 입증하는 것, 백신 규격과 입찰에 이 확인 표식의 사용을 기본 요건으로 포함하는 것, 라벨링 공정의 수정 과정을 지원해 VVMs의 채택을 촉진하는 것, 여러 우려 사항에 대해 백신 생산자들과 이해 당사자들이 충분히 논의할 수 있도록 일련의 국제회의를 포함한 열린 기회를 제공하는 것 등이 그런 전략이었다. 또한 세계보건기구와 PATH는 2002년 3월 회의를 개최해 백신 생산자들의 우려를 분석하고 이를 해결하기 위해 노력했다. 이 모든 전략은 VVMs를 다른 백신에까지 확대 적용하는 데 기여했다.

VVMs를 필수 예방접종 백신으로 확대 적용하는 데 성공한 궁극적인 요인은 다음과 같다. 첫째, PATH와 세계보건기구가 제품 지지자로서 적극적인 리더십을 발휘했다. 둘째, 미국 국제개발처를 비롯한 여러 공여 기관들이 PATH에 필요한 자금을 제공했다. 셋째, 세계보건기구와 유니세프 조달 부서가 필요한 정책을 지속적으로 개발했다. 넷째, 템프타임이 VVMs를 개선하기 위해 기술적 혁신을 지속했다. 다섯째, 백신 시장에서 높아진 구매력을 바탕으로 생산자를 대상으로 한 구매자[국제기구]의 협상력에 변화가 생겼다. 제품 지지자와 생산자들의 이런 노력은 성과를 거뒀다. 2004년에는 백신 공급자들이 유니세프에 제공한 백신 중 경구 소아마비 백신을 제외한 나머지 백신의 3분의 1 정도에 VVMs가 붙어 있었다. 당시 유니세프는 2005년 말까지 유니세프가 공급하는 백신 12개 중 일곱 개에 대해 VVMs가 1백 퍼센트 도입될 것이라고 예측했다.[41] 또한 유니세프의 나머지 [다섯 개 백신 중] 세 개 백신에 대해서도 80퍼센트 이상의 도입률을 보이고, 단지 나머지 두 개 백신의 도입률만이 낮으리라고 예상했다. 2005년 8월을 기점으로 이 같은 목표는 초과 달성되었다. 유니세프의 백신 공급자 중 오직 사노피 파스퇴르 사 Sanofi Pasteur만이 VVMs를 사용하지 않고 있었다(사노피 파스퇴르조차 경구 소아마비 백신 제품에는 VVMs를 부착한다).

백신 온도 확인 표식 확대 적용의 파급 효과

유니세프 조달 부서에 의해 제공되는 모든 필수 예방접종의 백신에 온도 확인 표식을 사용하게 하는 활동들의 성공은 크게 두 가지 면에서 개발도상국의 예방접종 프로그램에 영향을 미쳤다. 첫 번째는 VVMs가 백신의 낭비를 줄이고 전체 비용을 감소시켰다는 것이다. 앞서 논의된 바와 같이, VVMs는 보건 의료인들에게 지나친 열에 노출된 적이 있다는 표시가 나타난 백신을 파기할 수 있도록 도와준다. 또한 VVMs는 보건 의료인들이 저온 유통을 잘 관리할 수 있도록 도와줌으로써 백신의 낭비를 줄였다. 누적된 열 노출 정도를 나타내는 이 확인 표식은 보건 의료인들이 저장된 백신 가운데 아직은 효과가 유지되지만 어느 정도의 열 노출은 겪었으므로 우선적으로 사용해야 하는 백신을 선별할 수 있도록 도와주었다.[42]

세계보건기구의 VVMs 프로젝트 관리자인 우밋 카토글루Umit Kartoglu 는 "VVMs를 전체적인 백신 관리 체계에 도입하는 것은 일종의 기술적 영역"이라고 언급하고, 이는 단순히 VVMs의 열 노출 결과를 읽는 것보다 훨씬 어렵다고 지적한다.[43] VVMs와 관련된 이런 특징 때문에 세계보건기구도 관련 보건 의료 인력을 훈련하는 데 매우 큰 역점을 두고 있다.

VVMs가 백신 낭비를 감소시킨 다른 요인은 1995년 세계보건기구에서 다용량 시약 용기 정책multidose vial policy을 실행했을 때에도 사용되었기 때문이다. 다용량 시약 용기 정책은 보건 의료인들이 이미 개봉된 백신 용기를 곧바로 파기하지 말고 개봉 후 다음 날까지 사용할 수 있게 했다.[44] 필수 예방접종 백신의 온도 확인 표식이 아직 만료 시점에 도달하지 않았다면, 개봉된 시약 용기를 다음 날까지 사용할 수 있는 정보를 제공해 보건 의료인이 좀 더 쉽게 추가 사용에 대해 판단할 수 있도록 도와준다.[45] 기존 정책에서는 보건 의료인들이 개봉된 모든 시약 용기들은 당일에 파기할 것을 요구했다. 이 새로운 다용량 시약 용기 정책은 백신 낭비와 비용에 대해 시사하는 바가 크다. 세계보건기구는 이 정책이 전 세계적으로 연간 4천억 달러의 백신 비용을 줄이고, 백신 낭비율을 30퍼센트까지 감소시킬 수 있으리라고 추정했다.[46] 다용량 시약 용기 정책과 VVMs가 액체 백신에 미치는 영향에 대해 PATH와 부탄 정부가 [공동으로] 실시한 연구에 따르면, 경구 소아마비 백신의 경우 48.8퍼센트, 디프테리아·백일해·파상풍 백신은 27.1퍼센트, B형간염 백신은 23.8퍼센트 정도의 백신 낭비가 감소했다(PATH 1999).

다용량 시약 용기 정책과 VVMs가 동시에 도입되었을 때 보건 의료인들이 이를 채택하는 과정에서 어려움이 발생하기도 했다. 예를 들어 터키에서는 기존 정책에 대한 교육을 받은 보건 의료 인력들에게 VVMs가 만료 시점에 다다르지 않은 경우 경구 소아마비 백신을 (다음 날 남은 백신을 사용할 수 있도록) 당일에 파기하지 말라고 설득하기가 어려웠다.[47] 이 보건 의료 종사자들은 하루가 지나도 어두워지지 않은 VVMs는 색이 비정상적으로 늦게 변하는 불량품이라고 생각하는 경향이 있었다.[48] 터키 연구 참여자들은 의료 현장에서의 상기 정책을 적극 도입하기 위해서는 세계보건기구가 다용량 시약 용기 정책을 시행하는 동기를 명확히 밝히고, 운영진과 보건 의료 인력이 질문한 것에 답변을 제공하라고 권고했다.

전문가들은 현재 VVMs가 백신의 냉동을 막음으로써 백신 낭비를 좀 더 감소시킬 수 있을지를 연구하고 있다. B형간염 백신과 파상풍톡소이드 백신(알루미늄 보조제 기반 백신)은 열에는 안정적이지만, 특히 저온 유통 과정에서 냉동되는 것에는 민감하다.[49] 인도네시아 기초 연구에서는 B형간염 백신 중 75퍼센트가 냉동될 수 있는 온도에 노출되어 있다는 사실이 밝혀졌다.[50] 백신이 실온에서 운반되고 저장되었을 때 냉동 문제는 감소한 바 있다. 2005년 세계보건기구 직원들은 B형간염 백신과 파상풍톡소이드 백신이 어는 것을 방지하기 위해 모든 백신을 얼음 없이 운반하는 정책 초안을 작성했다. 이 정책의 성공 여부는 VVMs가, 얼음이 없는 상태에서 운반되는 백신의 열 손상 여부를 얼마나 확실하게 알려주는지에 일정 부분 달려 있다.[51]

VVMs의 두 번째 중요한 효과는 저온 유통 체계로부터 벗어난 이후에도 백신을 실온에서 좀 더 오랫동안 외진 지역까지 운반할 수 있게 했다는 것이다. 즉 한층 유연한 저온 유통 체계 전략을 적용할 수 있는 셈이다. 2000년 세계보건기구는 소아마비 근절을 목표로, 오지의 주민들에게 더 많은 소아마비 백신을 공급하기 위해 VVMs를 한층 유연한 저온 유통 체계에서 사용하는 전략을 개발했다.[52] 이 새로운 전략이 성공하려면 보건 의료인들이 VVMs의 사용[법]뿐만 아니라 새로운 정책에 대해서도 동시에 교육받아야 하고, 예방접종 대상인 소아의 부모들도 이런 사항에 대해 인식해야 한다. 개발도상국의 많은 어머니들은 백신 예방접종 일정을 잘 알고 있으며, 아이들이 접종받을 백신이 냉장고에서 바로 전달되기[즉 냉장 보관되어 오기]를 기대한다. 따라서 새로운 세계보건기구 정책에 따라 경구 소아마비 백신 용기들이 상온에서 운반되었을 때 일부 어머니들은 이 백신의 효과에 대해 우려했다.[53] 결국 VVMs는

백신 낭비와 정부의 관리 비용을 줄여 주었으며, 저온 유통 관리 체계에 대한 패러다임을 변화시켰다.[54]

PATH는 2005~15년에 걸쳐 10년간 VVMs가 사용됨으로써 보건 의료인들이 열 손상으로 비활성화된 백신 2억3천만 개 이상의 투여를 줄일 수 있을 것이며, 14억의 백신 접종을 오지에 더 공급할 수 있을 것이라고 추정했다.[55] 즉 VVMs를 사용하면 14만 명 이상의 생명을 구할 수 있으며, 질병의 유병률도 감소시킬 것이라고 보고 있다. 비용 절감 측면에서도 유니세프와 세계보건기구는 기본적인 백신에 VVMs를 사용하면 낭비되던 백신의 양을 줄여 국제적으로 연간 5백만 달러를 절감할 것이라고 추정한다.[56]

현재의 난관

현재 VVMs를 적용할 때 발생하는 문제점은 백신의 낭비, 정부의 비용 부담, 그리고 저온 유통이 취약한 지역에서의 백신 보급 부족 등이다. 이런 문제점이 미칠 잠재적 파급 효과를 충분히 현실화하려면 이 확인 표식이 예방접종 프로그램에 사용되는 모든 백신으로 확대[적용]될 필요가 있다. 이런 파급 효과를 제한하는 핵심 요인은, 유니세프 조달부서 외의 기관에서는 VVMs의 채택률이 낮다는 데 있다. 유니세프를 통해 보급되는 필수 예방접종 백신에 대해서는 VVMs가 현재 1백 퍼센트에 가깝게 사용되고 있는 반면, PAHO 백신조달 순환기금(이하 PAHO 순환기금)이 지원하는 백신과 유니세프를 통하지 않고 개발도상국 정부 조달청에서 직접 구입하는 백신에는 이 확인 표식이 충분히 이용되지 않고 있다. 유니세프 조달 부서의 차장 스테판 자렛Stephen Jarrett은 "유니세프가 조달하지 않는 백신에는, 원래 기대한 것보다, 천천히 이 확인 표식이 도입되었다. 유니세프가 백신 구매자로서는 유일하게 VVMs가 사용된 백신을 확고하게 고집했다는 것이 하나의 이유이다."라고 말했다.[57]

PAHO 순환기금이 관할하는 지역(북미·남미 및 카리브 해 지역)에서는 VVMs를 권고한 사례가 없다. 2002년 3월 VVMs의 도입을 다룬 회의에서, PAHO의 한 대표자는 VVMs가 초기에는 경구 소아마비 백신에만 사용되었고, 도입 시점 당시에 아메리카에는 이미 소아마비가 근절된 상태였기 때문에 이 확인 표식을 채택하지 않았다고 밝혔다. 이후 그는 PAHO가 모든 백신에 이 온도 확인 표식을 적용하려는 의도 때문에 VVMs의 적용이 지연되었다고 설명하며 이를 위해[확인 표식 적용을 촉진하기 위해] 기존의 결정을 재고할 것이라고 말했다.[58] 그러나 2006년 11월 현재, PAHO는 여전히 백신 공급자나 구매자에게 VVMs의 사용을 권고하지 않고 있다. PAHO가 초기 VVMs의 연구에 기여하기는 했지만, 추후 관할 지역에 적용하는 데에는 찬성하지 않은 것이다. 결과적으로 이 지역에서는 VVMs 기술이 비용 효과적인지, 그리고 보건 의료인들에게 잘 수용될지를 평가할 기회가 없었던 것이다.[59] PAHO가 VVMs를 적용하는 데 저항하면서, 유니세프 조달 부서와 PAHO 순환기금 모두에 백신을 제공하는 제조 업체들의 생산과정은 더욱 복잡해졌다. 이 생산자들은 VVMs 라벨을 갖춘 백신과 그렇지 않은 백신을 생산해야 하므로, 서로 다른 두 종류의 라벨을 필요로 했던 것이다.

PAHO 순환기금과 유사하게, 많은 개발도상국 정부의 조달청들도 VVMs의 사용을 요구하지 않고 있다. PATH의 존 로이드John Lloyd는 이런 상황이 백신 생산 국가에서 자국 내에 공급되는 비非소아마비 백신 중 많은 비율이 여전히 VVMs 없이 배분되고 있는 현실을 초래했다고 단언한다.[60] 정부가 요구하지 않는 한, 백신 생산자들이 VVMs를 사용할 유인이 없는 것이다.[61] 그들에게 비용은 여전히 중요한 문제다. 비록 VVMs에 소요되는 비용 자체는 적지만 소비자가 이 기술을 요구하지 않고, 다른 생산자들도 VVMs를 사용하지 않으며, 정부가 VVMs의 추가적인 비용을 지불하는 데 무관심한 현실에서 백신 생산자들은 시장 경쟁 원리에 따라 VVMs에 비용을 더 지불하는 것을 꺼리게 마련이다.

2007년 세계보건기구와 유니세프는 각국 정부가 백신 생산 업체와 구매 계약 시 최소 요건에 VVMs를 포함할 것을 요구하는 공동성명을 발표했다.[62] 이제 인도네시아와 인도 정부의 조달청들은 모든 백신에 VVMs를 사용할 것을 요구한다. 세계보건기구는 다른 정부 조달청들과 해당 국가 내 백신 생산자들에게 VVMs의 사용에 대해 논의했지만 성과는 제한적이었다. VVMs를 사용하는 예방접종 프로그램이 잠재적으로 비용 절감이 가능하며 오지의 백신 보급률을 높이는 데 기여할 수 있음에도 대부분의 정부들은 VVMs를 필수로 요구하는 방침을 채택하는 데 소극적이었다.

PATH의 크리스텐센은 국내 생산자들이 VVMs를 채택하게 하는 데 성공적이었던 방법 중 하나는 정부가 권한을 부여하고 기금을 제공한 지지 단체나 컨설턴트를 이용하는 것이라고 설명한다.[63] 가령 인도의 경우, 영국 국제개발부는 1990년대 중반에 인도 정부가 국내 생산자들이 공급하는 백신들을 포함한 모든 경구 소아마비 백신에 VVMs[의 사용]를 확대하도록 자금을 지원했다. 또한 영국 국제개발부는 VVMs를 도입하는 생산자들을 재정적·기술적으로 보조했고, 각 생산자들에게 경구 소아마비 백신의 1회 조달 비용을 면제해 주었다. 이 프로젝트는 충분한 [정부] 자금이 지원된 한편, 정책 지지자들이 정부와 모든 국내 생산자들을 참여시키기 위해 헌신적으로 노력했기에 성공할 수 있었다. 그러나 PATH에는 현재 개발도상국에서 VVMs를 채택하는 데 지원할 재원이 없다. PATH가 세계보건기구에 VVMs에 대한 기술적 보조를 지속적으로 제공하고 있지만, 그들[PATH]의 관심사는 다른 신기술들로 옮겨 갔다. 결과적으로 개별 개발도상국가에서 VVMs를 채택할 수 있도록 독려하는 조직적 구조가 더디게 형성되고 있다.

결론

27년 넘게 진행 중인 VVMs의 역사는 제품 개발, 도입, 규모 확대를 통해 새로운 기술을 보급하는 것이 '길고 고된 여정'임을 보여 준다.[64] 이 과정에는 공공 기관과 민간 기관들의 노력이 집중되어야 할 뿐만 아니라, 충분한 재정적 뒷받침과 인내가 필요했다. VVMs의 접근성을 향상하는 단계마다 수년간에 걸친 공동의 노력이 필요했다. 제품을 개발하는 데 12년, 경구 소아마비 백신에 처음으로 도입하는 데 6년, 세계보건기구의 검증을 받은 백신 생산 업체들이 공급하는 필수 예방접종 백신으로 확대[적용]하는 데 9년이 걸렸다. 개발도상국 예방접종 프로그램에서 VVMs 보급률에 대한 자료가 충분하지는 않지만, 템프타임 매출 통계를 보면 시간이 흐를수록 VVMs의 채택이 현저히 증가하고 있음을 알 수 있다. 1996~2007년 템프타임의 경구 소아마비 백신에 쓰일 VVMs의 판매량은 연간 약 2억 개 수준으로 세 배 이상 증가했고, 다른 필수 예방접종 백신에 대한 판매는 전무하다가 연간 1억 개 이상으로 증가했다(〈그림 7-1〉). 2005년 말에는 세계보건기구의 인정을 받은 백신 생산자의 대부분이 이 기술을 사용했다. 하지만 PAHO 관할 지역과 개발도

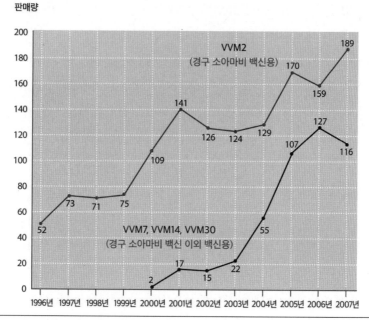

그림 7-1 템프타임의 백신 온도 확인 표식 판매 (1996-2007년; 단위 : 백만 개)

주 : 템프타임은 네 가지 종류의 VVMs를 생산하고 있다. VVM2 (최저 안정성 백신용)는 경구 소아마비 백신에 쓰인다.
나머지 세 가지는 VVM7 (보통 안정성 백신용), VVM14 (중간 안정성 백신용), VVM30 (최고 안정성 백신용)이다.
VVM7·VVM14·VVM30는 경구 소아마비 백신을 제외한 필수 예방접종 백신에 쓰인다.
자료 : Temptime Corporation, *Implementation Update on VVM* (Morris Plains, NJ: Temptime Corporation, 2005).
저자 동의하에 사용.

상국 백신 시장에서 VVMs의 접근성을 확대하기까지는 상당한 난관이
있다.

이 확인 표식의 접근성을 향상하려는 노력은 특히 채택 문제에서 어
려움에 직면했고(〈표 7-3〉), 도입과 확대 단계에서도 각각 다른 장애 요인
을 만났다. VVMs가 경구 소아마비 백신에 처음 도입되었을 때, VVMs의
유효성을 증명하고 정책 개발을 통해 이 기술을 사용해 달라고 요구하
는 것이 시급한 문제였다. 백신 생산자들의 우려를 비롯한 초기의 여러

장애 요인들은 공개적인 회의와 기술혁신 및 검증 연구를 통해 결국 해소되었다. 모든 필수 예방접종 백신으로 규모를 확장하는 단계에서, 잠재적인 VVMs의 사용자가 된 백신 생산자의 수는 상당히 증가했다. 참여자들의 수가 증가함에 따라, 백신 생산자들이 [제품을] 채택하게 하기 위해 극복해야 할 장애 요인도 늘어났다. 이에 대처하기 위해, 세계보건기구와 PATH는 백신 생산자들 및 템프타임과 함께 일련의 기술 회의를 개최했고, 유니세프는 백신 입찰 과정에서 VVMs를 사용하라는 요구 사항을 명시하고 강제했다. 또한 템프타임은 백신 생산자들과 함께 새로운 라벨링 공정을 개발하기 위한 기술적 지원 작업을 진행했다.

이 장에서는 이해 당사자마다 보건 의료 신기술에 대한 관점이 매우 다양할 수 있고, 그것이 제품이 채택되는지에 미치는 영향을 보여 주었다. 예를 들어 세계보건기구 직원과 보건 의료인 들에게 이 기술은 저온 유통 체계의 기능이 개선되고, 백신 손실이 감소된다는 것을 의미했다. 유니세프 조달 부서의 입장에서는 VVMs를 생산할 수 있는 업체가 템프타임뿐이었기 때문에, [템프타임과만 거래하는 것은] 독점을 허용하지 않는 내부 정책을 위반하는 것이었고, 백신 생산자들이 우려한 지점도 이 부분이었다. 백신 생산자들이 유니세프에 판매하는 백신에 이 확인 표식을 추가로 부착하는 데는 법적·물류적·상업적 어려움이 따랐다. VVMs의 접근성을 향상하는 데는, 앞서 살핀 모든 이해관계자의 노력과 상당한 시간이 필요했다. VVMs 제품 옹호자들은 세계보건기구와 PATH의 지원을 받으면서, 초기 개발부터 경구 소아마비 백신에 [확인 표식 제품을] 도입, 다른 필수 예방접종 백신으로의 [적용] 확대에 이르기까지 단계적으로 이 과정을 이끌었다.

세계보건기구와 PATH의 직원들은 비공식적이지만 긴밀한 협력을 유지하면서 VVMs와 관련된 실험, 영향 평가, 백신 생산자들과의 회의 등 여러 활동을 함께 진행했다. 또한 세계보건기구는 [보건 의료] 인력 양성 및 교육 훈련을 담당했고, PATH은 템프타임에 기술 지원을 제공했다. 백신 생산자들이 VVMs를 사용하기 시작하면서 세계보건기구 직원들이 [이 기술의 접근성 창출을 위해] 조정자 역할을 하는 시간이 크게 줄어들기는 했지만, 세계보건기구는 여전히 핵심 조정 기관의 역할을 수행하고 있다. PATH의 역할은 세계보건기구와 VVMs의 생산자들이 자문해 올 때 전문적인 기술 조언을 제공하는 것이었다. 세계보건기구의 VVMs 프로젝트 관리자인 카토글루에 따르면, 그가 2001년 세계보건기구에 입사한 이래 PATH 직원들은 VVMs의 접근성 과정 전반에 걸쳐 멘토링과 함께 여러 결정적인 지원을 제공했다고 한다.[65] PATH와 세계보건기구는 유니세프 조달 부서와 함께 VVMs의 접근성 향상을 위해 효과적인 조직적 구조를 만들어 냈다. 두 조직[즉 PATH와 세계보건기구]의 직원들이 집중적으로 노력을 기울이고 시간을 들인 것은 유니세프가 조달하는 백신을 대상으로 VVMs를 도입하는 데 결정적인 영향을 주었다.

PATH를 비롯해 VVMs 옹호자들은 템프타임과 밀접한 관계를 형성하기 위해 모든 노력을 기울이면서 이 기술의 접근성을 향상할 조직적 구조의 중심 역할을 했다. PATH는 템프타임이 제품을 개발하도록 격려함으로써 접근성 과정의 초기부터 이 회사와 긴밀한 관계를 형성했다. PATH는 지속적으로 템프타임을 지지했고, 회사가 제품 개발을 진행해야 할지 자문하던 초기부터 VVMs를 생산하도록 독려했다. PATH 직원들은 템프타임에 백신을 소비하는 현장의 관점과 더불어 전체 프로그램에 대한 비전을 제시했다.[66] 템프타임은 VVMs를 개발하기 위해 1천만 달러 이상을 투자했고,[67] [그럼에도] 2001년까지 이 제품에서 아무런 수익도 얻지 못했다.[68] 또한 이 회사는 지속적으로 바뀌는 세계보건기구의 규격과 특정 백신 생산자들의 요구에 따라 원 기술을 수정해야 하는 반복적인 요청을 받아들였다. 템프타임이 시장에서 이 기술을 직접 거래하는 대신, 기술 판매를 위해 제품 지지자인 PATH와 세계보건기구에 의존했다는 점은 주목할 만하다. 공공 부문과 연계되지 않았고, 국제 보건 업무 경험도 일천한 중소기업이었던 템프타임은 VVMs를 시장에 내놓을 준비가 되어 있지 않았으며, 이 분야에서 세계보건기구와 PATH 직원들의 지원과 지도를 필요로 했던 것이다.

VVMs 옹호자들은 여러 다른 기관들이 이 제품을 채택하도록 지원하기 위해 특별한 주의를 기울였다. 예를 들어 PATH는 백신 생산자들이 경구 소아마비 백신에 이 확인 표식을 사용하도록 하기 위해, 템프타임이 맞춤 라벨링 장비를 구입할 수 있도록 대출을 제공했다. 또한 템프타임이 VVMs를 독점 공급하는 문제에 대처하기 위해 다른 생산자들을 찾고자 애썼으나 실패했다. 이 문제는 아직까지 해결되지 못하고 있다.

제품 지지자들은 모든 필수 예방접종 백신에 이 확인 표식의 사용 필요성을 조달 기관에 납득시키고자 노력하기도 했다. 유니세프 백신에 입찰하기 위한 자격 요건에 VVMs의 사용을 필수 조건으로 제시한 것은 백신 생산자들이 이 기술을 채택하는 데 매우 중요한 역할을 했다.[69] 다만 생산량이 제한된 일부 백신은 필요량에 비해 공급이 부족했기에 (VVMs의 장착 여부에 관계없이) 모든 가용 백신들을 구매해야 했고, 유니세프는 VVMs를 의무적으로 채택할 것을 요구하는 사항을 점진적으로 실시했다. 하지만 아직도 PAHO와 많은 개발도상국 정부 조달 기관들은 VVMs의 의무 사용 방침을 채택하지 않아, 보건 의료 기술의 접근성을 제한하고 있다.

VVMs를 성공적으로 보급하기 위해서는 충분한 재정 지원이 필수적이었다. 이 자금은 주로 미국 국제개발처의 헬스테크 프로젝트를 통해 PATH에 전달되었다. 미국 국제개발처가 헬스테크 프로젝트에 (1987~

2006년에 걸쳐) 장기적인 자금 지원을 제공한 것이 특히 중요했다. 이는 PATH가 세계보건기구와 템프타임 및 다른 여러 단체들에 장기간의 지원을 제공하는 흔치 않은 기회였다. 미국 국제개발처 기금뿐만 아니라, PATH도 대출 지원 프로그램, 미국 질병관리본부 및 그 밖의 여러 후원 기관을 통해 재원을 마련했고, VVMs 사업에 자금을 조달했다. VVMs에 얽힌 일화는 이 혁신적인 기술의 접근성을 창출하는 것이 단순히 용기에 라벨을 붙이는 차원이 아니라 훨씬 많은 노력과 전략이 요구된다는 사실을 보여 준다.

유니세프가 조달하는 백신들에 이 기술을 도입해 접근성을 창출한 시도는 매우 성공적이었다. 이런 접근성 향상을 통해 개발도상국에서 낭비되는 백신을 줄이고, 오지까지도 효능이 유지되는 상태로 백신을 운반할 수 있도록 저온 유통 체계의 취약한 연결 고리를 세심하게 다루는 한편, 다용량 시약 용기 정책을 실시하거나 궁극적으로 예방접종 프로그램이 도달하는 범위를 확장하는 등 보건 의료 서비스를 증진하고 생명을 구하는 데 폭넓은 영향을 미쳤다. 이런 영향력을 달성하려면, 다양한 기관들이 함께 협력해, 유통과 관련된 문제를 극복하고 백신 생산자들의 제한된 기술 채택에 대처하며 저온 유통 체계와 백신 관리에 대한 새로운 사고방식을 받아들이는 것이 필요했다. 이는 PATH 및 세계보건기구와 같은 제품 옹호자들이 공공 부문과 민간 부문의 당사자들과 협력하면서 접근성을 향상하고, 보건 의료 신기술을 채택시키기 위해 헌신적으로 노력했기에 달성될 수 있었다. 그러나 VVMs를 전면적으로 사용해 잠재적으로 보건 의료 비용을 절감하고 건강 증진을 달성하려면, 제품 옹호자들이 지속적으로 지원해 아직 VVMs를 채택하지 않은 개발도상국들이 자국 내 모든 필수 예방접종 백신에 이를 채택하게 할 필요가 있다.

표 7-3 백신 온도 확인 표식 접근성 요약

	장애 요인	전략	구체적 실행
조직적 구조	VVMs를 위한 국제적인 제품 옹호자 필요	효과적인 리더십을 구축하고 기술 개발을 위한 협력체를 설계	PATH가 미국 국제개발처를 비롯한 여러 조직의 재정 지원을 받아 세계보건기구와 함께 템프타임의 기술 발전, 제품 개발, 도입, 시장 확대를 위해 제품 옹호자로 활동
채택	독립된 검증 과정, 라벨 공정, 유일한 VVMs 생산자와 취약성에 대한 백신 생산자들의 우려 (백신 생산자 채택)	생산자들이 기술을 채택할 수 있도록 품질 및 공급 보장	세계보건기구는 표식 효과를 증명할 독립적 검증을 위한 재원 제공. PATH는 템프타임과 협력해 세계보건기구가 제시하는 사양에 맞춰 기술을 개선하고, 새로운 라벨 공정을 개발해 백신 생산자들의 우려 해소
	VVMs의 독점 생산자와 제한된 백신 생산에 대한 유니세프 조달 부서의 우려 (유니세프 채택)	국제적 수준의 기술 채택 달성	PATH와 세계보건기구가 유니세프 조달 부서로 하여금 이 기술을 채택하게 설득
	PAHO는 VVMs를 요구하지 않음 (PAHO 채택)	국제적·지역적 수준의 기술 채택 달성	세계보건기구가 영향 평가를 수행해 VVMs가 개발도상국에서 백신 낭비를 어떻게 줄일 수 있는지 보임. 그러나 PAHO는 채택을 거부
	많은 개발도상국에서 국내 백신 생산자들이 VVMs를 사용하라고 요구하지 않음 (국가적 채택)	국가적 수준의 기술 채택 달성	이 문제는 충분히 다뤄지지 않음. PATH 재정이 부족해 개발도상국의 정부 및 생산자와 더불어 국가적 채택 촉진 활동을 충분히 할 수 없었다는 것이 부분적으로 영향을 미침
가격 적정성	VVMs 라벨 공정이 새로운 설비 및 추가 비용을 요구하리라는 생산자들의 우려	백신 생산자들에게 확인 표식의 사용이 추가 비용을 요구하지 않으리라고 납득시킴	템프타임이 액체 백신 생산자들이 라벨 공정 설비를 새로 구입할 필요가 없는 공정 개발. 확인 표식을 적용할 추가 설비가 필요한 냉동 건조 백신 생산자들에게, 템프타임이 각 회사들의 라벨 공정에 맞춤 확인 표식을 제공하는 데 협력
가용성	템프타임이 VVMs를 독점 생산하는 데 유니세프와 백신 생산자의 우려	충분한 양의 공급을 보장	다른 회사들의 경쟁력 있는 제품 생산을 위한 PATH와 세계보건기구의 재정 지원 및 독려가 성공하지 못함. PATH와 세계보건기구는 템프타임과 백신 생산자들의 기술 회의 개최. 유니세프는 백신 생산자들과 계약해 독점 생산 문제를 해결

8

여성용 콘돔
이중 보호 기술 접근성

Female Condoms: Access to Dual Protection Technology

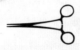

2006년 현재 전 세계적으로 성인 3,950만 명이 HIV에 감염된 채로 살고 있다고 추정되는데, 이 가운데 절반가량이 여성이다.[1] HIV에 감염된 여성의 비율은 수년간 지속적으로 증가해 왔으며, 1985년 35퍼센트에서 2006년 48퍼센트로 증가했다. 2006년에는, HIV에 감염된 모든 성인과 아동의 3분의 2가 사하라사막 남부 지역에 살고 있었고, 이 가운데 59퍼센트가 여성이었다.[2] 이런 수치들은, 여성이 남성에 비해 생물학적 취약성이 더 높으며, 많은 사회에서 여성에 대한 불평등으로 말미암아 여성이 HIV로부터 자신을 보호할 역량이 제한된다는 것을 나타낸다.

이처럼 여성들이 HIV에 취약한 현실을 극복하기 위해 여성 주도의 HIV 예방법에 대한 연구가 촉진되었다. 현재 고려되고 있는 여성 주도 주요 예방법은 여성용 콘돔과 질 경막[피임용 경막]diaphragms, 미생물 살균제microbisides 등이다. HIV와 다른 성병을 예방하는 질 경막의 효능에 대

● 이 장은 베스 앤 프랫(Beth Anne Pratt)과 공동으로 집필했다.

한 연구는 물론, 미생물 살균제에 대한 연구와 개발이 여전히 진행 중이다.[3] 2006년 중반 현재 출시된 제품 가운데, 임신과 성병을 모두 예방하는 데 효과가 증명된 것은 여성용 콘돔뿐이다.[4] 임신과 성병 두 가지를 모두 보호하는 기능에 빗대어, 여성용 콘돔은 '이중 보호' 기술로 알려져 있다.

1992년 도입된 여성용 콘돔은, 세계적으로 거의 1백여 개국에서 출시되었다. 이 기술은 초기에 상당히 열렬한 관심을 불러일으켰지만, 최종 사용자와 공급자, 정부, 공여자들이 채택하는 비율은 낮았다. 이 장에서는 여성용 콘돔의 낮은 활용과 접근성 이야기를, 1980년대의 기술 개발 단계부터 1990년대의 도입 단계를 거쳐, 2000년대 중반 다양한 장애 요인을 해소하려는 노력에 이르는 과정을 통해 살펴보고자 한다. 여성용 콘돔 이야기는 국제적·국가적·지역적 장애 요인들과 마주쳤을 때, 또 지지자들이 이런 장애 요인들을 해소하는 접근성의 조직적 구조와 전략적 계획을 창출해 내지 못했을 때 (기술의 접근성을 높이는 데서) 어떤 어려움이 발생할 수 있는지를 잘 보여 준다. 이 장에서는 제품의 가용성 및 가격 적정성과 관련한 문제를 지속적으로 해결할 조직적 구조와 접근성 전략을 수립하려는 현재의 시도들과, 많은 이해관계자들(최종 사용자, 공급자, 정부, 국제기구 등)의 제품 채택 과정에 대해 기술한다. 지지자들이 여성용 콘돔의 접근성을 성공적으로 창출할 수 있을지는 아직 두고 봐야 할 것이다.

제품 개발(1단계)

1984년 덴마크의 의사인 라세 헤셀Lasse Hessel이 여성용 콘돔을 개발했다. 한편 위스콘신 제약회사Wisconsin Pharmacal Co., Inc.(가정용 세제나 기관용 보건 의료 제품 등을 주로 생산하는 회사)의 선임 부회장인 메리 앤 리퍼Mary Ann Leeper가 헤셀과 그의 발명품에 대해 듣게 되었다. 1987년 10월 리퍼와 헤셀은 여성용 콘돔에 대해 대화를 나누었으며, 미국·캐나다·멕시코 내 판매권을 갖는 조건으로, 위스콘신 제약회사가 미국 식품의약국의 요건을 충족하는 제품을 개발하는 데 합의했다. 이에 헤셀은 여성용 콘돔 제조 기술을 개발하는 데 동의했다. 그는 여성용 콘돔의 미국 특허를 얻고자 했고, 결국 1988년 특허를 얻을 수 있었다. 위스콘신 제약회사는 여성용 콘돔 관련 업무를 전담하기 위해, 여성건강회사FHC라는 새로운 자회사를 창설했다. 이 회사는 리퍼의 주도하에 미국 식품의약국의 기술 승인을 받기 위한 연구에 착수했다. 1988년 말이 되자 리퍼는 제품이 승인 기준에 부합한다고 판단해, 미국 식품의약국에 승인 신청서를 제출할 준비를 마쳤다.[5] 이때 미국 식품의약국은, 전국여성건강네트워크 National Women's Health Network의 시민 청원을 계기로 콘돔들을 평가할 때 더욱 엄격한 기준을 적용하기로 결정한 바 있다. 비록 HIV를 예방할 새로운 방법들을 옹호하기 위해서였지만, 전국여성건강네트워크는 남성용 콘돔과 여성용 콘돔의 개발자들이 효과성에 관한 자료를 (미국 식품의약국을 통해 원래 요구되는 것보다) 더 많이 제공해야 한다고 믿었다.[6] 이들의 청원과 이에 따른 미국 식품의약국 내부의 논의를 바탕으로, 해당 규제 기관은 여성용 콘돔을 3등급 의료 기기로 분류했으며, 안전성과 효과성 연구를 당초 필요하다고 생각했던 것보다 더욱 광범위한 수준으로 요구했다.[7] 그리고 이 연구들을 수행하기 위해 위스콘신 제약회사는 더 많은 투자가 필요했고 더 오랜 시간을 들여야만 했다. 1991년에 위스콘신 제약회사는 여성용 콘돔을 개발하는 데 필요한 자금을 모으기 위해 주식시장에 상장했다.

그러는 동안 헤셀은 여성용 콘돔 생산기술을 개발하고 노력하는 데서 재정적·기술적 문제를 겪고 있었다. 그는 이 문제를 해결하기 위해 여성용 콘돔의 (미국 외 지역의) 국제적 권리를 네덜란드의 투자자에게 판매했다. 1989년 이 투자자는 미국 외 지역에서 여성용 콘돔을 생산하고 판매하기 위해 영국에 본부를 둔 차텍스 자원주식회사Chartex Resources, Ltd.를 설립했다. 차텍스는 투자자들과 덴마크의 비영리 재단에서 출자한 재원으로 최첨단 생산공정을 개발했으며 미국 외의 다수 국가에서 해당 제품을 판매할 수 있는 권한을 부여받았다.

1993년 미국 식품의약국은 위스콘신 제약회사가 미국에서 여성용 콘돔을 판매하고 배포하겠다고 제출한 신청서를 승인했으며, 1년 후에는 차텍스의 생산 시설을 승인했다. 미국 식품의약국은 여성용 콘돔이 여성 주도의 [자기] 보호 기술로는 유일하기에 승인 과정을 신속하게 진행했다고 말했다. 하지만 미국 식품의약국은 임신을 예방하고 성병을 막아야 할 실제 현장에서 이 상품의 효과가 어떨지에 대해서는 우려를 표했다. 이처럼 풀리지 않은 의구심으로 말미암아 미국 식품의약국은 남성용 라텍스 콘돔이 임신을 막고 성병으로부터 보호하는 데 더 낫다는 문구의 표기를 의무화했다.[8] 미국 식품의약국 국장인 데이비드 A. 캐슬러는 [여성용 콘돔의 판매 및 배포를] 승인하면서 다음과 같이 말했다. "여성용 콘돔은 우리가 원하는 전부는 아니지만, 아무런 보호가 없는 것보다는 낫다. …… [그럼에도] 여전히 나는 남성용 콘돔이 AIDS나 다른 성병으로부터 가장 잘 보호해 준다는 점을 강조할 수밖에 없다."[9] 미국 식품의약국의 승인 이후, 위스콘신 제약회사는 미국에서 판매할 여성용 콘돔을 대량으로 수입할 수 있게 했다.

1993년 미국 식품의약국이 승인한 이 제품은 투명한 폴리우레탄 피복polyurethane sheath으로, 남성용 콘돔과 길이가 같으며 양 끝부분에 신축성 있는 고리가 달렸다. 1940년 개발된 폴리우레탄은, 단량체monomer라고 불리는 작은 구성단위가 길게 반복되어 사슬을 이루는데, 이 사슬들로 구성된 중합체polymer이다. 여성용 콘돔에 사용된 폴리우레탄 제재는 두 개의 단량체(각각 디이소시아네이트diisocyanate와 폴리올polyol)가 조합된 것인데, 이는 남성용 콘돔에 사용되는 라텍스보다 열을 잘 전달하고, 향이 없으며, 얇은 재질을 만들어 낸다. 여성용 콘돔의 부드러운 바깥 고리는 질의 외부에 위치하는 반면, 여성용 콘돔의 내부 고리는 콘돔을 삽입하고 성교 시 제자리에 고정되게 하는 데 사용된다. 성교하기 수 시간 전에 여성용 콘돔을 삽입할 수 있다. 콘돔에는 실리콘 기반의 비살정성nonspermicidal 윤활액이 발라져 있다. 미국 식품의약국은 초기 제품에 대해 3년의 유통기한을 승인했으나, 나중에는 이를 5년으로 변경했다.

실험실에서 이루어진 효과성 평가에 따르면, 여성용 콘돔은 알려진 부작용이 없으며 임신과 성병을 보호한다고 나타났다.[10] 일반적인 이용 상황의 피임 효과를 조사했던 초기 현장 연구에서는, 남성용 콘돔의 효과율이 85퍼센트인 데 비해, 여성용 콘돔은 79퍼센트를 나타낸 것으로 추정되었다.[11] 최근 세계보건기구의 지원을 받아 시행된 최초의 다기관 연구의 예비 결과에서 여성용 콘돔과 남성용 콘돔의 피임 효과를 비교했는데, 파나마·중국·나이지리아의 여성용 콘돔 [피임] 효과율은 94~98퍼센트, 남성용 콘돔은 92~96퍼센트로 나타났다.[12] 케냐·타이·미국에서 실시된 연구에서도 여성용 콘돔은 남성용 콘돔만큼 성병으로부터 보호 효과를 제공한다고 나타났다.[13] 나아가 HIV 감염을 예방하는 여성용 콘돔의 효능과 효과에 대한 임상 연구 자료는 없지만,[14] 미국 AIDS연구

재단American Foundation for AIDS Research은 "여성용 콘돔이 올바르고 지속적으로 사용된다면 HIV 감염의 위험을 줄이는데 94~97퍼센트 효과적이다."라고 말하고 있다.[15]

여성용 콘돔은 미국을 비롯해 전 세계적으로 큰 반향을 불러일으켰다. 언론에서는 제품이 승인되었다는 사실을 매우 비중 있게 다루었고, 전문가들과 일반 대중도 기대감을 높였다. 한 지지자는 새로운 기술을 고대하는 여성의 반응을 다음과 같이 묘사했다.

> 나는…… 이 새로운 기술에 대한 기대가 컸다. 이 기술은 효과적이고 사용법을 배우기 쉬웠으며 부작용이 전혀 없었고, 피임약이나 질 경막 등의 다른 기술과 달리 복잡한 의료 시설을 방문할 필요가 없었다. 그중에서도 특히 여성용 콘돔을 여성이 독자적으로 사용할 수 있다는 점이야말로 가장 반가웠는데, 이는 남성용 콘돔에 비해 상당 정도 진전된 부분이었다. 이런 측면을 보면서 [여성용 콘돔 기술은] 의심할 여지없이 좋다는 인상을 받았다. 이제 여성들은 자기 자신의 임신 및 출산과 관련한 건강 문제에 대해 주도권을 가질 수 있게 되었다. 이제 그들은, 자신들을 질병으로부터 보호하기 위해 콘돔을 사용하는 남성 파트너에 의존해야만 하던 상황에서 자유로워질 수 있다.[16]

하지만 여성용 콘돔은 곧바로 시판되지 않았다. 1995년 위스콘신 제약회사는 제품을 홍보할 자금이 부족했으며, 결국 구조 조정을 단행했다. 우선 1995년 위스콘신 제약회사는 차텍스를 인수했으며, 이듬해에는 회사를 두 개로 분할해, 여성건강회사는 시카고로 이전하고 공개 상장사로 유지했다. 파리시o. B. Parrish는 여성건강회사의 최고경영자로 남았으며, 리퍼는 1996년 회장직과 최고운영책임자 자리를 인계받았다. 이런 변화들로 말미암아 여성용 콘돔과 관련된 모든 지적 재산권의 소유권을 전적으로 여성건강회사에 양도했다. 여성건강회사의 자회사인 차텍스는 계속해서 해당 기술의 유일한 생산자로 남았다.

여성건강회사는 회사의 제품을 FC 여성용 콘돔FC Female Condom이라고 불렀다. 이 제품은 북미에서는 리얼리티Reality이지만, 다른 곳에서는 여성용 콘돔, 페미돔Femidom, 페미Femy, 프리저바티보 페미니노Preservativo Feminino, 엘 콘돈 페메니노El Condon Femenino, 마이페미MyFemi 등으로 알려져 있다. 2008년 FC는 미국 식품의약국이 승인한 유일한 여성용 콘돔이었다. 이 여성용 콘돔은 1992~2005년, 즉 여성건강회사가 제2세대 제품인 FC2를 출시할 때까지 전 세계적으로 생산·판매되고 연구에 사용되었다.

제품의 도입(2단계)

1990년대에 여성건강회사는 획기적인 이중 보호 기술을 개발해 이를 전 세계에 소개할 준비가 되어 있었다. 1992년 여성건강회사는 스위스에서 최초로 제품을 출시했다. 이어서 미국 식품의약국, 유럽특허협약European Patent Convention, 그리고 11개국의 규제 기관에 추가적으로 제품을 등록했다. 1990년대를 거쳐 여성건강회사는 80여 개국의 공공 기관에 (공공 배포 및 사회적 마케팅 캠페인을 위해) 여성용 콘돔을 제공했으며, 17개국에서 상업적으로 판매했다. 제품의 도입 이후 제품의 주요 지지자는 오랫동안 (제품의 생산자이자 여성용 콘돔만 생산하는 회사였던) 여성건강회사 한 곳뿐이었다. 회사는 콘돔 사용과 관련된 국제적 여성 건강 프로젝트를 홍보하기 위해, 1996년 여성건강재단Female Health Foundation을 설립했으며, 여기서 실시한 프로젝트들에는 경제 역량 강화 프로젝트, 성관계 협상 기술 훈련, 생식 교육 등이 포함되었다. 재단의 협력체에는 유엔 산하 기관(유엔에이즈계획·유엔인구기금·세계보건기구)과 정부, 비정부기구, 지역사회조직community based organization 등이 포함되어 있었다.

여성용 콘돔을 도입하려는 노력이 이어졌고, 제품이 적극적으로 홍보된 남아프리카공화국·짐바브웨·브라질·인도 등에서 성과가 있었다. 실례로 1990년대 중반 짐바브웨에서는, 3만 명 이상의 여성들이 자신들을 HIV 감염과 성병에서 보호할 수 있도록 여성용 콘돔의 접근성을 높여 달라고 정부에 청원했다.[17]

1997년 국제인구조사협회는 (미국 국제개발처와 영국 국제개발부의 재정 지원을 받아서) 사회적 마케팅 프로그램을 시작했으며, 성병 예방과 관련되는 것으로 낙인찍히는 것을 피하기 위해 피임 피복contraceptive sheath이라는 상품으로 판매했다.[18] 여성용 콘돔의 판매량은 국제인구조사협회와 협력 단체의 예상보다 더 많았다. 판매 첫해(1997년)에 이 프로그램은 12만720개의 콘돔을 판매했다. 판매량은 지속적으로 증가해, 2002년에는 68만3,700개의 여성용 콘돔을 판매했다.

몇몇 국가에서 이와 같은 성공을 이루었음에도, 1992~2005년 여성용 콘돔을 도입하려 했던 시도는 대부분 낮은 수준의 활용률을 보이는데 그쳤다. 여성용 콘돔에 대한 열광적인 지지자들의 높은 기대는 쉽게 실현되지 않았다. 많은 지지자들은 "여성들은 만약 자신들에게 더 큰 권한이 주어지는 방법을 제공받는다면 기꺼이 그것을 사용할 것이다."라고 믿었다.[19] 하지만 그런 일은 일어나지 않았다. 여성용 콘돔을 세계에 도입하려는 시도들은 국제적·국가적·지역적 차원에서 다섯 가지 장애 요인에 부딪히게 되었다. ① 지불 능력의 부족, ② 최종 사용자의 낮은 이용률, ③ 제한적인 공급자의 채택, ④ 국제적 수준의 합의 부족, ⑤ 조직적 구조의 부재 등이다.

지불 능력의 부족

여성용 콘돔의 가격이 높다는 점은 접근성을 가로막는 주요 장애 요인으로 언급된다. 1993년 10월 국제가족건강협회Family Health International의 AIDSCAP(AIDS 관리·예방 프로젝트)는 국제적으로 AIDS를 예방하는 데서 여성용 콘돔의 잠재적인 역할에 대한 회의를 조직했다.[20] 회의의 참가 자들은 접근성을 가로막는 가격 문제에 대해 논의했다. 여성용 콘돔을 다룬 이후의 회의에서도 제품의 가격은 하나같이 뜨거운 주제였다.

여성건강회사의 제품이 출시되었을 때 개발도상국 내의 최종 사용 자들이 통상적으로 지불하는 가격은 콘돔 1개당 2~3달러였다. 1996년 유엔에이즈계획과 여성건강회사는 공공 분야 가격 협상을 체결해 개발 도상국 정부가 콘돔을 대량으로 구입할 경우 개당 0.58달러 정도로 낮 추었고, 이를 통해 정부와 최종 사용자들이 제품을 구매하도록 유도했 다. 공공 보급용 가격은 생산가격 대비 10퍼센트 높게 설정되었다고 한 다.[21] 공공 보급용 가격으로 여성용 콘돔을 구입한 정부들은, 이를 공공 진료소에서 최종 사용자들에게 무료로 제공하거나 사회적 마케팅 프로 그램을 통해 낮은 가격으로 최종 사용자들에게 판매되게끔 했다. 이처 럼 공공 보급용 가격이 상업용 제품에 비해 훨씬 낮게 책정되었다고는 하나, 정부가 비용을 감당한다는 점에서 여성용 콘돔은 남성용 콘돔보 다 부담스러웠다(국제시장에서 남성용 콘돔을 대량 구매할 때 가격은 개당 0.02 달러이다). 최종 사용자들이 제품을 구매할 수 있을지는, 무료 혹은 저가 로 여성용 콘돔을 제공하는 공공 보급 프로그램이 있는지에 달렸다.

지불 능력의 문제와 관련해 일부 여성용 콘돔 옹호자들이 활용하는 전략 중 하나는 최종 사용자가 제품을 여러 번 사용할 수 있도록 국제적 인 합의를 구하는 것이었다. 미국 식품의약국은 여성용 콘돔을 승인한 것은 1회 사용에 한해서였다. 하지만 옹호자들은 여성용 콘돔에 쓰인 폴리우레탄 재질은 라텍스보다 더 강하므로, 여성용 콘돔을 재사용하더라도 구조적으로 온전한 상태가 유지된다고 주장했다. 최종 사용자들이 제품을 여러 번 사용할 수 있다면, 매회 사용당 제품 가격을 낮출 수 있을 것이었다. 재사용에 대해 다수의 연구들이 진행되었고, 일부 연구는 미국 국제개발처의 지원을 받았다. 이 연구들은 실제로 여성용 콘돔을 여러 번 세척해 재사용하더라도 구조적·미생물학적으로 온전한 상태가 훼손되지 않는다는 사실을 알아냈다.[22]

여성용 콘돔의 도입 시기에 재사용을 둘러싼 이슈는 국제적 수준에서 논의되었다. 2000년과 2002년 세계보건기구는 자문 회의를 개최해 재사용을 허용할 근거에 대해 검토하고 권고안을 만들어 내고자 했다. 이후 세계보건기구는 현존하는 근거들을 바탕으로 여성용 콘돔의 재사용을 권고하거나 촉진하지 않는다는 성명을 발표했다.[23] 세계보건기구는 재사용하는 경우 안전 문제가 해결되지 않는다면서 임상 시험 및 실험실 시험을 추가로 시행할 것을 촉구했다. 하지만 동시에 개인마다 상황과 환경이 다양하다는 점을 인정했으며, 재사용을 허용할지는 각국 정부가 결정해야 한다고 말했다. 세계보건기구는 현장에서 콘돔 재사용의 타당성을 평가할 사업 담당자들이 활용할 수 있도록 여성용 콘돔을 재사용하는 방법과 지침서를 마련했다. 이와 같은 절충안이 도출되었다는 사실은, 여성용 콘돔 옹호자들이 재사용 전략을 구사하는 동안 충분히 지불 능력 문제를 다루지 못했음을 의미했다. 하지만 재사용 이슈에 대한 관심은 지속되었다. 실례로 여성용 콘돔의 효과성 연구를 검토한 최근 자료는 재사용이 여성용 콘돔의 지불 능력 문제를 해결할 수 있다고 지적하면서 이에 대해 더 많은 연구가 이루어져야 한다고 촉구했다.[24]

오직 개인 구매로만 제품을 구할 수 있는 상황에서, 지불 능력 문제로 말미암아 최종 사용자들의 구매는 더욱 지지부진해졌다.[25] 하지만 많은 국가에서, 정부와 비정부기구들은 공여자 기금 사업donor-funded program을 이용해 보건 시설에서 여성용 콘돔을 무료로 제공하거나, 약국·병원·슈퍼마켓·편의점 등에서 보조금이 포함된 가격으로 제공했다. 이럴 경우 여성용 콘돔 제조사의 높은 공급 가격은 최종 사용자들에게는 영향을 미치지 않았지만, 제품을 대량 구매하는 정부와 비정부기구, 원조 공여 기관들에는 문제가 되었다.

또한 높은 가격은 국제기구 및 국가들이 여성용 콘돔을 도입하는 데 다른 방식으로 영향을 주었다. 일부 분석가들은 제품에 책정된 높은 가격이 수요를 왜곡하며 공여 기관과 정부의 지원을 약화시킨다고 주장했다. 프리엘Patrick Friel은 다음과 같이 언급했다. "누구라도 익숙한 악순환을 발견할 수 있을 것이다. 수요가 낮다고 인식되면서 공여 기관들은 여성용 콘돔의 사업화와 조달에 투자하기를 꺼리고, 여성들은 제품에 접근하기 어려우며, [그 결과] 표면상의 낮은 수요는 고착화된다."[26]

최종 사용자들의 낮은 이용률

여성용 콘돔을 사용할 때 확인되는 특징들은, 일부 사용자들에게 부정적인 첫인상을 줄 수 있으며, 최종 사용자들이 지속적인 사용에 장애요인이 될 수 있다.[27] 일부 여성들은 여성용 콘돔이 크고 불편하며bulky 외관상 매력이 없고, 성관계 때 미끄러지고 꼬이기 쉬우며 내부 고리는 뻣뻣하고, [질 안에] 삽입하기 힘들며 불쾌한 소음이 나고 냄새가 난다고 여겼다.[28] 여러 연구들에서 여성용 콘돔을 처음 사용할 때 잘못 이용하는 빈도가 높고, 수용도acceptability가 낮다는 점을 보였다. 그러나 여러 번

반복해 사용할수록 사용자의 자신감과 만족감이 늘어났고, 여성용 콘돔을 올바르게 삽입·제거할 수 있게 되었다.[29] 적절한 교육과 상담이 병행되지 않으면, 여성용 콘돔을 잘못 사용해 초기 실패 후 관심이 없어지거나, [잘못된 방법으로 계속 사용하다가] 성병과 원치 않은 임신의 위험에 노출될 수 있다.[30]

문화적 태도 또한 최종 사용자가 여성용 콘돔을 사용하는 데 영향을 준다. 여성들은 성교 시 여성용 콘돔이 어색함을 초래할 경우 창피함과 부적절함을 느낄 수 있다.[31] 일부 국가에서는 여성의 질을 만진다거나 [질] 내부에 무언가를 넣는 데 부정적인 문화적 인식으로 말미암아 여성용 콘돔의 채택이 지체되고 있다.[32] 케냐 난민들을 대상으로 한 연구에서는 응답자들의 생식기관의 구조에 대한 지식 차원에서, 여성용 콘돔의 지지자들이 콘돔(남성용과 여성용 모두)이 사람의 체강 내에 영구히 밀려들어가 병이 나거나 죽는 경우는 없다고 확언했을 때 일부 난민들이 이를 의심할 만큼 간극이 있다는 것에 주목했다.[33] 부룬디에서 진행된 수용도 연구에서는, 여성용 콘돔이 빅토리아 호수 인근의 많은 지역사회에 만연하던, 남자의 성기로 음핵을 자극하는 특별한 성교 기술 '루강가'ruganga와 잘 어울리지 않는다는 사용자의 믿음에 주목했다.[34]

성적 관계의 정치 또한 여성용 콘돔을 사용하려는 여성들에게 장애요인이 될 수 있다. 어떤 연구는 남자들이 정기적인 상대에 비해 상업적 성매매 종사자들 같은 일시적인 상대와 성교를 할 때 더욱더 적극적으로 남성용 콘돔이나 여성용 콘돔을 사용한다는 점을 보여 준다. 실례로 케냐의 몸바사에서 진행된 상업적 성매매 종사자를 대상으로 진행된 연구에서는 고객과의 보호된 성행위는 증가했으나 여성용 콘돔의 가용 여부와 관계없이 남자 친구와 보호되지 않는 성관계를 하는 것에는 변화가 없음을 보여 주었다.[35] 남자들은 여성이 여성용 콘돔을 이용하자고 요청했을 때, 이를 여성의 부정不貞을 상징하거나 여성이 성병을 앓고 있다는 의미로 받아들일 수 있다. 남부 인도에서 진행된 연구에서는, 56퍼센트의 여성들이 콘돔을 사용하라는 요청이 남편의 폭력으로 이어졌다고 전하고 있다.[36] 어떤 지역에서는 여성용 콘돔과 성매매 종사자들 간의 연관성[이 높다는 인식]이, 결혼한 부부를 위한 가족계획[에서는 비교적 수월하게 이용되는 것]과는 대조적으로, 제품을 사용하려는 여성들의 노력의 어려움을 더욱 가중한다.

마지막으로 최종 사용자들은 때때로 여성용 콘돔을 다른 용도로 사용했다. 정부가 여성용 콘돔을 진료소와 병원에서 무료로 구할 수 있도록 만들었던 짐바브웨에서는, 상인들이 여성용 콘돔에서 고무 고리를 떼어 내 색칠한 후 시장에서 팔찌로 판매했다는 보고가 있다.[37] 이 같은 일화는, 일반적인 현상은 아니지만, 보건 의료 기술이 예상치 못한 방법으로 이용될 수 있고, 예상치 못한 장소에서 나타날 수 있음을 보여 준다.

제한적인 공급자의 채택

지역 수준에서 여성용 콘돔을 도입하고자 노력하는 과정에서 공급자를 채택하기 어렵게 하는 장애 요인은 여러 가지였다. 일부 공급자들은 여성용 콘돔 프로그램을 실행할 역량과 지원이 부족하고, 교육이 부재하다는 문제에 직면했다. 그 결과 고객들을 지도하고 상담해 주거나 후속 지원을 제공할 수 없었다.[38] 보건 의료 기반 시설이 부족한 지역의 의료 서비스 제공자들은 여성용 콘돔 사용을 증진할 수 없었다. 실례로 많은 진료소에 여성용 콘돔 사용법을 보여 주는 데 필요한 여성 골반 모형이 없었다.[39] 공급자 지원이 없어서 여성용 콘돔 프로그램 고객들의 중단율이 높아졌다.[40] 결국 이 사용 중단은 순차적으로, 공급자 사이에서 여성용 콘돔에 대한 최종 사용자 수요가 없다는 인식으로 이어졌다. 그 결과 공급자들은 자신들이 선호하는, 피임과 성병 예방을 위한 대체품, 특히 더욱 비용 효과적이고 사용하기 쉬우며 종종 공공적으로 지원금을 받는 남성용 콘돔 같은 대체품이 존재할 때는 여성용 콘돔을 홍보하는 것을 주저했다.[41]

　문화적 태도와 양식 또한 공급자의 채택에 영향을 주었다. 공급자들의 훈련과 상담은 종종 여성 고객들에게만 집중적으로 이루어진 반면에 [상대적으로] 남성에게는 관련 정보조차 제대로 제공되지 않았을뿐더러, 파트너 간에 [피임 예방 및 성병으로부터의] 보호법에 대해 소통할 필요가 있음을 권장하는 데도 소홀했다. 남성의 협조와 지원이 없거나 여성에게 성관계 협상 기술에 대한 교육이 이루어지지 않는다면, 최종 사용자로서 여성들은 피임의 독립적인 선택권이 있다고 주장하지 못할 수 있다.[42] 게다가 남성의 협조가 있더라도, 현존하는 문화적·교육적·정치적 불평등이 생식 건강에 관한 여성의 결정을 금한다면, 여성용 콘돔이 제공되어 그 사용을 촉진한다 해도 반드시 사용이 늘지는 않는다.[43] 공급자들은 종종 성별에 따른 파트너 간 의사 결정 양상에 개입하기를 기피하거나 개입하지 못한다. 또한 문화적인 고정관념도 공급자의 선호도에 영향을 주었다. 여성용 콘돔은 남성용 콘돔이 없을 때 상업적 성매매자들을 위한 '최후의 방법'으로 간주되었다.[44]

　공급자 채택은 지역 수준에서 가용 능력의 문제 — 특히 일관성 없는 공급 — 에 의해서도 영향을 받았다. 일부 지역에서는 공공서비스 기관과 비정부기구들에 의한 초과 공급이 보고되었는데, 이는 제품이 낭비되거나 기한이 만료된 재고품을 양산하는 것으로 이어졌다.[45] 다른 비정부기구들과 민간 제약 회사들은 시범 프로젝트의 자금 지원이 중단되면 여성용 콘돔의 재고가 바닥나거나 [공급] 부족이 예상되는 상황에 처했다.[46] 이 같은 공급상의 문제로 말미암아 공급자들의 채택이 어려워진다. 일부 공급자들은 정부와 공여 기관들이 여성용 콘돔에 대한 자신들의 장기적 헌신에 [상응하는] 지지를 보이지 않는다고 믿고 있다. 결과적으로 일부 공급자들은 외부에서 주도된 여성용 콘돔 프로그램은 지속 가능하지 않은 실험이기에 언젠가는 정부와 공여 기관, 소비자들의 관심이 시들해질 것으로 여겼다.[47]

국제적 수준의 합의 부족

여성용 콘돔을 도입하려는 노력이 결실을 맺기 어려웠던 것은, 이 기술의 필요성과 다른 가족계획 및 HIV 예방 기술들과의 관계에 대한 국제적 합의가 부재했기 때문이다. 여러 국제기구들, 특히 세계보건기구·유엔인구기금·유엔에이즈계획이 연구와 사업, [제품] 옹호 활동에 재정적·행정적 투자를 함으로써 여성용 콘돔에 대한 지지를 표명했다. 그러나 이 기술에 대해 더 넓은 국제 보건 사회의 개인들과 단체들의 시각은 극명히 달랐다.

여성용 콘돔은 이중 보호 기술이므로 이를 촉진하는 결정은, 서로 다른 세계 보건 정책 조직들 – 특히 가족계획 및 HIV 예방에 기여하는 이들 – 의 협력을 필요로 했다. 이 그룹들은 서로 잘 소통하지 않는 경향이 있었으며,[48] 추구하는 국제 보건상 목적이 저마다 달랐기 때문에 여성용 콘돔에 대한 시각도 제각각이었다. 가장 효과적인 피임을 장려하고자 하는 가족계획 그룹들은 호르몬 피임법보다 덜 효과적인 여성용 콘돔[의 보급 및 사용]을 촉진하는 데 주저해 왔다. 반면에 HIV 예방 활동가들은 다양한 정도의 효율성을 가진 전략들을 혼합해 위험 요소를 최소화하기 위한 감소harm-reduction 모델을 옹호한다. 이처럼 다양한 그룹들을 세계 보건을 위해 묶어 내려면 협력을 바탕으로 하는 소통과 고된 노력이 필요하지만, 여성용 콘돔을 도입하는 시기에 이런 정책 협의는 이루어지지 않았다.[49]

또한 여성 건강 지지자들 및 보건 연구자들 사이에서도 분열이 일어났다. 1997년 "여성용 콘돔: 연구에서 시장까지"The Female Condom: From Research to the Marketplace에 대한 AIDSCAP 회의에 대한 보고서에서 프리엘은 다음과 같이 언급하고 있다.

'여성 옹호자들'은 여성용 콘돔을 지금 당장 추진해야 한다고 한 반면, '연구자와 공여자'는 더 많은 연구 결과가 여성용 콘돔이 AIDS 확산을 늦추는 데 효과적이라는 점을 보여 주지 않는 한 [현재의 가격이] 너무 비싸다고 말했다. 과거에나 현재나 여전히 딜레마인 부분이다. 만약 우리가 이것에 투자하지 않는다면, 어떻게 여성용 콘돔이 성공할 수 있겠는가?[50]

이 기술을 가장 강하게 옹호하는 이들은 국제 여성 건강 조직이었다. 그들은 [오염된] 정맥주사 사용보다는 이성 간의 성교를 통해 여성이 남성보다 HIV에 감염될 위험이 더 커진다는 점을 근거로 여성용 콘돔을 지지했다. 그들은 여성들 자신의 통제 아래 HIV 감염으로부터 자신을 보호할 수 있는 예방법이 필요하다는 데 동의했다.[51] 최근 일부 전문가들은 초기의 열광하던 시기 이후 도입 단계에서 기술적·설계상 문제가 분명해지면서, 국제적인 여성 옹호자들이 이 기술을 적극적으로 홍보하지 않게 되었다고 주장했다.[52] 여전히 그들은 여성용 콘돔[의 옹회을 포기하지 않았지만, 그들 중 일부는 미생물 살균제 같은 기술에 집중했다.[53] 미생물 살균제는 '눈에 보이지 않기' 때문에 여성용 콘돔에 비해 선호되는 여성 주도의 HIV 예방법으로 간주되었다. 여성들은 이 기술을 사용하기 위해 파트너의 협조를 구하지 않아도 된다는 것이었다.[54] 하지만 최근의 미생물 살균제 연구들은 [여성의 질에 바르는] 젤이 상대 남성에게 과연 보이지 않는지에 대해 의문을 제기했다. 다른 연구들은 많은 문화들에서, 이런 생식 보건 기술이 눈에 보이지 않도록 만들어졌다 하더라도, 이 기술들을 사용하는 여성들이 항상 상대 남성의 동의와 협조를 구하리라는 점을 지적했다.[55] 나아가 수용 가능한 미생물 살균제가 출시되는 시점은 2010년경이 되리라고 추정되기도 했다.[56] ● 결과적으로 여성용 콘돔은 [원하지 않는] 임신과 성병 모두로부터 보호가 가능하며, (남성용 콘돔 이외에) 현재 가용할 수 있는 유일한 기술인 것이다.

또한 여성용 콘돔에 대한 근거 기반의 핵심 공백이 국제적 채택을 어렵게 만들었다. 여성용 콘돔의 연구는 여러 국가에서 진행되는 수용도 연구와 시범 연구에 집중해 왔다. 이런 연구는 새로운 기술에 대한 최종 사용자들의 인식과, 기술 사용을 둘러싼 소규모 개입과 관련된 현장 경험을 평가하는 데 중요했다. 하지만 기술의 도입 단계에서 확장 단계로 이행하는 데 필요한 핵심 근거를 제공할 (여성용 콘돔에 대한) 대규모 역학 연구는 아직 시행되지 않았다.[57]

대규모 역학 연구들은 여러 가지 측면에서 국제적 채택을 고무할 수 있다. 우선 임신, 성병, HIV 감염과 같은 결과 자료를 포함한 실제적인 여성용 콘돔 사용의 대규모 연구들은 실행 단체들과 공여자, 그리고 주

● 아직 연구 단계에 있으며 현재 테노포비어 젤(tenofovir gel) 유형인 CAPRISA 004, FACTS 001 등은 각각 제2상, 제3상 연구 단계에 있다. 질 고리(vaginal rings) 유형인 ASPIRE(MTN-020) 등 또한 제3상 연구 단계에 있다. 다음을 참조. http://www.mtnstopshiv.org/node/82.

저하는 다른 그룹들에게 이 기술에 투자해야 할 필요성을 제시해 설득하는 데 도움을 줄 수 있을 것이다.[58] 실례로 HIV 발생률을 낮추는 데에 영향을 줄 수 있는 여성용 콘돔의 잠재성은 오직 대규모 국가사업이 시행되었을 때 나타날 수 있다. 대규모 연구 자료는 여성용 콘돔의 가용성을 높일 규모 확장이 의미 있고 지속적인 사용으로 이어질지를 보여 주는 데도 도움이 될 수 있다. [반면에 현재와 같이] 수용성 연구와 시범 연구에만 집중하면 여성용 콘돔이 아직 '시도 중'[인 기술]이라는 시각을 고착화한다. 효과성에 대해 존재하는 (실재하든 상상에 불과하든) 의심들 때문에, 많은 실행 기관들과 각국 정부들은 여성용 콘돔이 시범 사업 차원에 머무르지 않고 성병과 HIV/AIDS, 혹은 가족계획 사업에 통합되는 것을 주저했다.[59] 많은 공여자들이 여성용 콘돔의 사업화와 공급에 상당한 자금을 제공하는 것을 꺼려한 것도 비슷했다.

조직적 구조의 부재

새로운 기술이라도 접근성을 확대하려면 효과적인 옹호자가 필요하다. 국제 여성 건강 조직들, 여성건강회사·여성건강재단을 포함한 지지자들이 여성용 콘돔을 지지한다. 여성건강재단은 국제적 차원보다는 대부분 지역적이고 국가적인 이슈들에 집중해 제품[의 도입]을 촉진하고자 했다. 더욱이 재단은 거의 전적으로 여성건강회사에서 자금을 지원받았으며, 이는 일부 국가와 국제기구들을 불편하게 하고 의심을 샀다.[60] 비영리 단체들은 국제적인 차원의 여성용 콘돔 접근성을 높이는 데서 1차적인 책임을 지려 하지 않았다. 또한 미생물 살균제의 경우와 같이, 여성용 콘돔을 위한 세계적인 캠페인도 진행되지 않았다.

여성용 콘돔의 도입 단계에는 조직적 구조라는 중요한 요소가 누락되어 있었다. 바로 개인과 조직들을 이 기술에 대한 후방 지원에 동원할 접근성 향상 전략이었다. 국제회의에서 전문가들은 규모 확장에 필요한 주요 활동에 대해 논의하고 탐색했다. 예를 들면 1997년 AIDSCAP 회의는 40개 이상의 '시장을 넓히기 위한 향후 조치'를 선정하는 것으로 종결되었다. 이 향후 조치 가운데 여섯 가지가 합의 권고 사항들로 부각되었다. ① 수행 연구에서 나온 의문들의 답을 찾기 위해 두세 개 국가에서 대규모 도입을 시작할 것, ② 여성용 콘돔을 여성들과 함께 남성들에게도 홍보할 것, ③ 대인 접촉 및 대중매체 전략을 동시에 활용해 여성용 콘돔을 홍보하고 판매할 것, ④ 여성용 콘돔이 한 번 이상 사용될 수 있을지에 대한 연구에 박차를 가할 것, ⑤ 대안적이고 덜 비싼 제품에 대한 장려책incentive을 제공할 것, ⑥ 언론을 포함해 광범위하게 정보를 전파할 것 등이었다.[61] 하지만 이 '향후 조치'나 '합의 권고 사항들' 가운데 우선순위로 설정되거나 계획으로 수립된 것은 없었다.[62] 아무런 접근성 향상 전략이 없고, 제조 회사와 여성건강재단 이외에 국제적 대변자가 없으며, 협력 관계를 위한 강력한 조직적 구조가 없는 상태에서, 이 장에서 논의된 수많은 문제들은 여전히 접근성을 가로막는 장애 요인으로 남았다.

규모 확장을 위한 계획의 재고(3단계)

2005년에 이르러 여성용 콘돔의 접근성은 전 세계적으로 답보 상태에 이르렀다(〈그림 8-1〉). 여성용 콘돔이 도입된 이래 9년간 판매된 콘돔

그림 8-1 여성건강회사 제품(FC와 FC2)의 단위 판매 (단위 : 천 개)

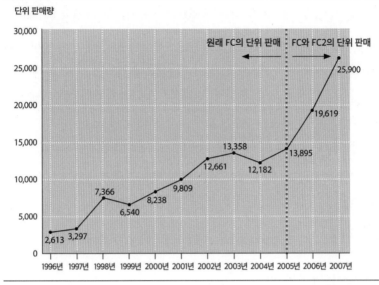

주 : 2005년 이전의 모든 단위 판매는 원래 여성용 콘돔 (FC)의 판매를 가리킨다. 2005년 여성건강회사는 FC2로 알려진
     2차 제품을 출시했다. 2005년 이후 모든 단위 판매는 FC와 FC2 제품을 포함.
자료 : *Female Health Company Annual Reports*, http://www.femalehealth.com (검색일 : 2008년 3월 22일).

은 9천만 개에 불과했다.[63] 1997년과 2003년 사이에 판매가 아홉 배 늘
어났다고는 하나, 이는 시작점이 비교적 낮았기 때문이었다.[64] 1996년
과 2005년 사이, 여성건강회사는 연간 순손실을 겪으며 운영되고 있었
다. 2002년 보고서에 따르면, 회사를 유지하기 위해 상당한 금액을 대출
받아야 했다.[65] 2004년에 이르러 매년 대략 122만 개의 여성용 콘돔이
판매되었으며, 이는 남성용 콘돔의 전 세계 매출량의 0.1~0.2퍼센트에
불과했다.[66] 2003년 여성건강회사는 개발도상국에서 AIDS 예방 계획
에 여성용 콘돔을 제공하려는 미국 국제개발처의 계약을 발주받았다.
하지만 2002년에서 2005년 사이 여성용 콘돔의 전 세계적인 주문량은
크게 변하지 않았으며, 남성용 콘돔 판매 비율 대비 여성용 콘돔의 비율

역시 마찬가지였다.[67]

여성건강회사와 기술 모두 생존하기 위해서는 전략적인 변화가 필요했다. 여성용 콘돔 기술을 촉진하고자 한 다양한 제품 지지자들과 공여자들은 세 가지 전략을 추구했다. ① 새로운 제품의 개발, ② 교육과 홍보, ③ 조직적 구조의 건설. 이 전략들은 접근성에 대한 장벽[장애 요인]을 낮추기 위해 제품의 대변자들과 주요 이해 당사자들이 서로 자문하고 협조를 구하는 한편, 합의를 향상하고자 노력한 결과였다. 이 전략들은 구매 능력, 공급자와 최종 사용자의 채택, 국제적 차원의 조직적 구조 등에 관해 지속되는 문제를 다루기 위한 것이었다.

새로운 제품의 개발

여성용 콘돔의 높은 가격을 낮추기 위한 한 가지 방법은 원래의 폴리우레탄 콘돔보다 더 값싼 제품을 개발하는 것이었다. PATH 부회장인 마이클 프리Michael Free가 1997년 AIDSCAP 회의에서 언급했듯이, "생산 가격을 낮추는 유일한 방법은 훨씬 덜 비싼 재질을 만들어 내기 위해 기술적 장벽[장애 요인]을 깨는 것"이었다.[68] 또한 새로운 제품은 새로운 제조사들이 여성용 콘돔 시장에 진출하게 할 수도 있었다. 이는 독점 시장에 경쟁을 가져다줄 것이다. 게다가 새로운 제품은 기존 제품이 여성에게 어필하지 못했던 점들을 향상시킴으로써 최종 사용자의 사용을 증대할 수도 있었다.

PATH에 따르면, 이상적인 여성용 콘돔 제품은 다음과 같은 특징을 갖추어야 한다. ① 보호 능력이 뛰어날 것, ② 안정적이고 확실할 것, ③ 가격이 0.10달러보다 낮을 것, ④ 사용하기 쉬울 것, ⑤ 뛰어난 느낌을

표 8-1 여성용 콘돔 생산자 (2008년)

제조사	국가	제품	등록	상품명
여성건강회사	영국	FC 여성용 콘돔®	• 미국 FDA • CE • 그 밖의 11개국	• FC - FC 여성용 콘돔 - 리얼리티 - 페미돔 - 도미니크 (Dominique) - 페미 - 마이페미 - 프로텍티브 (Protective) - 케어 (Care) • FC2
메디팀 (Mediteam)	벨기에	벨기에 여성용 콘돔		
실크 파라솔사 (Silk Parasol Corporation)	미국	실크 파라솔 콘돔		팬티 콘돔
보건의료적정기술 프로그램	미국	여성 콘돔 (Women's Condom)		WC 여성 콘돔
내추럴 센세이션 팬티 콘돔	콜롬비아	팬티 콘돔 여성용 콘돔	• CE • INVIMA (볼리비아) • 아르헨티나·오스 트레일리아·미국·브 라질에서는 검토 중	팬티 콘돔
메드테크 (Medtech)	인도	VA 여성용 콘돔	• CE • 인도 보건 부처 • 중국·브라질·남아 프리카공화국·러시 아에서는 검토 중	• VA 여성용 콘돔 - 레디 여성용 콘돔 - V-아무르

줄 것, ⑥ 환경적으로 안전하게 폐기할 수 있을 것.[69] 실재하는 여성용 콘돔과 이상적인 제품 사이의 격차를 좁히기 위해 FC 여성용 콘돔에 대한 여러 가지 대안적인 제품들(〈표 8-1〉 참조)이 개발되고 있다. 새로운 제품들은 이들의 재료(합성 라텍스 혹은 폴리우레탄)와 디자인 특징(예를 들어 길이와 외부 고리의 모양, 윤활유가 도포된 것과 도포되지 않은 것, 고정하는 스펀지가 있는 것과 없는 것, 속옷과 분리된 것과 결합된 것 등)이 서로 달랐으며, 그리고 이들은 살균제 성분을 포함해 만들 수 있고 살균제 성분 없이 만들어질 수도 있다.

첫 번째 신제품은 FC 여성용 콘돔의 대체물로 니트릴 중합체의 인조 라텍스를 사용한 여성건강회사의 FC2이다. (수술용 장갑에 쓰이는 재질인) 니트릴 중합체는 폴리우레탄보다 저렴하며, 원래의 폴리우레탄 모델이 이음새를 따라 접합된 데 반해, 콘돔 주형에 넣어 제조하는 등 더욱 향상되고 효과적인 과정을 거친다. 2005년 여성건강회사는 제조 공정을 런던의 차텍스 시설에서 말레이시아 쿠알라룸푸르의 공장으로 이전해 FC2 [생산] 비용을 더욱 절감했다. 초기에 말레이시아 제조 공정은 임대한 수술용 장갑 공장의 작업 라인으로 이루어졌으나, 2007년에는 여성건강회사가 새로운 공장을 열어 제조 역량을 높일 정도로 공공 분야의 FC2 판매가 원활하게 이루어지고 있었다.[70] 최근 여성건강회사는 인도 내 FC 유통 업체로서 준정부 기관인 힌두스탄 라텍스 유한회사Hindustan Latex Limited와 협력 관계를 수립했다. 힌두스탄 라텍스 유한회사는 이전에 인도 내 여섯 개 주의 고위험 인구에 대한 기존 FC의 사회적 마케팅과, 추가적인 두 개 주의 일반인에 대한 민간 분야 판매와 관련해 협력한 사례가 있었다. 2008년도에는, 힌두스탄 라텍스 유한회사가 인도 정부의 국가AIDS관리기구National AIDS Control Organization를 위해 FC2를 인도 내에서 생산할 것을 확정했다. 정부는 비정부기구들과의 협력 관계 하에 지정된 인도의 여러 주들에서 사회적 마케팅을 통해 크게 보조받은 가격(개당 생산비용이 1.00달러인 여성용 콘돔을 0.13달러 정도)으로 FC2를 판매할 것이다.[71]

2007년 세계보건기구는, 2006년 토론토 AIDS 회의에 앞서 시행했던, FC2 기술 평가에서 긍정적인 결론을 내렸다. 그리고 여성건강회사와 유엔에이즈계획은, 유엔 기관을 통해 개당 0.74~0.87달러의 가격으로 인하해 FC2를 세계적인 공공 분야에 판매할 수 있게 하자는 데 합의했다.[72] 또한 FC2는 유럽의 공공 분야 기관들의 인정을 받기 위해 유럽

경제지역European Economic Area으로부터 [유럽연합의 공동 인증 마크인] CEEuropean Conformity 마크를 받았다.[73] 하지만 2008년 3월 FC2는 여전히 미국 식품 의약국에서 검토되고 있었다. 이는 유엔 기관들과 유럽의 공여자들이 FC2를 그들의 AIDS 예방 사업에 포함할 수 있게 한 반면, 미국의 구매 자들(미국 국제개발처, 뉴욕 시, 미국 가족계획연맹Planned Parenthood 등을 포함)은 오직 [초기 제품인] FC만 구입할 수 있다는 것을 뜻했다. 이에 따라 여성 건강회사가 FC의 생산를 중단하고 모든 생산공정을 말레이시아로 전환 하고자 하더라도, 원래의 FC를 생산하는 런던의 차텍스 공장은 미국 구 매자들을 위해 계속 운영되어야 했다.[74] 원래의 FC 생산을 중단하지 못 한다는 것은, 유엔과 미국 국제개발처가 동시에 공공 분야에 여성용 콘 돔을 공급하는 국가들에서는 여성들이 원래의 FC와 FC2 중 무엇을 받 게 되는지가 구매자의 선택이나 시장 기제를 통해 결정되는 것이 아니 라, 전적으로 특정한 진료소나 사업 및 지역에 어느 원조 기관이 자금을 지원하는지에 달려 있다는 의미였다.

다음의 두 제품, 즉 VA 여성용 콘돔VA Female Condom(레디 여성용 콘돔 Reddy Female Condom 혹은 V-아무르V-Amour)과 내추럴 센세이션 팬티 콘돔Natural Sensation Panty Condom은 제한된 수량에 한해 미국 외에서 판매되고 있지만, 미국 식품의약국의 승인을 받지 않았으며 현재 주요 공여 기관들은 이 를 구매하지 않고 있다.[75] 세 가지 다른 신제품들도 개발되고 있다. 가장 많이 개발된 것은 CONRAD와 멜론재단Andrew W. Mellon Foundation, 게이츠재 단, 여타 민간 원조자들이 협력해 이를 바탕으로 PATH에 의해 개발된 폴리우레탄 시험형이다. PATH 여성 콘돔이라고 불리는 이 제품은 FC 와 FC2보다 더 사용자 친화적이고 비용 효과적이 되기를 추구한다. 폴 리비닐 알코올 재질의 녹는 삽입 캡슐과 여성 신체에 접해 편안하게 자 리 잡는 부드러운 외부 고리를 통해 콘돔이 쉽고 적절하게 배치되게 하고, 표면에 네 개의 작은 거품을 통해 뒤틀림이나 주름, 혹은 움직임 없이 콘돔이 질 안에 확실히 고정되게 한 것 등이 PATH의 기술혁신 내용이었다.[76] 2008년 PATH 여성 콘돔은 미국 식품의약국의 재정 지원 결정에 필요한 통합 II/III상 단계 효과성 시험을 시작할 준비가 되어 있었다.[77] PATH는 현재 제품의 공공 분야 가격을 0.30~0.40달러로 전망하는 한편, 규모 확대, 재질과 공정의 기술혁신을 통해 이 가격을 절반 정도로 낮추기를 희망하고 있다.[78] 남아프리카공화국·타이·멕시코에서 진행된 초기의 수용도 연구에서 사용자들이 긍정적 반응을 보인 가장 큰 이유는 삽입이 용이하고 첫 시도에서도 정확한 사용이 가능하다는 점이었다.[79] 또 다른 제품인 실크 파라솔 콘돔Silk Parasol Condom과 벨기에 여성용 콘돔Belgian Female Condom도 개발 중이다. 규제 승인은 임상 시험과 규제 신청에 필요한 자금 지원을 찾아내는 회사의 역량에 달려 있다.[80] 일부 여성용 콘돔 옹호자들은 이런 신제품들을 시장에 더 빨리 내놓을 수 있도록 미국에서 임상 시험 요건을 수정하고 규제 승인 과정을 간소화하라고 주장했다.[81]

새로운 제품 디자인이 출현하고 시장 환경이 더욱 경쟁적으로 변한다 해도, 여성용 콘돔은 [남성용 콘돔에 비해] 더 크고 복잡하며 뛰어난 성능이 요구되기에 언제나 남성용 콘돔보다 가격이 높을 것이다.[82] 대량 생산을 하더라도, 여성용 콘돔 생산과정에는 더 많은 비용이 든다. 후발 생산자가 많아지면 경쟁이 증가하고, 그 결과 가격이 낮아지고 안정적인 제품 공급이 보장되며, 여성에게 더 많은 선택권이 제공될 것이다. 하지만 새로운 제품들이 개발을 완료하고 나서 시장에 진출해 여성건강회사의 제품들과 경쟁하기까지는 어느 정도 시간이 걸릴 것이다. 그 전까지 공여자들과 각국 정부들을 위한 여성용 콘돔의 가용성[이 높아지는 것]은 ① 독점적 공급자로서 여성건강회사와 가격 인하에 합의하려는 협생의 결과, ② 여성건강회사가 규모의 경제를 이룰 수 있도록 FC2 수요가 현저히 증가할지 등에 달렸다. 최근의 PATH와 유엔인구기금의 문서는 여성건강회사의 FC2의 가격 결정 전략과 도전들을 보여 준다.

여성건강회사는 대량의 지역 조달을 통해 비용을 절감할 수 있도록 지역 내 구매자들의 연합을 만들기를 기대하고 있다. 그럼에도 가격을 50퍼센트 인하(0.31달러)하려면, 세계적인 판매와 대량 구매가 2억 개까지 증가해야 한다 — 이는 2005년도 FC 여성용 콘돔의 전체 판매량(1천4백만 개)의 14배 이상에 달하는 수치이다. 전 세계적인 수요가 크게 증가해야 할 것이다.[83]

전 세계적으로 제품의 수요를 증가시키는 것은 여성용 콘돔 옹호자들에게는 해결해야 할 숙제이다.

교육과 홍보

2000년대 중반의 [여성용 콘돔에 대한] 여성들의 수용도 연구는, 여성용 콘돔의 (불편할 정도로 크고, 삽입하기가 어려우며, 성교 시 소음이 나는) 디자인은 상대 남성이 이 장치를 좋아하지 않는다는 인식과 함께 지속적인 사용을 가로막는 주요 장애 요인이었음을 보여 주었다. 또한 공급자들은 공여자들이 여성용 콘돔의 지속적인 공급을 유지할 능력을 지녔는지에 대해 심각한 의문을 갖고 있었다. 또한 공급자들은 저렴하고 효과적이며 이용 가능한 대체 방안인 남성용 콘돔이 존재하는 상황에서 이 기술[여성용 콘돔]의 유용성에 대해 의문을 제기했다. 또한 여성과 상대 남성에게서 제품에 대한 수요가 없다고 느꼈다. 또한 그들은 상담과 모니터링이 이루어지지 않은 상황에서 여성용 콘돔이 과연 효과가 있는지 의아하게 여겼다. 성관계 협상 기술에 대한 교육을 받지 못하고, 성적 관계에서 힘이 없는 상황에서, 여성들이 그들의 상대에게 (남성용 콘돔의 경우와 마찬가지로) 여성용 콘돔을 제안하기는 어려울 것으로 보였다.[84] 이 같은 최종 사용자들과 공급자들의 도입을 가로막는 장애 요인들을 해결하기 위해 여성용 콘돔의 옹호자들은 여러 가지 교육 및 홍보 전략들을 마련했다. 이 중에는 여성과 상대 남성을 위한 상담과 지원, 공급자 교육, 사용자 편의를 위한 교육 자료 개발, 여성형 콘돔을 홍보하고 배포할 (택시 승강장 같은) 새로운 경로의 개발 등이 포함되었다.

교육 프로그램과 자료들이 잘 설계되어 시행된다면 [여성용 콘돔의] 채택을 현저히 증대할 수 있다. 일례로 남아프리카공화국 정부는 공공 분야의 여성용 콘돔 사업에 착수하기에 앞서 신기술을 공급자들에게 교육하기 위한 '교육 담당자 교육' 프로그램을 조직했다.[85] 이 프로그램은 사용법을 홍보하고, 다른 공급자들을 교육하며, 최종 사용자들을 지원하기 위해 훈련된 보건 의료 인력들의 네트워크를 조직했다. 이 교육은 공급자들의 가족계획 및 성병 상담을 '공급자 중심'의 접근으로부터, 고객들이 스스로 개인적인 필요와 욕구에 가장 부합하는 기술을 선택하는 '고객 중심' 접근으로 전환시켰다.[86] 또한 교육은 공급자들에게 직접적인 경험과 잠재적인 문제들에 대해 더 잘 이해할 수 있도록 직접 여성용 콘돔을 사용할 것을 장려했다. 최근 브라질에서 시행된 연구는 공급자 상담을 확대하면 [여성용 콘돔에 대한] 부정적인 첫인상을 극복할 수 있으며, [그 결과] 일부 여성들이 [제품을] 채택해 장기적인 사용까지 가능할 수 있음을 보여 주었다.[87]

최근의 몇몇 보고서는, 여성들의 권한과 지위가 제한적인 곳에서는 상대 남성이 참여할 때 여성용 콘돔의 홍보가 효과적일 수 있음을 지적

한다.[88] 실례로 남아프리카공화국에서는 여성건강재단이 남성 경찰관들의 특별 연수를 활용했으며, 잠비아에서는 가정건강모임Society for Family Health(국제인구조사협회의 지역 지부)이 남자들이 찾는 이발소에서 제품을 배포했다. 두 국가의 사업 담당자들은, 남성들이 남성용 콘돔 없이 하는 성교의 느낌을 즐겼으며 상대 여성에 대한 보호와 피임의 책임을 공유하게 된 것을 기쁘게 생각하며 높은 수준의 관심을 보였다고 보고했다.[89]

조직적 구조 수립

여성용 콘돔의 접근성을 가로막는 주요 장애 요인은 효과적이고 국제적인 조직적 구조와 대변자가 없다는 것이었다. 여성용 콘돔의 접근성을 위한 새로운 조직적 구조가 부상한 것은 2000년도 중반이었다. 특히 유엔인구기금과 같은 국제기구들은 강한 지지자의 역할을 했다. 2005년 유엔인구기금은 이중 보호 방법으로서 제품을 홍보하기 위해 세계여성콘돔기구Global Female Condom Initiative를 수립했다. 따라서 유엔인구기금은 여성건강재단의 가장 열렬한 협력체 중 하나가 되었다. 이 유엔인구기금은 국제적인 캠페인을 통해 22개 국가에서 여성용 콘돔 판매 규모를 확대하고자 했다.[90]

여성 콘돔 지지자들은 [이중 보호] 기술의 접근성을 확대하기 위해 협력했다. 2005년 9월 PATH, 유엔인구기금, 게이츠재단, 미국 국제개발처, 영국 국제개발부, 그 밖에 다른 지지자들 간의 협력[체]는 [미국] 메릴랜드주 볼티모어에서 열린 여성용콘돔에 관한 국제자문회의Global Consultation on the Female Condom를 지원했다. 전 세계에서 찾아와 회의에 참석한 전문가들은 여성용 콘돔의 효과성을 뒷받침하는 근거와 사업 경험들을 검토했다. [지침이 제대로 이행되지 않았던] 과거의 실수를 피하기 위해, 단체들은 약속들의 이행을 보장하는 분과위원회를 개설했다. 또한 규모 확장을 위한 다음 단계를 확인하고 우선순위를 설정하는 것도 접근성 향상 전략에 포함하기로 했다.

이 회의는 네 가지 실천 단계에 대해 합의했다. ① 국제적·국가적· 지역적 차원에서 여성용 콘돔을 옹호할 더욱 큰 정치적·사회적 지지 기반을 만든다. ② 여성용 콘돔에 대한 공공 분야와 민간 분야의 투자를 늘린다. ③ 여성용 콘돔의 사용 규모를 확장하고 사업의 장기적 효과를 모니터링하고 평가하기 위해 시범 단계를 넘어선다. ④ 행동 변화 전략들을 찾아내고 장기적인 효과를 평가하기 위한 효율성 연구를 포함해 사업을 향상할 수 있는 연구를 수행한다.[91] 유엔인구기금의 여성용 콘돔 계획과 국제자문회의의 구성은, FC2 출시와 함께, 여성용 콘돔의 접근성을 확대하려는 노력에 전환점이 되었고, 비록 남성용 콘돔의 전 세계적 판매량에 비하면 미미할지라도 상당한 정도로 판매량을 늘렸다. 이 회의의 중요한 결과 중 하나는 전 국가적인 배포 전략으로 전환하기 위해 시범 사업의 틀을 벗어나고자 한 것이었다. 이제 유엔인구기금은 국가 전체로 확대 적용하는 맥락에서만 여성용 콘돔을 도입하고 있으며, 이제 여성건강재단은 시범 사업들과 거리를 두는 데 적극적이다.

또한 여성용 콘돔의 채택 전략은 HIV/AIDS 예방 및 관리를 강조하는 방향으로 이동했다. 여성건강재단은 최근의 문건에서 피임이나 가족계획들을 거의 언급하지 않는 대신, FC와 FC2를 HIV/AIDS와의 전쟁에서 필수 요소라고 마케팅하고 있다. AIDS에 관한 맥락이 여성형 콘돔에 대한 홍보에서 지배적이 됨에 따라, AIDS와 가족계획 관계자들 간의 불화는 사라져 가고 있다.

최근 활동가들은 여성용 콘돔에 대한 보편적 접근성을 추진하기 위해 '지금 예방!'Prevention Now!이라고 불리는 국제적 캠페인을 시작했다(이는 메릴랜드 주 타코마 파크에 있는 비영리 기관인 건강과 성 평등 센터Center for Health and Gender Equity에 의해 주도되었다). 캠페인을 지지하는 문건에서는 의도하지 않은 임신을 줄인다는 목표를 간략하게 언급하고, 여성용 콘돔의 사용을 확대해 HIV와 성병 예방을 가속화하자고 촉구하는 내용을 주로 다루고 있다. '지금 예방!' 캠페인이 여성용 콘돔의 보편적 사용에 미친 영향을 확인하려면 좀 더 지켜봐야겠지만, 이 캠페인은 진정으로 다양한 민간 부문과 공공 부문 공여자들의 넓은 연합체를 대표하고 있으며 여성건강회사와 특정한 연계를 맺지 않고 운영된다. 이 같은 독립성이야 말로 여성건강재단이 주요 생산자와 연결되면서 놓친 신뢰를 되찾아 줄 것이다.[92]

다른 여성 주도 [피임] 방법들을 옹호하는 이들과도 더 자주 활발하게 협력하고 있다.[93] 2004년 말 세계 미생물 살균제 캠페인Global Campaign for Microbicides은, 여성용 콘돔에 대한 접근성 향상의 기회와 이를 가로막는 요인을 다루기 위해 런던에서 회의를 조직했다. 이 회의는 미생물 살균제가 더 뛰어난 여성 주도의 방어 기술이라는 이전의 입장에 주요한 변화가 있음을 보여 준다.[94] PATH와 유엔인구기금은 "[여성용 콘돔을 위한] 강력한 도입 사업이 다음 10년 안에 사용 가능할 질 경막과 미생물 살균제 같은 새로운 보호 기술의 도입에 도움이 될 것"이라고 믿게 되었다.[95]

결론

1993년 여성용 콘돔에 관한 AIDSCAP 회의를 위한 보고서는 다음과 같은 결론에 도달했다.

공공 분야의 구체적인 행보, 그리고 가족계획과 AIDS 두 분야 전문인들의 지속적인 관심 없이는 저소득 국가에서 여성용 콘돔이 제공되기 힘들 것이라 말해도 좋을 것이며, [그 결과] 개발도상국에서 성병과 HIV에 대항해 싸울 유망한 무기 한 가지를 잃게 될 것이다.[96]

이 진술에는 선견지명이 있었던 것으로 나타났다. 여성용 콘돔의 접근성과 관련해 중요한 것은 실망스러울 만큼 활용 수준이 낮다는 것이었다. 많은 옹호자들은 제품이 종국에는 더욱 넓게 사용될 것이라고 희망해 왔고, 그들은 여성과 그들의 [성교] 상대, 또한 정부와 원조 기관들이 여성용 콘돔을 더욱 구하기 쉽고, 지불 가능하며, 수용할 수 있게 하는 일을 지속했다. 랏카Mary Latka가 주목하듯, 여성용 콘돔은 1930년대 미국에서 [질 내 삽입형 생리대인] 탐폰이 처음 도입될 때와 비슷한 도전들을 접하고 있다.[97] 탐폰의 사례는 논란의 소지가 있던 제품들이 어떻게 주류가 될 수 있는지를 보여 준다. 시간이 경과함에 따라 여성용 콘돔은 전 세계적으로 더욱 넓게 채택될 수 있겠지만, 이는 주요 장애 요인을 극복하기 위해 합심해 노력할 때만 가능할 것이다. 여성용 콘돔의 접근성을 다룬 이 장에서는, 이런 노력들이 기술의 디자인과 전 세계적인 [조직적] 구조, 제품 가격, 배포, 그리고 모든 수준[국제적·국가적·지역적]에서의 채택을 포함한 여러 단계에서의 장애 요인을 해결하는 중임을 보여 주었다(접근성 장애 요인은 〈표 8-2〉에서 요약하고 있다).

266

여기에서는 여성용 콘돔과 같은 새로운 기술들이 지역 수준에서 어려움에 직면할 수 있음을 강조했다. 공급자들에게는 여성용 콘돔을 촉진하고 최종 사용자들을 상담할 역량과 교육, 지지가 없었다. 많은 공급자들은 그들의 고객이 여성용 콘돔을 수용할지에 대해 확신하지 못하고 있었다. 디자인의 문제들과 [상대적으로 높은] 제품 가격, 제품을 효과적으로 사용하기 위해 필요한 훈련[의 부재] 등은 최종 사용자들과 공급자들, 정부로 하여금 여성용 콘돔을 도입할 엄두를 내지 못하게 했다. 여성들이 상대 남성들과 피임 선택에 대해 협상할 역량이 부재한 현실과, 여성용 콘돔과 성매매 종사자들을 연관시키는 등의 사회 문화적 분위기 등도 [여성용 콘돔이 도입되는 데 장애 요인으로] 작용했다. 2008년 3월 현재 몇몇 실행 연구(예를 들어 마다가스카르의 성매매 종사자들에 대한 연구)들이 알려졌다.[98] 이 연구들은 여성용 콘돔의 접근성을 향상하기 위해 [제품] 제공자들과 최종 사용자 측의 요인들을 해결하는 방식에 대한 길잡이를 제공했다.

이 장에서는 기술의 접근성을 위해 세계적인 합의에 도달하고 조율해 가는 것의 중요성을 보여 주었다. 1995년과 2005년 사이에 여성용 콘돔을 촉진할 효과적이고 세계적인 조직적 구조와 접근성 향상 전략을 개발하는 데 실패함으로써 많은 부분에서 진행이 늦춰졌다. 제품 승인을 위한 원조 기관들의 요구 조건이 달라 원조 기관들은 때로는 한 국가 내에서 두 개의 다른 여성건강회사 제품들을 각각 제공해야 했다.

정보와 연구(특히 현장 시험)가 부족해 규모 확대의 방향을 제시하는 노력도 쉽지 않았다. 공급과 수용도, 그리고 비용 효과적인 실행 방식에 관한 정보와 연구가 부재하다는 점은, 여성용 콘돔을 현존하는 생식 보건 정책에 통합하려고 하는 국가들과 원조자들에게 주요한 문제로 나타났다. 또한 대규모 역학 연구[의 부족]가, 여성용 콘돔이 HIV/AIDS와 다른 성병들에 대해 효과적이고 적절한 국가 차원의 개입이라는 점을 보장하지 못했다 대규모 연구가 부족하다는 점은, 여성용 콘돔이 국제적·국가적 차원에서 채택되지 못하게 가로막는 주요 장애 요인이었으며, 이는 여성용 콘돔의 조직적 구조에 존재하는 장기적인 취약성이 직접 드러난 결과였다.

하지만 최근 여성용 콘돔의 옹호자들이 접근성을 개선해 왔다. 여성 건강재단과 유엔인구기금, 그리고 다른 협력자들은 여성용 콘돔을 시범 사업 이상으로 발전시키기 위해 각국 정부들과 일하고 있다. 새로운 생산공정과 가격 결정 방식을 협상해 공공 분야의 가격을 정부와 공여자들이 지불할 수 있는 수준으로 낮추는 데 합의했다. 혁신적인 PATH 여성 콘돔이 향후 3~5년 내에 출시될 가능성이 큰 상황에서, 여러 가지 새로운 디자인들이 승인을 기다리고 있다. 신제품들과 [새롭게 진입한] 생산자들은 본질적으로 독점적이었던 시장에 경쟁을 불러일으킬 것이다. 남아프리카공화국·짐바브웨·인도·브라질 등의 국가에서 사업이 성공한 것은 여성용 콘돔을 생식 보건 계획에 통합하는 데 대한 긍정적인 청사진을 제공했다. 정부와 공여 기관들, 공급자들은 여성용 콘돔의 주요한 국가적·지역적 도전들, 즉 공공 분야의 재고 소진, 서투른 수요예측, 소비자 선택권의 부재, 남성 파트너들을 향한 제품 홍보 등을 해결해 가는 경험 속에서 교훈을 얻고 있다.

여성용 콘돔의 접근성 장애 요인은 셀 수 없이 많으며 여러 가지 차원에서 존재한다. 현재 지지자들에게 가장 어려운 문제는 다수의 사람들에게 여성용 콘돔[의 사용]이 성병 관리와 임신 예방에 효율적이고 비용 효과적인 전략으로 받아들여지지 않는다는 것이다. 이 기술의 접근성을 확대하려면, 공여 기관의 상당한 자금 지원과 집중적인 상담, 지지 메커니즘, 새로운 제품 디자인, 여성용 콘돔의 일관성 있는 공급이 필수적이다. 여성용 콘돔을 위한 지지자들의 헌신적인 협력이 어려움이 있는 현실(부정적 인식과 이를 조장하는 조달 공급)을 새롭게 할 수 있을 것이다. 하지만 오직 여성용 콘돔에 대한 깊은 믿음이 있을 때 앞으로 이 기술의 접근성을 확대할 수 있을 것이다.

표 8-2 여성용 콘돔 접근성 요약

	장애 요인	전략	구체적 실행
조직적 구조	여성용 콘돔을 위한 국제적 차원의 조직적 구조 및 옹호자 부재	효과적인 리더십을 구축하고 기술 개발을 위한 협력체를 설계	유엔인구기금이 여성용 콘돔을 위한 국제적 지지 및 촉진 역할을 담당하며 22개국에서 종합적인 계획 시작
			지지자들이 '지금 예방' 캠페인을 시작해, 성병 관리 및 피임 통합 관리 사업 방식으로 여성용 콘돔의 국제적 접근성을 촉진
	여성용 콘돔 접근성의 향상 전략 부재	기술 접근성을 위한 전략 수립	1997년 AIDSCAP 회의가, 여성용 콘돔 규모 확장을 위한 40개 단계를 찾아냈지만, 이에 대한 우선순위 설정 및 구체적 실행 전략이 수립된 적은 없음
			유엔인구기금, PATH, 게이츠 재단, 미국 국제개발처, 영국 국제개발부 및 그 밖의 지지자들이 2005년 여성용콘돔에 관한 국제자문회의를 후원했으며, 여성 콘돔에 대한 지지 신장, 투자 증대, 자료 생성, 규모 확장을 가져올 단계를 찾아냄
채택	국제적 합의 및 국제적·국가적 채택 부재	국제적·국가적 수준의 기술 수용을 창출	대규모 역학 연구를 통한 수용도와 효과성에 대한 현장 중심의 실험이 계속 증가되어야 함
	제한된 교육 및 시설, 공급자의 [비]선호로 말미암은 공급자 채택 부족	공급자 교육 프로그램을 개발해 시행	일부 국가에서 공급자 교육 프로그램(가령 교육 담당자 교육)을 시작해, 공급자 육성·교육·상담을 위한 네트워크 창출
			여성건강재단이 공급자용 교육 안내서를 갱신해 자궁 모형 같은 기반 시술이 더는 필요하지 않게 함
	기술적·문화적 요인 및 젠더 요인으로 말미암아 최종 사용자의 채택이 낮음	최종 사용자를 위한 상담 서비스, 낙인 문제 해결 프로그램, 새로운 제품 디자인 등의 개발 및 비전통적 배포 경로 발견	일부 프로그램에서 확대 상담 서비스를 개발해 최종 사용자에게 여성용 콘돔 사용법, 성관계 협상 기술을 교육하고 지원
			일부 프로그램에서 여성용 콘돔을 촉진할 비전통적 배포 경로(경찰서, 택시 승강장, 이발소 등) 발견
			일부 프로그램에서 사회적 마케팅 프로젝트를 시행해 여성용 콘돔에 대한 낙인을 없앰
			비정부기구, 제조 회사, 공여자들이 협력체를 형성해 디자인 문제를 해결한 신제품 개발

가격 적정성	높은 제품 가격 (정부, 공여 기관, 최종 사용자의 구매 능력에 영향을 미침)	지원금 제공, 공공 부문 가격[의 차등], 재사용 촉진, 경쟁 등을 통한 가격 인하 방법 발견	공여자들이 지원금을 제공해 여성용 콘돔을 무료로 제공하거나 낮은 가격에 배포. [하지만] 높은 제품 가격이 이 같은 사업들의 범위를 제한
			유엔에이즈계획이 여성건강 회사와 협상해 공공 분야의 FC, FC2 가격 조정 합의 도출
			제품 지지자들이 여성용 콘돔 재사용을 둘러싼 국제적 합의를 이끌어 내고자 했으나 성공하지 못함
			비정부기구, 제조 회사, 공여자들이 협력 관계를 형성해 저가의 신제품을 개발. 제대로 추진된다면 시장에서 경쟁을 촉진할 것으로 예상
			여성건강회사, 유엔인구기금, 그 밖의 공여 기관들이 FC2 대량 구매를 통해 규모의 경제 이점을 살리기 위한 협의 시작. 국제적 수요의 증가할지에 따라 이 전략의 성공 여부가 결정될 것으로 예상
가용성	여성용 콘돔의 일관적이지 못한 공급	적절한 품질 및 생산량을 보장해, 다수 생산자가 제품 개발에 참여하게끔 시도	협력 관계를 바탕으로 새로운 FC2 라텍스 콘돔과 PATH 여성용 콘돔의 현지 임상 시험을 개발 및 시행하는 한편, 궁극적으로 규모 확장을 꾀함

9

종합
접근성 없이 성공 없다

Synthesis: No Success without Access

이 책에 설명된 사례들을 통해, 개발도상국 국민에게 보건 의료 기술의 접근성을 보장하기란 매우 복잡하고 쉽지 않은 일임을 확인했다. 접근성을 높일 때 발생하는 병목현상은 보건 의료 기술이 최종 사용자들에게 전달되는 과정의 여러 단계에서 일어날 수 있다. 이 연구를 통해 다양한 유형의 장애 요인과 조력 요인들을 찾아낼 수 있었으며, 이는 사회적·경제적·정치적·문화적 여건에 의해 형성된다는 사실을 확인했다. 보건 의료 기술은 공장 문을 나서서 최종 사용자에게 이르기까지 계속해 다른 의미를 획득하는 '여행 중인 기술'traveling technologies이라고 볼 수 있다.[1] 이 책의 사례들은 접근성을 제대로 보장하기 위해서는 보건 의료 기술의 다양한 의미를 제대로 이해하고 형성할 수 있어야 하며, 가용성, 가격 적정성, 채택에 필요한 적절한 전략을 모두 실천할 수 있어야 한다는 것을 보여 준다. 그리고 이런 전략들을 수행하려면 튼튼한 조직적 구조가 수반될 필요가 있음을 확인했다.

이 책이 소개하는 여러 유형의 보건 의료 기술은 접근성 문제에 대해 서로 다른 이야기를 제시하고 있다. 접근성 확대 시 발생하는 문제들은 기술마다, 관련된 건강 문제마다, 핵심 관계자들에 따라, 기술이 소개된 상황에 따라 다르게 나타나는 것을 볼 수 있다. 그러나 각 제품마다 고유한 특성이 존재함에도, 접근성 문제를 이해하는 데 반복적으로 나타나는 공통 주제가 있었다. 이 장에서는 이와 같이 공통적으로 나타나는 주제들을 소개함으로써 빈곤 국가에서 확인되는 보건 의료 기술의 접근성 문제를 더욱 잘 이해할 수 있도록 돕고자 한다.

우리의 연구 결과를 여섯 가지 주요 교훈으로 나누어 설명했는데, 요약하는 과정에서 불가피하게 생략되는 구체적인 사항들이 있을 것이다. 그럼에도 여기서 제시한 교훈들은 신제품 개발자들이나 제품의 접근성을 향상할 실제 과정을 설계하는 옹호자들에게 유용한 정보가 되리라고 생각한다. 발생 가능한 장애 요인이나 기회를 모두 예측할 수는 없겠지만, 역사적 경험을 기반으로 하여 제시하는 우리의 연구 결과는 빈곤 국가의 가난한 사람들이 보건 의료 기술을 이용할 기회를 증대하는 데 일조하리라고 믿는다.

제1 교훈 / 안전하고 효과적인 기술을 개발하는 일은 매우 필요하지만, 그것이 기술의 접근성과 건강 증진을 위한 충분조건은 아니다. 제품들이 판매대까지 저절로 혼자 날아가 사용자에게 도달하지는 않는다.

연구 개발 결과 새로이 만들어진 기술이 임상 시험을 통해 안전하고 효과적인 것으로 밝혀진다면 축하할 만한 일이다. 규제 과정을 거쳐 허가받은 신기술은 매우 의미 있는 성과물이다. 그러나 그런 결과(안전성, 효과성, 제품 등록)가 우리의 최종 목표는 아니다. 이 책에서는 안전성, 효과성, 제품 등록이라는 성과물은 복잡한 접근성 확대 과정 가운데 중간 단계의 성공이라고 주장한다.

기술이 규제 허가를 받도록 노력하는 것은 접근성을 높이기 위한 과정[의 한 단계]에 불과하다. 이 같은 주장의 증거는 이 책에서 접근성을 높이기 위해 노력한 여러 사례를 소개한 부분들에서 찾을 수 있다. 우선 노르플란트가 그런 사례이다. 임상 시험에서 노르플란트는 피임 효과에서 가장 뛰어나고 안전한 제품임이 과학적으로 입증되었지만, 실제 이 제품이 사용되는 현장에서도 반드시 그랬던 것은 아니다.

시장 주도로 생겨난 생산물이 아닌 기술이 널리 사용되게 하려면 어떤 활동이 필요한가에 대해 한층 폭넓게 사고해야 한다. 우선 최종 사용자들이 그 신기술들의 사용법 등을 포함해 다양한 부문에 대해 포괄적으로 이해해야 한다. 그렇지 않으면 신기술의 잠재적 유용성이 현실화되지 않을 수 있다.

이 교훈은 우리가 흔히 가지고 있는, "개발도상국의 의료 문제를 해결할 수 있는 좋은 제품을 개발하기만 하면 그 제품은 널리 사용될 것"이라는 일반적인 관점에 대한 도전적인 시각을 제시한다. 최종 사용자들이 새로운 기술을 사용하지 못하게 하는 장애 요인들을 극복하기 위해서는 아무리 훌륭한 보건 의료 기술일지라도 접근성 과정의 조직적 구조, 가용성, 가격 적정성, 채택의 각 과정을 면밀하게 파악해 끊임없이 촉진하고 적극적으로 지침을 제시해야 한다. 신제품이 저절로 판매대에서 소비자에게 날아가지는 못한다. 특히 빈곤 국가에서 건강을 증진하고자 개발된 기술의 경우는 더욱 그러하다.

제품 지지 전략과 제품 옹호자 간의 관계

제품 접근성에 대한 이 책의 사례에 따르면 접근성의 조직적 구조의 주요 요소 중 하나는 바로 제품 옹호자이다. 국제 보건 문제에서 제품 옹호자는 신기술의 중요성을 믿고 그 제품이 개발되고 빈곤국에서 널리 보급될 수 있도록 적극적으로 돕는 사람이나 조직을 의미한다. 옹호자들은 기술 그 자체나 그런 기술들이 내포하고 있는 가능성을 신뢰하는 매우 헌신적인 사람들이다. 공공 정책 의제 설정에 관한 연구에서 킹던John W. Kingdon은 이런 새로운 공공 정책 옹호자들을 '정책 기업가들'Policy entrepreneurs이라고 불렀는데, 이들은 "자신들이 가진 시간, 에너지, 평판, 때로는 금전까지도 미래의 보상을 위해 투자할 용의가 있는 사람들"이라는 특성을 보인다. 이들이 받게 되는 보상이란 결국 자신들이 추구하던 정책이 실현되거나 참여했을 때 얻는 만족감이며, 가끔씩은 직업 안정성 또는 승진이라는 형태의 개인적 성취가 되기도 한다.[2] 이와 비슷하게 국제 보건 의료 기술 분야의 옹호자들도 건강 증진에 중요한 영향을 미칠 수 있다고 믿는 제품의 접근성을 확대하기 위해 자신들의 재원을 적극적으로 투자한다.

제품 옹호자들은 국제 보건에 관여하는 다양한 유형의 조직들에서 찾아볼 수 있다. 예를 들어 VVMs의 경우 PATH 직원들은 세계보건기구 직원들과 협력해 이 확인 표식이 필수 예방접종의 모든 백신에 적용되게 하려고 노력한다. 노르플란트의 경우, 인구위원회 직원들은 제품 개발 후 제품을 소개하고 제품에 대한 옹호자 역할을 수행한다. 여성용 콘돔의 경우, 제조 업체인 여성건강회사와 관련 재단이 제품 옹호자이다. 이 책의 사례연구에서 제품 옹호자들은 대부분 의료 분야의 국제적 기술 기관들, 비영리 조직, 학계, 제조 업체 등이다. 이들의 효과성에 핵심 요인은 재원 조달이다. 그들은 여러 재단, 양자 간 공여 기관들로부터 재원을 조달받거나 자신들의 조직 내에 이미 존재하고 있는 자원을 활용해 그 목적을 이루고자 한다. 이 옹호자들의 특징은 [제품 옹호에] 시간·에너지·평판·열정 등[을 투여하는 것]인데, 이런 특징은 하나같이 그들이 목표를 달성하는 데 중요한 요건들이다.

제품 옹호자들의 역할은 개인이나 조직, 제품 자체의 특성 및 기타 여건에 따라 달라질 수 있다. 이들이 수행하는 역할은 보건 의료 기술에 대한 인지도를 높이는 것에서부터 [제품을] 개발하거나 접근성[을 높이는 데]에 발생하는 장애 요인들을 극복할 전략적 행동을 취하는 것까지 무척 다양하다. 후자의 역할을 보여 주는 사례 중 하나로 PATH가 템프타임에 대해 수행한 역할이 있다. 결정적인 시점에서 템프타임이 개발 프로젝트를 중단하기로 결정했을 때 PATH는 그 회사를 직접 찾아가 VVMs가 국제 보건에서 갖는 의미와 중요성을 설명하며 그 작업을 계속하도록 설득했다.

PATH의 직원들은 VVMs의 개발 및 확산 단계에서 이 확인 표식을 홍보하고 세계보건기구 직원들에게 멘토링하는 활동 등을 지원하기도 했다.

이와 같이 제품 옹호자들은 접근성의 향상에 매우 중요한 역할을 하는데, 때로는 그들[제품 옹호자들]이 지지하는 기술을 맹목적으로 신뢰하는 경우가 발생하기도 한다. 로이어Isabelle Royer는 결국 성공하지 못할 사업임에도 추진력을 얻게 되는 사례를 연구하면서 관리자들이 자신의 제품에 대해 뿌리 깊은 믿음을 갖게 될 때 발생하는 부작용을 설명하고 있다.[3] 이런 종류의 맹목적인 믿음은 옹호자들이 소비자나 제품 개발자, 협력체 등이 보내는, 제품에 대한 피드백에 마음을 닫고 귀를 기울이지 않게 할 수도 있다. 인도네시아에서의 노르플란트 사례의 경우, 인구위원회의 제품 옹호 활동이 [기구의 체내] 이식 후 제품의 제거나 상담에 관련된 문제를 경시하는 부작용으로 이어졌다는 점이 지적된다.

로이어는 [제품 옹호자들이] 맹목적 믿음에 빠지는 것을 피할 몇 가지 방안을 제시한다. 우선 제품 개발과 접근성의 각 단계마다 제품 타당성을 평가하는 통제 절차나 기준 등을 포함하는 조기 경보 체계를 수립하는 것이다. 또한 관점이 서로 다른 연구자들의 연구를 격려하는 것도 균형을 유지하는 방안이다. 이를 통해 제품 옹호자에게 발생하기 쉬운 맹목적 믿음을 경계하도록 할 수 있다. 인도네시아 노르플란트 사례의 경우, 피임 서비스를 모니터링하고, 노르플란트 지지자들과 반대되는 의견들을 제시할 만한, 강력한 파수꾼 역할을 하는 감시 기구가 없었던 것이 문제였다. 따라서 앞서 제시한 방안들이 시행되었다면 이런 문제를 일부라도 해결하는 데 도움이 되었을 것이다.[4] 한편, 제품 옹호자들에게는 이런 방안들이 오히려 제품의 도입을 불필요하게 지연하는 장애 요인으로 받아들여질 수 있다.

제품에 대한 지지와 조정 기능을 위한 조직적 구조

보건 의료 기술에 대한 폭넓은 접근성이 보장되려면 가용성, 가격 적정성, 채택 활동을 연계하고 방향을 제시하는 등 조정 기능을 위한 조직적 구조 및 조정 기구가 필요하다. 여성용 콘돔 사례는 제품 지지자들이 적절한 조직적 구조를 제대로 구축하지 못해 접근성을 보장하려는 노력이 좌절된 대표적인 경우이다. 그 밖의 다른 사례에서는 해당 제품, 협력체, 환경에 따라 조직적 구조의 형태와 역할이 달랐다. 그러나 여성 콘돔을 제외하고는 대개 한 개 조직이 핵심 협력체들과 연계해 중앙 조정 역할을 수행했다. 주혈흡충증의 경우 새로운 조직(주혈흡충증관리기구)이 형성되었으며 다른 제품도 기존 조직(세계보건기구의 조직이나 인구위원회)의 인력이 그런 역할을 담당했다. 모든 경우 한 명 또는 복수의 인력이 조직적 구조를 개발하고 기술 채택 및 가용성 관련 활동을 관리했다.

이 책의 사례연구를 보면 세 가지 유형의 조직 구조 모델을 찾을 수 있다. 첫 번째 모델은 세계보건기구를 핵심으로 하는 조정 모델이다. VVMs에 대해 세계보건기구의 백신 및 생물학 부서에서 기술 초기 도입 단계의 구조를 제시했으며 PATH, 유니세프, 템프타임, 백신 생산자들을 포함한 다른 협력체들과 다소 느슨한 관계를 유지했다. 세계보건기구의 직원 중 한 사람인 카토글루는 VVMs 확장 사업의 주요 책임자였는데, 기술이 폭넓게 수용됨에 따라 그와 다른 기관들의 제품 접근성 활동을 위한 관리 및 수행 역할은 점차 감소해 조정 체계의 필요성이 줄어들었다. 말라리아 신속진단검사의 경우에는 WPRO가 신속진단검사의 가용성과 채택 활동의 조정 역할을 담당했다. 이 역할에 대한 세계보건기구의 참여는 다소 늦은 시기에 이루어졌다. 신속진단검사가 이미 대부분의 빈곤 국가에 소개되었고 전문가들이 세계보건기구의 적극적 개입을 요구한 2002년에서야 세계보건기구는 WPRO의 데이비드 벨을 고용했다. 그는 곧 신속진단검사의 '국제적 중심점'으로서의 역할을 수행하면서 이 제품이 언제, 어디서 사용되어야 하는지를 규정하는 세계보건기구의 정책을 수립하는 역할을 맡았다. 그 전까지는 제품 개발자, 잠재적 구매자, 그 밖에 다양한 국제적 참여자들 간의 조정이 거의 이루어지지 않았으며, 상업적 검사 도구의 정확성이나 품질을 둘러싼 혼란도 심각했다. 이런 문제들은 여러 보건 의료 종사자들이 신속진단검사를 도입하는 데 장애가 되었으며 보편적인 접근성을 제고하는 데도 장애 요인이 되었다. 이런 경험들은 제품이 출시되기에 앞서 적절한 조직적 구조를 수립하는 것이 접근성의 흐름[을 확립하는 것]과 제품의 성공 가능성을 높이는 데 매우 중요한 역할을 한다는 사실을 보여 준다.

두 번째 조직 [구조] 모델은 기존 제품의 접근성 보장 활동을 관리하기 위해 새로운 조직을 만드는 것이다. 주혈흡충증관리기구가 바로 그런 사례로서, 이 사업은 2,760만 달러에 달하는 게이츠재단 지원금으로 시작되었는데, [주혈흡충증관리기구는] 런던 임페리얼 대학에 위치하고 있고 앨런 펜위크가 책임자로 활동하고 있다. 주혈흡충증관리기구의 협력기관으로는 임페리얼 대학, 하버드 대학, 세계보건기구, 게이츠재단 등이 있다. 이 협력체들은 공동으로 가용성, 가격 적정성, 채택 활동을 감독하는 기능을 수행한다. 이와 같이 대학을 기반으로 하는 접근 방법에 대해 제기되는 문제점으로는 게이츠재단[즉 외부 기관]의 지원이 종료되는 시점 이후 조직의 미래[가 불투명하다는 점], 그리고 그로 말미암아 영향을 받게 될 접근성의 문제 등이 있다. B형간염 백신에 대한 국제적 수준에서의 접근성 활동을 관리하는 새로운 조직[이 처한 상황]도 이와 유사한 사례이다. 빈곤 국가의 예방접종률이 떨어지는 현상을 우려한 다양한 국제적·국가적 기구들(세계보건기구, 유니세프, 세계은행, 게이츠재단의 아동백신계획, 록펠러재단, 국제제약협회연맹) 및 일부 국가의 정부가 GAVI라는 새로운 조직을 창설했으며 게이츠재단의 7억5천만 달러를 포함해, 미국·노르웨이·네덜란드·영국 등으로부터 자금을 지원받고 있다. GAVI 기금은 빈곤 국가들이 B형간염 백신을 포함해 널리 사용되지 않던 새로운 백신을 구매할 수 있도록 지원했다. B형간염 백신에 대한 단기 또는 중

장기의 지속적인 접근성[의 성패]은 GAVI 모델이 지속될 수 있는지에 달렸다.

세 번째 조직 [구조] 모델은 노르플란트 사례로서 연구 개발 활동과 제품의 소개 활동을 하나의 비정부기구(인구위원회)에 두는 방식이다. 인구위원회는 노르플란트의 개발을 장려하고 개발도상국의 공공 부문에 소개하는 역할을 하고 있다. 제품 생산자들은 이 제품을 개발도상국의 민간 부문에 소개하는 한편, 선진국에서는 공공·민간 부문 모두를 관장하고 있다. 하나의 조직이 제품 개발 및 공공 부문을 대상으로 한 [제품] 소개를 맡는 방식의 장점은 제품 개발자와 접근성 담당자들이 제품 소개의 초기 단계부터 협력할 수 있다는 것이다. 반면에 앞서 논의했듯이, 그 제품을 맹목적으로 신뢰하는 문제가 발생할 수 있다는 단점이 있다.

각 사례에서 제시된 조정 기구를 운영하려면 외부의 재정 지원이 필요하다. 신속진단검사의 경우 세계보건기구의 조정 활동(예를 들어 전문가 회의 개최, 품질 보장 체계 구축 등)은 2006년 게이츠재단과 오스트레일리아 AID과 TDR의 재정 지원을 받기 전까지는 매우 제한적이었다. 이는 (GFATM을 통해) 신속진단검사의 구매를 위해 정부들에게 제공되었던 외부 재정 지원들의 증가 현상과는 극히 대조적이다. 조정 기능에 대한 재정 지원이 증가함에 따라 세계보건기구는 제품 개발에서 미처 확인하지 못했던 기술적 문제나 각국 정부나 개인 보건 의료 종사자들이 제품을 도입하는 데서 발생하는 다양한 문제에 한층 효과적으로 대처할 수 있게 되었다.

제품에 대한 지지와 접근성 향상 계획

이 연구의 사례를 통해 나타난 중요한 교훈 중 하나는 제품 옹호자들과 그들의 협력체들은 그들의 활동을 정의하고 접근성 향상에 관련된 여러 참여자들의 다양한 관점을 고려해 실행 계획을 마련해야 한다는 점이다. 제품 옹호자의 활동은 접근성 체계의 복잡한 영역을 조사하고 설정하는 것을 포함한다. 이를 위해서는 국제적·국가적·지역적 수준에서 발생 가능한 장애 요인과 기회를 이해해야 한다. 이 책의 사례연구는 제품 옹호자들이 새로운 기술의 가치와 유용성에 대해 다양한 관점을 가진 개인이나 집단과 함께 작업해야 한다는 것을 보여 준다. 제품 옹호자들은 그들 자신의 활동을 규정하고, 다양한 참여자들의 위치나 권한을 설정하고, [접근성의] 장애 요인과 기회를 파악하며, 접근성을 향상하기 위해 필요한 전략을 준비해야 한다.[5] 이와 같은 접근성 향상 계획에는, 예상치 못한 상황이 발생하거나 더 광범위한 상황에 [계획을] 적용해야 하는 환경에서 기존의 분석 방법이나 전략을 재형성할 수 있는 유연성이 있어야 한다. 여성용 콘돔이 바로 그런 경우로서, 접근성 향상 계획이 제대로 세워지지 않았을 때 어떤 일들이 발생하는지를 잘 보여 준다. 제품 도입 단계에서 여성용 콘돔의 사용을 장려하고자 하는 개인 활동가들과 단체들은 국제회의를 통해, 여성용 콘돔을 확산하기 위한 차후 단계를 파악하기는 했다. 그러나 이런 계획들은 우선적인 실제적 실행 계획[을 수립하는 겟]으로 간주되거나 문서화되지 못했고, 그 결과 다음 단계에 대한 계획들은 체계적으로 수행되지 못했다. 이처럼 계획이 제대로 수립되지 않은 경우, 실행자들에게 그다음 단계로 나아가는 데 필요한 지침을 제공할 수 없었다.

보건 의료 신기술의 도입은 국제적·국가적·지역적 수준에서 수용되고 수요를 창출할지에 달려 있다. 제품 옹호자와 협력체들은 제품을 채택시키기 위해 네 개의 핵심 집단(국제적 전문가, 국가정책 수립자, 제품 제공자, 최종 사용자)에 집중해야 한다. 이 책의 사례에서는 국제적 전문가와 최종 사용자들에 의한 제품 채택과 관련해 중요한 교훈을 제시하고 있다. 향후 개발도상국에서 제품이 채택되는 데 관여한 핵심 참여자인 개인과 단체들에 초점을 맞추어 그들이 보건 의료 기술, 수용 장벽[장애 요인] 등을 어떻게 인지하는지, 국가 차원에서 보건 의료 기술 수용을 장려하는 요인들이 무엇인지 등을 조사한 연구가 이어져야 할 것이다.

제품 채택과 의견 합의 형성

이 책의 사례에서는 국제 기술 단체 및 더욱 광범위한 수준의 보건 의료 커뮤니티에 직접적으로 관련된 전문가들 간의 의견 일치가 중요하다는 점을 강조한다. 다른 공공 보건 연구자들도 전문가 간의 의견 합의가 중요하다는 점을 강조한 바 있다.[6] 이 책에서는 국제적 수준의 의견 합의는 제품 옹호자들이 우선순위를 높여 추구해야 한다는 점을 보여준다. 국제적 수준에서 합의가 이루어지지 않는다면 제품의 접근성을 향상하려는 노력은 수포로 돌아가게 된다. 여성용 콘돔이 바로 그와 같은 사례로서 콘돔 사용 기술, 기타 가족계획이나 HIV 예방 기술 등과의 관계에서 국제 전문가들 간의 의견이 일치되지 않은 바 있다.

여기서 핵심적인 질문은 바로 누구의 의견 일치가 이루어져야 하는 가이다. 이 책에서 제시한 사례들은 이 질문에 대한 답이 제품마다 다를 수 있음을 보여 주는데, 이는 제품에 따라 참여자들이 달라지기 때문이다. 동시에 이 책의 모든 사례에서는 공통적으로 관련 국제기구(세계보건기구·유엔에이즈계획·유엔인구기금·PAHO에 때로는 유니세프 등을 포함)들의 동의가 필수적임이 제시된다. 이런 국제기구들은 기술 및 이와 관련된 질병이나 건강 상태와 관련된 공식 결정을 통해 [해당 기술의] 채택 여부를 알렸다. 예를 들어 2001년 5월 세계보건총회에서 주혈흡충증과 토양을 통해 전달되는 장내 기생충helminthes에 대한 사항들이 의결되면서 프라지콴텔의 아프리카 내 광범위한 보급이 촉진되었다. VVMs의 경우, 모든 백신 생산자들의 입찰에 이 확인 표식이 포함될 수 있도록 설정한 유니세프의 요청에 따라 기술 채택이 시작되었다. 이와 같이 국제기구에서 공식적으로 [해당 기술의] 채택이 의결되면 기술 수용에도 긍정적인 영향을 미쳤다.

국제적 수준에서의 합의 과정은 국제적 보건 의료 정책 커뮤니티 전문가들(연구자, 공여자, 프로그램 실행자, 제품 옹호자 등)의 참여 여부에 달려 있다. 정책 커뮤니티는 특정 정책 분야에 속해 있는 기관과 사람들의 네트워크이다. 국제 보건 정책의 분야로는 가족계획·말라리아·AIDS·백신 등이 있다.[7] 접근성에 관한 이 책의 연구 사례에 따르면, 복수의 정책 분야에 관련된 보건 의료 기술인 경우에 전문가들 사이에서 의견 합의를 이루기가 어렵다. 예를 들어 여성용 콘돔의 경우, 가족계획과 AIDS 정책 커뮤니티의 전문가들 간의 합의를 필요로 했다. 여성용 콘돔이 호르몬[의 조절]을 이용한 피임 방식보다는 계획하지 않았던 임신을 방지하는 데 덜 효과적일 수 있기 때문에 가족계획 전문가들 중 일부는 이 제품을 적극적으로 찬성하지 않았고, 따라서 가족계획 분야의 공여자들도 여성용 콘돔을 조달하는 데 주저했다. 여성용 콘돔에 대해 가족계획과 AIDS 방지 전문가들의 합의를 바탕으로 한 효과적인 계획이 없다면 이 기술의 접근성 향상 계획은 성공하지 못할 것으로 보인다.

또한 이 책에 나오는 사례들은 모든 전문 기구나 전문가들 사이에 합의를 이루기는 실제로 매우 어렵다는 것을 보여 준다. 예를 들어 PAHO는 VVMs를 결국 도입하지 않았다. 이는 PAHO의 최고 의사 결정자가 그 지역[라틴아메리카와 카리브 해 도서 지역]에는 VVMs가 필요하지 않다고 믿었기 때문이다. 즉 보건 의료 기술을 채택하는 데서 적어도 한 기관(유니세프)의 동의는 필수적이지만 PATH, 세계보건기구, 유니세프, PAHO 등의 기관 모두로부터 동의를 받아야 하는 것은 아니다. PAHO의 반대가 결정적인 장애 요인으로 작용한 것은 아니었음에도 그 제품을 유니세프 조달 부서와 PAHO 순환기금 모두에 백신을 공급해야 하는 제품 개발자들을 곤란하게 하는 상황이 발생했다. 즉 개발자들은 VVMs 라벨을 붙인 백신과 그렇지 않은 백신 두 가지 유형을 동시에 생산해야 했던 것이다.

이와 같이 모든 참여자들의 동의를 받지 못한 것이 아주 큰 문제는 아니지만 접근성 향상 노력에 영향을 미칠 수 있다. 그러므로 제품 옹호자들은 접근성 향상 계획을 수립할 때 핵심 참여자들에 관한 이해관계 분석을 실시한 후 [이를 바탕으로] 이해관계자들을 관리하고 그들의 동의를 이끌어 낼 수 있는 정치적 차원의 전략을 세우는 것이 중요하다. 결국 이 책의 사례가 제시하는 중요한 교훈 중 하나는 제품 옹호자들은 보건 의료 기술에 관해 국제기구나 국제적 보건 정책 커뮤니티의 동의를 이끌어 내고 보건 의료 사업에서 이런 기술이 차지하는 위치에 대한 공감대를 형성할 필요가 있다는 점이다.

채택과 최종 사용자의 수용

이 책의 모든 사례에서는 최종 사용자(환자·소비자·제공자)들의 수용성과 수요 창출이 접근성을 향상하는 데 필수적임을 보여 주고 있다. 최종 사용자의 보건 의료 기술 채택은 특정 보건 문제와 기술의 특성에 의해 영향을 받으며 각 사회의 정치적·역사적 상황에 의해서도 영향을 받게 된다. 노르플란트의 사례에서 나타난 것과 같이 일부 여성들에게 노르플란트는 건강한 여성들에게 임신을 방지하는 기술로서 수용되었다. 따라서 노르플란트의 사용자들 중 대부분은 그 제품의 부작용인 과다 출혈을 심각한 문제로 인식했다. 만약 이런 부작용이 중증의 질병을 치료하는 제품에서 발생했다면 그 반응은 달랐을 것이다.

반면에 노르플란트가 이식 제품이라는 특성은 인도네시아의 이슬람 문화권의 여성들에게 매우 매력적인 요소였는데, 이는 이슬람 문화에서는 금지되어 있는 불임수술의 대용으로 이 기술이 받아들여지기 때문이었다. 한편, 여성용 콘돔의 경우에는 다른 상황의 사용자에게는 받아들여지기 어려운 특성도 있었다. 연구에 따르면, 보통 여성들이 이 제품을 성공적으로 사용하기 위해서는 적어도 네 차례 정도는 시행착오를 겪어야 했다. 아무리 그 제품이 효과적이라 하더라도, 이처럼 여러 차례 연습을 시도해야 하는 것을 불편해 하는 여성들도 있다. 현재 이와 같은 부정적인 측면을 개선해 사용자 중심의 편리한 형태를 한 새로운 디자인의 여성용 콘돔이 개발 중이다. 그러나 여성용 콘돔 사용을 촉진하기 위해서는 한층 더 향상된 계획에 근거해 개발된 사회적 권장 캠페인을 펼치는 등의 노력이 필요하다.

최종 사용자의 기술 채택은 보건 의료 기술에 대한 사회적 인식에 의해서도 영향을 받는다. 미국에서는 저소득층 여성을 대상으로 노르플란트를 채택하는 것에 사회적 강제 요소가 있는지에 대한 우려가 제기되어 공개적 논의가 벌어졌다. 일부 연구자들은 노르플란트에 대한 공개적 논의가 활발히 이루어지는 것에 대해, 장단점이 있는 '양날의 검'이라고 주장하기도 했다. 즉 한편으로는 이런 논의가 이 이슈에 대한 경각심을 일으켜 오히려 사회적 강제성을 줄이는 효과가 있으나, 다른 한편으로는 미국 여성들 사이에서 노르플란트에 대해 편견을 갖게 할 수 있었다.[8] 이식된 제품을 제거하는 문제에 관한 법적 소송 사례들이 소개되면서 언론의 부정적인 보도가 이어졌는데, 이는 사용자들 사이에 편견을 형성해 미국 내에서 [노르플란트의] 사용이 저하되는 결과를 가져왔다.

보건 의료 기술에 대한 사회적 인식이 미치는 긍정적·부정적 영향에 대한 사례는 이 책 외에서도 많이 찾아볼 수 있다. 예를 들어 2004년 나이지리아에서 소아마비 백신의 오염에 대한 소문이 돌아 백신을 거부하는 사례가 있었다.[9] 백신이 불임의 원인이 된다는 소문이 다른 개발도상국에도 퍼져 백신 캠페인 등이 취소되는 일이 발생했다.[10] 정부 주도로 캠페인을 수행한 국제소아마비퇴치기구Global Polio Eradication Initiative는, 각 커뮤니티의 정치적·전통적·종교적 지도자들이 정확하지 않은 소문들을 해명해 주고 기술에 대한 부정적인 인식을 줄이는 역할을 하는 것의 중요성을 알려 준 사례이다. 지역 주도적인 전략적 방법의 사례로는 회선사상충증 치료제 이버멕틴이 해당되는데 이 전략은 APOC(회선사상충증 관리를 위한 범아프리카 프로그램)에서 사용되고 있다.[11] 이 방법은 친족들이 지역 자원봉사자로 참여해 이버멕틴을 지역적 환경에 적합하게 전달하는 방식이다. 이 방법이 특히 이버멕틴에 효과적으로 작동하는 것은, 이 약품이 안전하고 투약이 용이하기 때문이다. 이 사례는 지역적이고 정부 주도적인 질병 통제 프로그램의 중요성을 보여 주었다.

보건 의료 기술의 특징들이 최종 사용자의 [기술] 채택 여부에 영향을 미치기 때문에, 제품 탄생의 초기 단계에서부터 제품의 특징을 둘러싼 이슈에 관심을 기울여야 한다. 즉 최종 사용자에 대한 고려는 기술적 성격이 결정되는 (첫 번째 접근성 향상 단계인) 제품 개발 단계부터 시작되어야 한다. 최종 사용자에 대한 고려는 (두 번째와 세 번째 접근성 향상 단계인) 제품의 도입 및 확장 단계에서 지속되어야 하며 이 단계에서는 최종 사용자와 지역 유력 인사를 대상으로 제품에 대한 인식을 관리하는 것이 접근성 향상의 중요 활동이 된다. 최종 사용자의 채택에 관심을 기울인다는 것은 최종 사용자의 선호도와 그들이 염려할 만한 사항들을 이해하는 것을 의미하며 사용자들이 보건 의료 기술을 해석하는 사회문화적 맥락에 대해 이해하는 것을 의미하기도 한다. 최종 사용자의 가치 체계와 상징적 환경은 그들이 보건 의료 기술을 어떻게 인식하는가에 대해 영향을 미친다. 사용자들의 인식에 대한 초기 조사들은 제품 개발자들이 이런 사항들을 이해하는 데 도움이 되는데, 이와 같은 연구 결과를 제품 개발이나 프로그램 설계에 반영할 수 있어야 하고, [그러기 위해서는] 빈곤 국가에서 실제적 운영의 문제를 이해하는 전문가들이 제품 개발에도 참여해야 한다는 것을 의미한다. 또한 여기에는 실제 프로그램 수행에서 국제적·지역적 주도권을 도모할 전략을 세우는 것도 포함된다. 결국 이 책의 사례연구는 최종 사용자들의 보건 의료 기술 채택에 관한 이슈는 대부분 접근성 향상의 노력에서 간과되기 쉽지만 매우 중요한 문제임을 보여 준다. 최종 사용자의 인식에 대한 관심은 제품의 개발 단계에서부터 시작되어야 하고 제품의 도입이나 확장 단계에서 지속되어야 한다.

가격 적정성과 가격 인하

보건 의료 기술 접근성 문제에 관한 대부분의 기존 연구들은 정부와 개인이 지불해야 하는 비용 문제가 매우 심각한 장애 요인임을 강조해 왔다. 이 책의 연구 결과도 같은 결론을 제시하고 있다. 예를 들어 프라지콴텔의 경우에는 특허 여부가 가격을 좌우했는데, 이는 다른 보건 의료 기술에서도 흔히 나타나는 현상이다. 프라지콴텔의 경우, 원천 기술의 특허가 만료되어 가격이 이제는 꽤 낮아졌음에도(1정당 0.072~0.174달러), 주혈흡충증관리기구는 그 약품의 가격을 더욱 낮추기 위해 노력하고 있다. 예를 들어 주혈흡충증관리기구는 한국의 제약 회사인 신풍이 아프리카의 일부 국가에서 [제품을] 등록할 수 있도록 지원해 가격경쟁이 이루어질 수 있게 한다. 이런 지원은 경쟁을 촉발해 구매 가격을 낮추는 데 기여한다. 또한 주혈흡충증관리기구는 아프리카 회사들과 협조해 그들이 중국과 인도의 유명 제조사로부터 활성 성분을 구매하도록 돕기도 한다. 이런 지원은 아프리카의 회사들이 자국 정부에 판매할 약품을 제조하고 판매하며, 인근 국가에도 제품을 등록하고 판매할 수 있도록 돕는다. 마지막으로 주혈흡충증관리기구는 대량 구매를 통해 제품 가격을 낮추고자 한다. 2004년부터 주혈흡충증관리기구는 아프리카 6개국을 대신해 프라지콴텔을 대량 구매하고 있다. 그렇게 함으로써 주혈흡충증관리기구는 국제시장에서 유통되는 물량의 90퍼센트를 구매하는 가장 큰 대규모 구매자가 되었다. 이와 같은 대량 구매 방식은 다른 약품의 접근성을 향상하는 데도 동일하게 적용될 수 있는데, 결핵 치료제를 국제의약품기구에서 구매하는 것도 마찬가지 방식이다.[12]

B형간염 백신 역시 보건 의료 기술의 가격 적정성이 제품의 정착에 미치는 영향을 보여 준다. 이 경우에 백신 가격이 개발도상국에서는 지불할 수 없을 만한 수준이어서 선진국 외의 국가에서는 수요가 매우 적었다. 따라서 개발자는 백신의 제품 생산 규모를 확대하기를 꺼렸고 결과적으로 가격은 계속 높고 공급은 적었다. 이 백신에 대한 개발도상국의 감당 능력을 높이기 위해 국제특별대책본부와 GAVI는 공급자들에게 개발도상국에도 시장성이 있음을 보여 주는 한편, 판매자 간의 경쟁을 강화해 가격을 낮추는 방안을 시도했다. 이 같은 시도가 성공하기 위한 구체적인 방안으로는 공공·민간 협력체의 구축, 제품 조달을 위한 기금 조성(GAVI 기금), 특허 만료, 신약을 생산하는 국가 내 약품 승인과 임상 시험 능력의 강화(한국의 경우) 등이 포함된다.

그 밖에도 가격을 인하할 방법이 있다. 예를 들어 인구위원회의 경우, 노르플란트의 가격을 낮추기 위해 그 제품을 가장 낮은 가격에 생산·등록·공급할 만한 회사를 찾았다. 그래서 가격을 차등적으로 설정해 미국 국내에서는 임플란트 키트당 350달러를 책정한 반면, 개발도상국의 공공 부문 가족계획 프로그램에는 한층 저렴한 가격(임플란드 키트당 23달러)으로 공급하도록 했다. 여성용 콘돔 옹호자들은 약간 다른 방법을 사용했는데, 일례로 새로운 디자인의 여성용 콘돔을 개발해 가격을 낮추고자 했다. 새로이 개발되는 디자인은 이미 보급되고 있는 제품에 비해 한층 저렴한 비용으로 생산할 수 있었다. 또한 신제품은 기존의 독점 시장에 경쟁을 도입하는 결과를 가져왔다. 강제 특허권compulsory licensing 을 발동해 협상함으로써 제품 가격을 낮추는 방법도 있다. 이는 브라질에서 HIV/AIDS 치료제들의 구매 가격의 협상에서 성공적으로 사용된

방법이다.[13]

한편, 가격을 낮추려는 방안들이 때로는 예측하지 못한 부작용을 가져오기도 한다. 신속진단검사 사례는 제품 가격을 너무 낮추는 것이 문제가 될 수 있음을 보여 주었다. 즉 저렴한 가격은 생산자들이 제품의 질적 수준을 향상하려는 노력을 경시하게 만들 수 있다. 공공 부문 구매자들은 재정적 한계로 말미암아 저렴한 가격을 선호할 수밖에 없지만, 민간 부문의 개발자들은 제품의 질적 수준을 향상하고 자신들의 이윤을 달성하기 위해 높은 가격을 유지할 필요가 있는 것이다.

따라서 정부의 구매 가격을 낮추기 위해서는 다양한 종류의 전략을 구사해야 한다. 이 책의 사례에서는 제품 조달에 소요되는 비용이 접근성 향상의 핵심적 요인임을 보여 주었다. 그러나 프라지콴텔 사례에서 보인 바와 같이 제품 가격이 지불 가능한 수준이 된다고 해서 반드시 접근성이 보장되는 것은 아니다. 즉 정부 및 개인들의 구매 가격이 낮아지는 것은 접근성 향상의 필요조건이지만 충분조건인 것은 아니다. 가용성에 대한 제약 조건 및 제품의 채택, 조직적 구조에 관한 모든 요인을 충분히 고려해야만 하는 것이다.

가격 적정성과 재정 지원

개발도상국가가 당면한 주요 문제 중의 하나는 정부 재정이 빈약해 보건 의료 기술이나 제품을 구매하기가 어렵다는 것이다. 지속적으로 발생하는 이 문제에 대한 대응 전략으로는, 앞서 논의한 바와 같이, 제품의 가격을 낮추는 방법이 있다. 또 다른 방법으로는 정부가 외부의 재정 지원을 받도록 노력하는 것이다. 대부분의 빈곤 국가의 정부들은 신속진단검사를 구매할 때 GFATM의 도움을 받는다. 주혈흡충증관리기구의 경우에 아프리카 6개국에서는 프라지콴텔을 구매하기 위해 게이츠재단의 도움을 받고 있다. B형간염 백신을 구매하기 위해서는 조건이 맞는 국가의 경우 유니세프 조달 부서에서 대량 구매 및 경쟁 입찰을 통해 백신을 조달하며 그 비용은 GAVI의 재정적 지원으로 충당된다.

그러나 과연 얼마나 오랫동안 지속적으로 이 같은 외부의 재정 지원이 가능할지가 관건이다. 대부분의 공여자들은 되도록 재정 지원 기간을 한정하고자 하기 때문이다. 말라리아 전문가들은 지속적인 재정이 뒷받침되지 않는다면 신속진단검사의 사용이 널리 확산되기가 어려울 것으로 염려하고 있다. 수혜자들은 지속적인 지원 체계를 기대하지만 공여자들은 지속 가능한 의료 체계를 기대하기 때문이다. GAVI의 경우에는 운영 초기 단계에서 각 국가들이 새로운 백신이나, B형간염 백신과 같이 그동안 잘 사용되지 않았던 백신을 5년간 무료로 조달할 수 있도록 지원해 주었다. 그러면 그 기간에 백신의 가격이 낮아지고, 개발도상국 정부나 그 밖에 다른 공여자들이 백신 조달을 담당해 주리라고 기대한 것이다. 그러나 결과적으로 백신 가격은 낮아지지 않았고, 각국 정부는 [자체적으로] 백신을 조달할 능력이 부족했으며, 다른 공여자나 단체가 나서지도 않았다. 그래서 GAVI는 운영 계획을 수정해 각 지원 대상 국가들이 백신 조달에서 지속 가능성을 유지하게끔 아예 초기 단계부터 '[각국 일부] 자비 부담co-pay'을 하게 하고 있다. 이런 방식이 지속 가능성을 보장하거나 빈곤 국가에서 B형간염 예방접종의 접근성을 높이는 데 도움이 될지는 좀 더 지켜봐야 할 것이다. 결론적으로 가격 적정성에 대한 주요 교훈으로는 각국 정부가 보건 의료 기술이나 제품을 조달할 만한 재정적 능력이 부족한 경우에 문제가 발생할 수 있다는 것이다. 이 책의 사례연구에서 제시한 바와 같이 외부의 추가 재정 지원을 조달할 수 있는 다양한 혁신적인 방법들이 개발되어야 한다.

제5 교훈 / 개발도상국의 보건 의료 기술의 접근성을 향상하기 위해서는 보건 의료 기술의 가용성을 보장하는 공급자 위주의 정책이 필수적이다.

가용성과 정보 실패

개발도상국에서 보건 의료 기술의 가용성은 정보 실패가 발생할 경우에 낮아진다. 제품 공급자들은 때때로 개발도상국에서의 시장 개척 기회를 알지 못하고, 빈곤 국가의 정부 기관에서는 새로 개발된 제품이나 공급자에 대한 정보가 부족하다. 이와 같은 정보 불균형을 해소하는 것이 접근성을 향상하는 데 중요하다.

공급자들은 개발도상국에 잠재해 있는 수요를 잘 모르는 경우가 많다. 이런 정보 부족의 문제는 제품 제조사들이 빈곤 국가의 잠재적 시장을 과소평가하게 해 결국 시장 진입에 필요한 단계(예를 들면 개발도상국 정부에 신제품을 등록하는 단계)를 밟으려고 하지 않게 만든다. 주혈흡충증 관리기구의 경우 아프리카 외의 개발자들에게 프라지콴텔의 잠재수요에 대한 정보를 제공하고 개발 회사들이 각 정부에 제품을 등록하는 절차를 지원함으로써 새로운 기술이 각 국가에서 판매될 수 있게 했다. 이런 활동은 신제품을 새로운 시장에 소개하거나 공급자 간의 경쟁을 고무하는 방식으로 제품의 가격을 낮출 수 있게 한다.

또 다른 종류의 정보격차 문제는 빈곤국 정부의 제품 조달 담당 기관에서 특정한 보건 의료 기술에 대해 신제품과 공급자에 대한 정보를 가지고 있지 못한 경우이다. 예를 들어 많은 국가들이 GFATM의 재정 지원으로 신속진단검사를 조달하고 있지만, 실상 구매 담당자들이 빠르게 변화하는 다양한 제품과 공급자를 모두 파악하기란 쉽지 않기 때문에, 좋은 제품을 선정하는 것은 쉽지 않다. 세계보건기구의 경우에 이런 문제를 해결하기 위해 각국 정부에 신속진단검사 제품에 대한 새로운 정보를 홈페이지(www.wpro.who.int/rdt)를 통해 갱신하거나 말라리아 제품에 관한 문서인 "원료 및 가격"Sources and Prices을 통해 정기적으로 제공하는 방식을 취하고 있다.[14] 주혈흡충증관리기구의 경우, 아프리카 정부의 구매 담당 기관에 직접 프라지콴텔 공급자 및 각 제품의 안전성·효과성·가격 등의 정보를 제공했다. 이와 같이 잠재적 구매자들에게 다양한 개발 회사에서 생산한 제품의 가격과 질적 수준에 대한 정보를 제공하는 것은 개발도상국에서 발생하는 구매자와 판매자 간의 정보 불균형(고전적인 시장 실패)을 해소하는 데 도움을 줄 수 있다. 또한 이와 같은 정보 제공 전략은 빈곤 국가에서 필요로 하는 다른 종류의 보건 의료 기술(예를 들어 항레트로바이러스제나 기타 AIDS 관련 약품)에도 적용될 수 있다.[15]

가용성과 유능한 제조사

VVMs 및 신속진단검사 제품의 접근성을 향상하려는 노력에 관한 이 책의 사례들은 빈곤 국가에서 사용될 보건 의료 기술, (특히 부유한 국가에서의 판매를 목적으로 하는 약품이나 백신에 비해) 상대적으로 이윤이 많이 남지 않을 신기술을 개발하고자 하는 의지를 가진 민간 협력체를 찾아내는 일이 쉽지 않음을 보여 주었다. 그런 종류의 보건 의료 기술에 대해 일반적인 민간 협력체들은 판매 시장의 존재 여부, 시장 규모, 실제 제품 구매가 등에 대한 우려가 많다.[16]

PATH나 세계보건기구가 백신을 위한 온도 측정 기술을 개발할 수 있는 회사를 찾고자 했을 때 상당수의 회사들이 그 주제에 관한 국제회의에 참석하는 등 관심을 보였으며, 미국 국제개발처의 헬스테크 프로젝트를 통해 PATH의 재정 지원을 받기도 했다. 그러나 [미국] 뉴저지 주의 모리스타운에 위치한 템프타임이라는 중소 규모 회사만이 세계보건기구와 유니세프의 기준에 적합한 저가의 제품을 개발할 수 있었다. 템프타임의 성공은 경쟁 회사보다 낮은 제조비용뿐만 아니라 다른 회사에서도 사용하고 있는 핵심 기술 덕분인 것으로 보인다. 그 뒤로도 템프타임은 VVMs의 단일 공급원으로 남아 있다. 템프타임의 경우에 제품의 공급이 부족한 상황이 발생하지는 않았지만, 유니세프와 백신 공급자들에 따르면 초기에는 이 기술의 공급 물량이 충분치 못할 것으로 예상해 이 기술을 도입하기를 주저했다고 한다. 단일 공급자에게만 의존했을 때 공급에 차질이 발생할지 모른다고 우려했기 때문이다.

이와 비슷하게, 미국의 월터 리드 국방연구소는 수년의 노력 끝에 말라리아에 대한 신속 진단 기구를 생산할 민간 부문 협력체를 찾을 수 있었다. 이 검사 기구는 미국의 군인들을 위해 사용될 예정이었으며 월터 리드 국방연구소는 미국 식품의약국의 규제를 통과할 수 있는 회사를 찾고 있었다. 수년간 탐색한 결과 (템프타임과 같이) 중소 규모의 바이낙스라는 회사를 찾아냈다. 민간 부문의 협력체를 찾는 이 같은 과정에서 월터 리드 국방연구소는 대부분의 진단 기구 생산 회사들이 영세한 규모로 운영되는 업체로서 미국 식품의약국의 승인 과정을 통과할 만한 자원·노하우·경험을 갖추지 못했음을 깨달았다. 반면에 이런 조건을 갖춘 대규모의 회사들은 이 사업에서 발생되는 이익이 충분치 않다는 이유로 협력하는 데 관심이 없음을 알게 되었다.

이 같은 사례에서 볼 수 있듯이 이윤이 적은 보건 의료 기술에 대한 민간 부문의 협력체들은 대부분이 (50~1백 명의 직원이 일하고 있는) 중소 규모 회사들로서, 이미 생산되고 있는 제품이 있으며, 그런 제품에서 이윤을 발생시키고 있고, (미국 식품의약국과 같은) 규제 기관을 통과해 본 경험이 없는 회사들이었다. 월터 리드 국방연구소의 경우에는 민간 부문의 협력체를 찾는 과정을 통해 [이들의] 경영 기술과 관점에 대해 학습하는 계기가 되었다. 초기부터 이와 같은 능력을 가진 인력이 있다면 제품을 일정에 따라 개발하고 생산할 수 있다. 결론적으로 지속 가능성이 높은 수준의 공급원을 조달하기 위해 능력 있는 생산자 협력체를 찾는 것은 결코 쉽지 않은 일이며 특히 이윤이 낮은 제품인 경우에 더욱 그렇다. 따라서 이런 틈새시장을 겨냥할 의향이 있는 중소 규모의 회사들이나, 중국이나 인도와 같은 새로운 시장을 개척하고자 하는 양질의 생산자들을 탐색해 보는 것이 필요하다.

제6 교훈 / 개발도상국의 제한된 보건 의료 기반 시설들은 기술의 접근성을 제고하는 데 심각한 장애 요인이 된다. 신기술의 접근성을 제고하기 위해서는 지속적인 접근성을 보장할 수 있는 보건 의료 체계를 강화할 투자가 선행되어야 한다.

제품의 가용성을 높이기 위해서는 시장이 잘 작동되게 하는 전략도 중요하지만, 국가의 전반적인 보건 의료 체계를 개선하고자 하는 정부 주도의 노력도 그만큼 중요하다. 보건 의료 기술이 환자나 소비자들에 의해 성공적으로 사용되기 위해서는 보건 의료 부분의 인적자원, 공공·민간 부분의 재정 능력, 필요한 장비의 가용성, 즉 일상적으로 보건 의료 체계 전체가 잘 작동되는 것이 필요하다.[17]

이 책의 연구 사례에 따르면 보건 의료 기술을 도입하기 위해서는 의료진들이 새로운 지식을 습득하고 교육받는 것이 필요하다. 예를 들어 피임에서 보건 의료 신기술이라고 할 수 있는 노르플란트의 경우, 기구를 삽입하고 제거할 수 있는 숙련된 의료진이 필요하다. 노르플란트의 사용이 급속히 증가한 인도네시아나 미국 같은 곳에서는 공급자들이 기구 삽입에 대해 훈련받기는 했으나 충분한 지침이 제공되지는 않았다. 그 결과 많은 의료인들이 기구를 제거하는 데 익숙하지 못했고, 이런 상황은 차후에 삽입된 제품을 제거하는 데 문제가 발생하는 원인이 되었다. 미국에서는 이런 제거 기술의 미숙함으로 말미암은 법정 소송이 이어졌고 이를 언론에서 부정적으로 소개함으로써 시장에서 그 제품이 퇴출되는 결과를 낳았다. 인도네시아에서도 유사한 문제가 발생했다. 노르플란트의 성공 사례는 의료 공급자들이 삽입과 제거 모두에서 적절한 훈련을 받은 경우였다.

노르플란트와 관련해 발생한 기타 의료 체계의 문제로는 최종 사용자들에게 제공되는 정보나 상담이 충분치 않았던 점이나 사전 동의에 근거한 선택이 확실했는지에 대한 우려 등이 있다. 이런 우려는 특히 교육 수준이 높지 않은 빈곤 여성들을 대상으로 노르플란트 사용이 권장되지는 않았는지 등의 관점에서 더욱 심각한 문제로 제기되었다. 노르플란트와 같이 의료인들의 기술에 의존하는 보건 의료 기술의 경우에는 의료인들에 대한 적절한 훈련이 매우 중요하다. 그러나 한편으로 적절한 기구를 갖추지 못한 소외된 의료 기관으로 말미암아 발생하는 접근성 문제 또한 간과할 수 없다. 신속진단검사 도구의 경우 외딴 지역의 진료원에서 사용하기 위해 개발된 제품이다. 그러나 이런 진단 도구의 정확성이 보장되려면 의료인들이 진단 시간을 정확히 잴 수 있는 타이머나 시계 등을 갖추고 있어야 한다. 또한 혈액을 어느 정도 채취해야 하는지 등을 포함해 그런 진단 도구 사용에 대한 훈련을 받아야 한다. 이와 같이 기본적인 의료 시설의 역량 부족에 대응하기 위해 신속진단검사 개발자들은 그 제품들의 기술적 특성을 보완하기도 했다. 그럼에도 대부분의 생산자들에게는 그런 기술적 보완을 시도할 만한 동기가 없었다. 다른 사례로 여성용 콘돔의 경우에 의료진들이 충분한 지침, 상담, 그리고 후속 조치 사항들을 사용자들에게 전달해야 할 필요가 있었음을 보여 준다. 그러나 많은 경우 여성들에게 콘돔을 사용하는 방법을 시범하기 위해 필요한 골반 모형 등의 기본적인 장비나 요건을 갖추지 못하고 있었다.

여기서 핵심 질문은 빈곤 국가에서 보건 의료 기술에 대한 지속적인 접근성을 보장하기 위해 의료 체계에 어떤 투자를 해야 하는지, 즉 빈곤 국가에서 의료 체계를 강화하기 위해 어떤 조치들이 필요한지이다. 이 책의 사례연구에 따르면 제품마다, 그리고 상황마다 개별화된 전략이 가장 성공적이었다. 노르플란트의 경우, 제품 옹호자나 국가 수준의 주요 참여자들은 의료진에 대한 훈련이 필수적임을 인식했다. 그럼에도 신제품에 대해 정부와 최종 사용자들이 뜨거운 관심을 가지게 된 국가에서는 제품 사용이 급격히 증가했고, 그 결과 오히려 의료진에 대한 충분한 교육이 이루어지지 못했다. 이런 경우, 의료진에 대한 교육 등 의료 체계에 대한 충분한 투자를 위해서는 훈련에 소요되는 재정적 지원뿐만 아니라 적절한 시간이 투자될 필요가 있다.

B형간염의 경우에는 다른 유형의 의료 체계 투자 전략이 적용되었다. GAVI가 처음 만들어졌을 때, 이 조직은 B형간염 백신을 조달하는데 필요한 재원을 제공했으며 예방접종의 기초 시설을 개선하기 위해 재정적 유인을 성과에 따라 제공했다. 그 이후 GAVI는 예방접종의 기초 시설에만 투자하는 것은 의료 체계 전반의 문제에 대처하지 못하는

협소한 범위의 투자라고 판단했다. 현재 GAVI는 재정 지원의 절반 정도를 감사단 방문의 횟수를 증가하는 데 사용하는 등 의료 체계 강화에 배분하고 있다.

결론

이 책의 사례연구들은 빈곤 국가의 가난한 사람들을 위해 보건 의료 기술의 접근성을 높이려 한 노력의 다양한 성공 사례를 보여 주었다. 접근성을 제고하려는 노력에 관한 다양한 이야기들은 각 보건 의료 기술들이 확산되는 과정에서 어떤 일들이 일어났는지, 즉 각 사례마다 다양한 종류의 실패에 대해 어떻게 성공적으로 대처했는지, 또는 그런 대처에서 실패한 경험 등을 풍부한 배경 설명과 함께 상세히 보여 주고 있다. 책 전체를 마무리하는 이 장에서는 그런 내용을 보건 의료 기술 접근성을 제고하는 데 도움이 될 일반적인 교훈을 여섯 가지로 정리했다. 이 책 전체를 아우르는 교훈은 매우 간명하다. 접근성이 보장되지 않으면 성공이라 부를 수 없다는 것이다.

이 책에 실린 이야기들은 빈곤 국가에서 보건 의료 기술의 접근성이 어떻게 가능한지에 관해 보여 준다. 그런 의미에서 우리는 우수한 보건 의료 기술이 불행한 처지에 놓인 사람들의 삶을 개선하는 데 중요한 잠재성을 지녔다는 데 대해 매우 낙관적이다. 그러나 접근성을 보장하기 위해서는 개인과 조직이 신기술을 개발·도입·확장하기 위해 시간과 열정, 자원을 투자해야 하며 그 과정에서 직면할 수 있는 다양한 종류의 장애 요인을 극복할 전략을 세워야 한다. 이 책에서는 여섯 가지 기술에 대한 연구 결과와 이를 바탕으로 도출한 여섯 가지 교훈이, 실제 상황에서 제품 개발자, 제품 옹호자, 공여자, 기타 참여자들 모두에게 중요한 시사점을 제공한다고 믿는다. 역사적 경험에서 도출된 교훈을 바탕으로 접근성을 제고하려는 노력을 개선함으로써 안전하고 효과적인 보건 의료 기술들이 그것을 가장 필요로도 하는 개발도상국 주민들에게 전달될 수 있기를, 그래서 그들의 건강이 향상될 수 있기를 바라 마지않는다.

가난한 나라에 사는 가난한 사람들을 건강하게 하는 데 필요한 좋은
의료 기술을 어떻게 하면 잘 전달할 수 있을까? 이것이 이 책을 시작하
게 한 물음이고, 이를 위해 노력해 온 이들의 성공과 실패담을 정리한
것이 주요 내용이다. 어려운 이웃을 돕는 것은 그 자체로 의미가 있으
나, 좋은 뜻만으로는 충분하지 않다. 좋은 뜻을 잘 실현하는 데 필요한
실질적인 능력까지 갖추어야 한다. 많은 이들이 선의에서 남을 돕는 데
나서지만, 그에 따른 성과가 쉽게 나타나지 않아 기대와 다른 현실에 실
망하거나 좌절하고, 좋은 결과를 가로막는 외부 요인들에 분노하기도
한다.

이 책 『의료 접근성』의 원서가 미국에서 출간된 지 몇 주 지나지 않
았을 때, 지은이로부터 이 책을 선물로 받아 읽게 되었다. 그러고는 책
의 내용에 매료되어 번역을 결심하기에 이르렀다. 남을 돕는 과정에서
발생할 수 있는 일들에 대해 사전에 충분히 준비한다면, 어려움을 좀 더
수월하게 극복하며 원조 수원자들에게도 실질적인 도움을 줄 수 있지
않을까 생각했다. 2008년 가을 지은이에게 번역 의사를 전달하고 나서,
함께 번역할 분들을 모시고 번역을 마쳐 한국어판이 출간된 2013년 가
을까지 꼬박 5년이 걸렸고, 그 사이 많은 일들이 일어났다.

아마도 국제 보건 의료 분야에서 한국과 관련해 가장 중요한 일은
2009년 가을 경제협력개발기구의 개발원조위원회에 가입한 사실일 것

이다. 한국전쟁 직후 최빈국 가운데 하나로 국제 원조를 받던 한국이 이제 다른 나라를 돕는 공여 국가가 되었다는 사실은 많은 이들을 흥분시켰다. 한국 사람의 자긍심만 높인 것이 아니라, 여러 개발도상국가 지식인들에게도 새로운 희망을 선사했다. 필자가 미국에 머무르는 동안 한국의 발전 비결에 대한 질문을 자주 받았던 것도 이 무렵부터였다.

또 다른 사건은 2012년 늦여름에 현재 필자의 근무지이기도 한 서울대학교 의과대학에 이종욱글로벌의학센터가 발족한 일을 들 수 있다. 이때 반기문 유엔 사무총장이 특별히 축하 강연을 한 바 있다. 이종욱글로벌의학센터는 세계보건기구 사무총장이었던 고故 이종욱 박사의 뜻을 이어 개발도상국 국민들의 건강 증진에 필요한 여러 가지 지원을 제공하려는 목적으로 설립되었는데, 특히 개발도상국 의료인의 역량을 강화하고 지속 가능한 적정 의료 기술이 해당국에서 자리 잡고 발전하는 데 협력하는 주요 기관으로 자리매김하며 서울대학교 교수들을 중심으로 활동을 펼치기 시작했다. 이 과정에서 한국의 주요 공여 기관인 한국국제협력단KOICA과, 보건 의료 분야 전문 공여 기관인 한국국제보건의료재단KOFIH을 비롯해 여러 다른 대학 교수진과도 도움을 주고받고 있다.

이 같은 일련의 변화가 낳은 한국의 위상은 개인적으로 번역을 결심할 때 품었던 소박한 바람과는 그 차원을 달리한다. 국제사회 내에서 보건 의료 원조를 통한 개발도상국 국민들의 건강 증진 지원 활동에서 한국의 책임이 매우 중요해졌음을 의미하기 때문이다. 『의료 접근성』 한국어판의 출간에 담긴 의미는 필자가 번역을 결심한 시점보다 오히려 지금 훨씬 더 커진 셈이다. 국제 보건 의료 분야에서 한국이 갖는 독특한 세계사적 지위와 책무를 잘 실현해 가는 데서 주요한 역할을 담당할 분들에게 이 책이 여러모로 도움이 되기를 기대한다. 돕는 일을 더 잘하기 위해 노력하는 전문가들과 자신의 미래를 이 분야에 두려는 젊은이들에게도 이 책이 마음속에 자리 잡기를 바란다.

이 책의 의미를 잘 알기에 초벌 번역 이후 수정 번역 및 검독을 수차례 반복했고, 이 과정에서 공동 번역 작업에 참여한 분들과 후마니타스 출판사 편집진을 비롯해 많은 분들이 꾸준히 노력해 왔다. 그러나 여전히 충실하게 번역되지 못한 부분이 있을지 모른다는 사실을 독자들에게 고백하지 않을 수 없다.

책을 번역하는 데서 많은 분들의 도움을 받았다. 하버드 대학 보건대학원 국제보건학과에서 석사를 막 마친 장효범 선생, 서울대학교 의과대학 박사과정생이자 이종욱글로벌의학센터 선임연구원인 이채은 선생이 책의 번역과 수정 번역 과정에서 많은 도움을 주었다. 공역자들 중에도 특히 서울대학교 의과대학 석사과정에 있는 재활의학 전문의 이자호 선생과 미국 샌디에이고 대학의 박사과정에 있는 허종호 선생이 마무리 단계에서 옮긴이 모두를 대신해 많은 수고를 해주었다. 이들 모두에게 감사드린다. 이처럼 많은 도움을 받았음에도 여전히 남는 부족함은 전적으로 번역 책임을 맡아 진행한 이종욱글로벌의학센터와 그곳의 간사를 맡고 있는 필자에게 있다.

이 책을 계기로 보건 의료 분야에서 벌어지는 국제 원조 활동에 참여하려는 사람들이 좀 더 많아지기를 기대한다. 그리고 이들이 한층 준비된 출발을 할 수 있기를 기원한다. 또한 이미 국제 원조 활동에 참여하고 있는 이들에게는 이 책이 새로운 도움과 격려로서 그 의미가 전해지기를 바라 마지않는다.

라오스 비엔티안에서, 옮긴이들을 대신해

오주환

미주

서문

1 Anne-Emanuelle Birn, "Gates's Grandest Challenge: Transcending Technology as Public Health Ideology," *The Lancet* 366(2005): 514-519.
2 Bill Gates, "Remarks of Mr. Bill Gates, Co-founder of the Bill & Melinda Gates Foundation, at the World Health Assembly," Fifty-eighth World Health Assembly, Geneva, Switzerland, May 16, 2005, http://www.who.int/mediacentre/events/2005/wha58/gates/en/index.html (검색일 : 2008년 1월 2일).

1 | 접근성이란?

1 World Health Organization, *The World Medicines Situation* (Geneva: WHO, 2004), p. 61.
2 World Health Organization, *The World Drug Situation* (Geneva: WHO, 1988), p. 53.
3 Pable Gottret and George Schieber, *Health Financing Revisited: A Practitioner's Guide* (Washington, DC: The World Bank, 2006), p. 36.
4 Beth Anne Pratt, Ilavenil Ramiah, Laura Frost and Michael R. Reich, "Annotated Bibliography on Access Issues"(Working Paper for Access Project, September 1, 2006).
5 Lu Ann Aday and Ronald Andersen, "A Framework for the Study of Access to Medical Care," *Health Services Research* 9 (1974): 208-220.
6 Kara Hanson, M. Kent Ranson, Valeria Oliveira-Cruz and Anne Mills, "Expanding Access to Priority Health Interventions: A Framework for Understanding the Constraints to Scaling-Up," *Journal of International Development* 15 (2003): 1-4.

7 이와 유사한 접근법을 따른 연구는 다음과 같다. Michael J. Free, "Achieving Appropriate Design and Widespread Use of Health Technologies in the Developing World," *International Journal of Gynecology and Obstetrics* 85 (2004): S3-S13.

8 United Nations, *Road Map Towards the Implementation of the United Nations Millennium Declaration, Report of the Secretary General* (New York: United Nations General Assembly, September 6, 2001, A/56/326), p. 58.

9 Department for International Development, *Increasing Access to Essential Medicines in the Developing World: UK Government Policy and Plans* (London: DfID, June 2004); Editorial, "MeTA: A Welcome Force for Access to Medicines," *The Lancet* 371 (2008): 1,724.

10 해당 부분은 다음 자료에 기초했다. Michael R. Reich, "Essential Drugs: conomics and Politics in International Health," *Health Policy* 8 (1987): 39-57.

11 Halfdan Mahler, *Report to the 28th World Health Assembly*, Official Records of the World Health Organization, No. 226, Annex 13 (Geneva: WHO, 1975), pp. 96-110; "National Drug Policies," *WHO Chronicle* 29 (1975): 337-349.

12 약품 정책의 다양한 측면에 관련된, 1948년부터 1975년까지의 세계보건총회의 결의안은 다음 자료에서 확인할 수 있다. WHO, "The Role of WHO in the Transfer and Dissemination of Information on Drug Quality, Safety and Efficacy," in *The Rational Use of Drugs: Report of the Conference of Experts, Nairobi, 25-29 November 1985* (Geneva: WHO, 1987), pp. 109-141.

13 World Health Organization, *The Selection of Essential Drugs*, WHO Technical Report Series No. 615 (Geneva: WHO, 1977).

14 Ernst Lauridsen, "But Some Are More Essential Than Others!," *World Health* July (1984): 3-5.

15 World Health Organization, *Declaration of Alma Ata: Report on the International Conference on Primary Health Care (Alma Ata, USSR)* (Geneva: WHO, 1978).

16 Reich, "Essential Drugs," p. 43.

17 "The First Four Years: So Far, So Good!," *Essential Drugs Monitor* 1 (1985): 2.

18 Alec Irwin and Eva Ombaka, *Background Paper of the Millennium Project Task Force on Major Diseases and Access to Medicine, Subgroup on Access to Essential Medicines* (New York: UN Millennium Project, 2003), p. 4.

19 World Health Organization, "Director-General's Summing Up of the Issues," in *The Rational Use of Drugs: Report of the Conference of Experts, Nairobi, 25-29 November 1985* (Geneva: WHO, 1987), p. 6.

20 Anthony S. Fauci, "The AIDS Epidemic: Considerations for the 21st Century," *New*

England Journal of Medicine 341 (1999): 1,046-1,050.

21 UNAIDS and World Health Organization, *AIDS Epidemic Update: December 1998* (Geneva: UNAIDS and WHO, 1998).

22 Michael R. Reich and Priya Bery, "Expanding Global Access to ARVs: The Challenges of Prices and Patents," in Kenneth H. Mayer and H. F. Pizer eds., *The AIDS Pandemic: Impact on Science and Society* (New York: Academic Press, 2005), pp. 324-350.

23 Hans V. Hogerzeil, "Essential Medicines and Human Rights: What Can They Learn from Each Other?," *Bulletin of the World Health Organization* 84 (2006): 371-375.

24 Marc J. Roberts and Michael R. Reich, "Ethical Analysis in Public Health," *The Lancet* 359 (2002): 1,055-1,059.

25 John McKie and Jeff Richardson, "The Rule of Rescue," *Social Science and Medicine* 56 (2003): 2,407-2,419.

26 Stephen J. Fabrican and Norbert Hirschhorn, "Deranged Distribution, Perverse Prescription, Unprotected Use: The Irrationality of Pharmaceuticals in the Developing World," *Health Policy and Planning* 2 (1987): 206-207.

27 Mickey C. Smith, *Principles of Pharmaceutical Marketing* (Philadelphia: Lea and Febiger, 1983), p. 112.

28 William C. Hsiao and Y. Liu, "Economic Reform and Health: Lessons from China," *New England Journal of Medicine* 335 (1996): 400-406.

29 Irwin and Ombaka, *Background Paper of the Millennium Project Task Force on Major Diseases and Access to Medicine, Subgroup on Access to Essential Medicines*, p. 5.

30 Steve Vickers, "Zimbabweans Make Condom Bangles," *BBC News*, February 10, 2005, http://news.bbc.co.uk/2/hi/africa/4250789.stm (검색일 : 2007년 1월 22일).

2 | 분석 틀

1 Michael R. Reich ed., *Public-Private Partnerships for Public Health* (Cambridge, MA: Harvard Center for Population and Development Studies, distributed by Harvard University Press, 2002).

2 결핵치료제국제연맹은 공급과 관련된 요소들을 '접근성'이라고 언급한다. 하지만 우리가 설계한 분석 틀에서 접근성이란 전체적인 과정이며, 공급과 관련된 요소들은 '가용성'으로 정리했다. AAA 전략(the AAA strategy)과 관련한 자세한 사항은 다음을 참조. http://www.

tballiance.org

3 이 접근 방식은 거시경제와 보건위원회(Commission on Macroeconomics and Health)가 개발도상국 내에서 우선순위가 높은 건강 중재법을 확대하는 데서 제한점들을 분류할 때 사용하는 틀과 유사하다. 우리의 분석 틀은 국제적인 수준뿐만 아니라 개발도상국 내에서 장애 요인과 함께 조력 요인을 분류하는 데 더욱 포괄적으로 적용할 수 있다. 다음을 참조. Kara Hanson, M. Kent Ranson, Valeria Oliveira-Cruz and Anne Mills, "Expanding Access to Priority Health Interventions: A Framework for Understanding the Constraints to Scaling-Up," *Journal of International Development* 15 (2003): 1-4.

4 Joanne Spicehandler and Ruth Simmons, *Contraceptive Introduction Reconsidered: A Review and Conceptual Framework* (Geneva: UNDP/UNFPA/WHO/World Bank Special Programme of Research, Development and Research Training in Human Reproduction, 1994, WHO/HRP/ITT/94.1).

5 McKinsey & Company and Bill & Melinda Gates Foundation, *Developing Successful Global Health Alliances*, from Eldis, Institute of Development Studies, Sussex, http://www.eldis.org/go/home&id=12064&type=Document (검색일 : 2007년 1월 24일).

6 James E. Austin, *The Collaboration Challenge: How Nonprofits and Businesses Succeed through Strategic Alliances* (San Francisco: Jossey-Bass Publishers, 2000).

7 Laura Frost, Michael R. Reich and Tomoko Fujisaki, "A Partnership for Ivermectin: Social Worlds and Boundary Objects," in Michael R. Reich ed., *Public-Private Partnerships for Public Health* (Cambridge, MA: Harvard Center for Population and Development Studies, distributed by Harvard University Press, 2002).

8 Andrea Rinaldi, "The Global Campaign to Eliminate Leprosy," *PLoS Medicine* 2(12)/e341 (2005): 1,222-1,225.

9 Michael J. Free, "Achieving Appropriate Design and Widespread Use of Health Technologies in the Developing World," *International Journal of Gynecology and Obstetrics* 85 suppl. 1 (2004): S3-S13.

10 Center for Global Development Global Health Forecasting Working Group, *A Risky Business: Saving Money and Improving Better Demand Forecasts* (Washington, DC: Center for Global Development, 2007).

11 Neelam Sekhri, "Forecasting for Global Health: New Money, New Products and New Markets" (Background Paper for the Forecasting Working Group, Washington, DC: Center for Global Development, 2006).

12 Center for Global Development Global Health Forecasting Working Group, *A Risky Business*

13 Management Sciences for Health, *Managing Drug Supply: The Selection, Procurement,*

Distribution and Use of Pharmaceuticals (W. Hartford, CT: Kumarian Press, 1997).

14 Jacob Kumaresan, Ian Smith, Virginia Arnold and Peter Evans, "The Global TB Drug Facility: Innovative Global Procurement," *The International Journal of Tuberculosis and Lung Disease* 8 (2004): 130-138.

15 Management Sciences for Health, *Managing Drug Supply.*

16 Kazeem B. Yusuff and Fola Tayo, "Drug Supply Strategies, Constraints and Prospects in Nigeria," *African Journal of Medicine and Medical Sciences* 33, no. 4 (2004): 389-394.

17 Ruth Levine, *Millions Saved: Proven Successes in Global Health* (Washington, DC: Center for Global Development, 2004).

18 Management Sciences for Health, *Managing Drug Supply.*

19 B. V. Babu and S. K. Kar, "Coverage, Compliance and Some Operational Issues of Mass Drug Administration During the Programme to Eliminate Lymphatic Filariasis in Orissa, India," *Tropical Medicine and International Health* 9 (2004): 702-709.

20 Babu and Kar, 같은 글, p. 706.

21 World Health Organization, *Health Reform and Drug Financing: Selected Topics* (Geneva: WHO, 1998, WHO/DAP/98.3).

22 Shyam Sundar and Henry W. Murray, "Availability of Miltefosine for the Treatment of Kala-Azar in India," *Bulletin of the World Health Organization* 83 (2005): 394-395.

23 Ramanan Laxminarayan, Mead Over and David L. Smith, "Will a Global Subsidy of New Antimalarials Delay the Emergence of Resistance and Save Lives?," *Health Affairs* 25 (2006): 325-336.

24 E. Sevene, S. Lewin, A. Mariano, G. Woelk, A. D. Oxman, S. Matinhure, J. Cliff, B. Fernandes and K. Daniels, "System and Market Failures: The Unavailability of Magnesium Sulphate for the Treatment of Eclampsia and Pre-Eclampsia in Mozambique and Zimbabwe," *British Medical Journal* 331 (2005): 765-769.

25 Margaret Ewen and Dalia Dey, "Medicines: Too Costly and Too Scarce," Health Action International, http://www.haiweb.org/medicineprices (검색일: 2007년 1월 24일).

26 Michael R. Reich and Priya Bery, "Expanding Global Access to ARVs: The Challenges of Prices and Patents," in Kenneth H. Mayer and H. F. Pizer eds., *The AIDS Pandemic: Impact on Science and Society* (San Diego, CA: Elsevier Academic Press, 2005).

27 Reich and Bery, 같은 책.

28 Levine, *Millions Saved.*

29 Rajesh Gupta, Alexander Irwin, Mario C. Raviglione and Jim Yong Kim, "Scaling-Up Treatment for HIV/AIDS: Lessons Learned from Multidrug-Resistant Tuberculosis,"

Lancet 363 (2004): 320-324.

30 Thuridur Arnadottir and Rajesh Gupta eds., *Guidelines for Establishing DOTS-Plus Pilot Projects for the Management of Multidrug-Resistant Tuberculosis* (Geneva: WHO, 2001).

31 Ilavenil Ramiah and Michael R. Reich, "Public-Private Partnerships and Antiretroviral Drugs for HIV/AIDS: Lessons from Botswana," *Health Affairs* 24 (2005): 545-551.

32 Sevene et al., "System and Market Failures."

33 Management Sciences for Health, *Managing Drug Supply*; R. O. Laing, Hans V. Hogerzeil and Dennis Ross-Degnan, "Ten Recommendations to Improve Use of Medicines in Developing Countries," *Health Policy and Planning* 16 (2001): 13-20.

34 Holly Ann Williams, David Durrheim and Rima Shretta, "The Process of Changing National Malaria Treatment Policy: Lessons from Country-Level Studies," *Health Policy and Planning* 19, no. 6 (2004): 356-370.

35 Laing et al., "Ten Recommendations to Improve Use of Medicines in Developing Countries."

36 Joshua Nalibow Roxin, "The History of Oral Rehydration Therapy," *Medical History* 38 (1994): 363-397.

37 Management Sciences for Health, *Managing Drug Supply*.

38 Marilyn K. Nations and L. A. Rebhun, "Mystification of a Simple Solution: Oral Rehydration Therapy in Northeast Brazil," *Social Science and Medicine* 27 (1988): 501-522.

39 Marc J. Roberts, William Hsiao, Peter Berman and Michael R. Reich, *Getting Health Reform Right: A Guide to Improving Performance and Equity* (New York: Oxford University Press, 2004): 281-307.

40 Everett M. Rogers, *Diffusion of Innovations* (New York: Free Press of Glencoe, 1962).

41 Zvi Griliches, "Hybrid Corn: An Exploration in the Economics of Technological Change," *Econometrics* 25 (1957): 501-522.

42 Vinay R. Kamat, "'I Thought It Was Only Ordinary Fever!' Cultural Knowledge and the Micropolitics of Therapy Seeking for Childhood Febrile Illness in Tanzania," *Social Science & Medicine* 62 (2006): 2,945-2,959.

43 Linda M. Kaljee, Rob Pack, Al Pach, Andrew Nyamete and Bonita F. Stanton, "Sociobehavioural Research Methods for the Introduction of Vaccines in the Diseases of the Most Impoverished Programme," *Journal of Health, Population and Nutrition* 22, no. 3 (2004): 293-303.

44 Ramiah and Reich, "Public-Private Partnerships and Antiretroviral Drugs for HIV/AIDS."

45 Kaljee et al., "Sociobehavioural Research Methods for the Introduction of Vaccines in the Diseases of the Most Impoverished Programme."

46 Management Sciences for Health, *Managing Drug Supply*.

47 Carol Baume, "Understanding Mosquito Net Use at the Household Level: Are Household Mosquito Nets Being Used? If So, Who Uses Them?," *Global HealthLink* 138 (2006): 8, 20.

48 Arachu Castro, "Adherence to Antiretroviral Therapy: Merging the Clinical and Social Course of AIDS," *PLoS Medicine* 2, no 12 (2005): e338.

49 Paul Farmer, *Infections and Inequalities: The Modern Plagues* (Berkeley: University of California, 1999).

50 Peter Uvin, "Fighting Hunger at the Grassroots: Paths to Scaling Up," *World Development* 23 (1995): 927-939.

51 Uvin, 같은 글.

52 Sjaak Van der Geest, Susan Reynolds Whyte and Anita Hardon, "The Anthropology of Pharmaceuticals: A Biographical Approach," *Annual Review of Anthropology* 25 (1996): 153-179; Susan Reynolds Whyte, Sjaak Van der Geest and Anita Hardon, *Social Lives of Medicines* (Cambridge: Cambridge University Press, 2002); Susan Reynolds Whyte, Michael A.Whyte, Lotte Meinert and Betty Kyaddondo, "Treating AIDS: Dilemmas of Unequal Access in Uganda," in Adriana Petryna, Andrew Lakoff and Arthur Kleinman eds., *Global Pharmaceuticals: Ethics, Markets, Practices* (Durham: Duke University Press, 2006), pp. 240-262.

3 | 프라지콴텔 : 의약품 접근성

1 D. H. Wegner, "The Profile of the Trematodicidal Compound Praziquantel," *Arzneimittel-Forschung/Drug Research* 34 (1984): 1,132-1,136.

2 Jurgen Seubert, Rolf Pohlke and F. Loebich, "Synthesis and Properties of Praziquantel, a Novel Broad Spectrum Anthelmintic with Excellent Activity against Schistosomes and Cestodes," *Experientia* 33 (1977): 1,036-1,037.

3 Peter Andrews, Herbert Thomas, Rolf Pohlke and Jurgen Seubert, "Praziquantel," *Medicinal Research Reviews* 3, no. 2 (1983): 147-200.

4 Wegner, "The Profile of the Trematodicidal Compound Praziquantel."

5 Andrew Davis, "Antischistosomal Drugs and Clinical Practice," in Peter Jordan, Gerald Webbe and Robert Sturrock eds., *Human Schistosomiasis* (Cambridge: Cambridge

University Press, 1993), pp. 367-404.

6 Michael R. Reich and Ramesh Govindaraj, "Dilemmas in Drug Development for Tropical Diseases: Experiences with Praziquantel," *Health Policy* 44 (1998): 1-8.

7 Michael R. Reich ed., *International Strategies for Tropical Disease Treatments: Experiences with Praziquantel* (Geneva: WHO, Action Program on Essential Drugs, 1998, WHO/DAP/CTD/98.5), p. 19.

8 Charles H. King and Adel A. Mahmoud, "Drugs Five Years Later: Praziquantel," *Annals of Internal Medicine* 110, no. 4 (1989): 290-296.

9 World Health Organization, *The Control of Schistosomiasis: Report of a WHO Expert Committee*. Technical Report Series, 728 (Geneva: WHO, 1985).

10 World Health Organization, 같은 책.

11 Michael Doenhoff and Livia Pica-Mattoccia, "Praziquantel for the Treatment of Schistosomiasis: Its Use for Control in Areas with Endemic Disease and Prospects for Drug Resistance," *Expert Review of Anti-Infective Therapy* 4, no. 2 (2006): 1-2.

12 Alan Fenwick et al., "Drugs for the Control of Parasitic Diseases: Current Status and Development in Schistosomiasis," *Trends in Parasitology* 19, no. 11 (2003): 509-515.

13 Reich and Govindaraj, "Dilemmas in Drug Development for Tropical Diseases."

14 Amadou Garba, Seydou Toure, Robert Dembele, Elisa Bosque-Oliva and Alan Fenwick, "Implementation of National Schistosomiasis Control Programmes in West Africa," *Trends in Parasitology* 22, no. 7 (2006): 322-326.

15 Reich and Govindaraj, "Dilemmas in Drug Development for Tropical Diseases."

16 J. A. Utroska, M. G. Chen, H.Dixon, Soon-Young Yoon, Margaretha Helling-Borda, Hans V. Hogerzeil et al., *An Estimate of the Global Needs for Praziquantel within Schistosomiasis Control Programs* (Geneva: WHO, 1989).

17 Reich and Govindaraj, "Dilemmas in Drug Development for Tropical Diseases."

18 Schistosomiasis Control Initiative, *The Control of Schistosomiasis in Africa. Proposal Submitted to the Bill & Melinda Gates Foundation* (London: SCI, Imperial College, March 2002), p. 3.

19 World Health Organization, *Schistosomiasis and Soil-Transmitted Helminths: Fifty-Fourth World Health Assembly Resolution WHA54.19* (Geneva: WHO, May 22, 2001).

20 Schistosomiasis Control Initiative, *The Control of Schistosomiasis in Africa*, p. 3.

21 Harvard School of Public Health, *Proposal for a Planning Grant: The Schistosomiasis Control Initiative, Submitted to the Bill & Melinda Gates Foundation* (Boston, MA: Harvard School of Public Health, May 2000), p. 2.

22 Julie Clayton, "Out of Thailand, into Africa," *Nature* 430 (2004): 136-137.

23 Andrew Jack, "WHO Calls on German Groups to Donate Drugs," *Financial Times* October 25, 2006.

24 David M. Molyneux, Peter J. Hotez and Alan Fenwick, "Rapid-Impact Interventions: How a Policy of Integrated Control for Africa's Neglected Tropical Diseases Could Benefit the Poor," *PLoS Medicine* 2 (2005): 1,064-1,070.

25 Garba et al., "Implementation of National Schistosomiasis Control Programmes in West Africa"; Narcis B. Kabatereine, Fiona M. Fleming, Ursuline Nyandindi, James C. Mwanza and Lynsey Blair, "The Control of Schistosomiasis and Soil-Transmitted Helminths in East Africa," *Trends in Parasitology* 22, no. 7 (2006): 332-339.

4 | B형간염 백신 : 예방접종 접근성

1 World Health Organization, *Hepatitis B Immunization* (Geneva: WHO, 2001, WHO/V&B/01.28); GAVI Alliance, "Hepatitis B," http://www.gavialliance.org (검색일 2008년 3월 6일).

2 Brian J. McMahon, W. L. Alward, D. B. Hall, William L. Heyward, T. R. Bender, D. P. Francis and J. E. Maynard, "Acute Hepatitis B Viral Infection: Relation of Age to the Clinical Expression of Disease and Subsequent Development of the Carrier State," *Journal of Infectious Diseases* 151 (1985): 599-603.

3 World Health Organization, *Hepatitis B Immunization*.

4 Margie Patlak, *Beyond Discovery: The Path from Research to Human Benefit. The Hepatitis B Story* (Washington, DC: National Academy of Science, 2000), http://www.beyonddiscovery.org (검색일 : 2006년 3월 27일).

5 William Muraskin, *The War Against Hepatitis B* (Philadelphia: University of Pennsylvania Press, 1995), p. 3.

6 Patlak, *Beyond Discovery*.

7 William Muraskin, *The War Against Hepatitis B*, p. 3.

8 Patlak, *Beyond Discovery*.

9 Baruch S. Blumberg, *Hepatitis B: The Hunt for a Killer Virus* (Princeton, NJ: Princeton University Press, 2002), p. 139.

10 Blumberg, 같은 책.

11 Muraskin, *The War Against Hepatitis B*.

12 Blumberg, *Hepatitis B*.

13 Muraskin, *The War Against Hepatitis B*.

14 Denise DeRoeck, *Immunization Financing in Developing Countries and the International Vaccine Market* (Manila: Asian Development Bank, 2001), http://www.adb.org/Documents/Books/Immunization_Financing/default.asp (검색일 : 2007년 6월 11일).

15 DeRoeck, 같은 책.

16 Patlak, *Beyond Discovery.*

17 Richard T. Mahoney, "DNA Hepatitis B Vaccine: International Vaccine Institute, Korea," in Anatole Krattiger, Richard T. Mahoney and L. Nelsen et al. eds., *Executive Guide to Intellectual Property Management in Health and Agricultural Innovation: A Handbook of Best Practices* (Oxford: MIHR and Davis, CA: PIPRA, 2007), CS22-3, http://www.ipHandbook.org (검색일 : 2008년 3월 18일).

18 Mahoney, "DNA Hepatitis B Vaccine."

19 DeRoeck, *Immunization Financing in Developing Countries and the International Vaccine Market.*

20 Robert E. Vryheid, Mark A. Kane, Nancy Muller, Gary C. Schatz and Shewit Bezabeh, "Infant and Adolescent Hepatitis B Immunization up to 1999: A Global Overview," *Vaccine* 19 (2001): 1,026-1,037.

21 Vryheid et al., 같은 글.

22 Vryheid et al., 같은 글.

23 Muraskin, *The War Against Hepatitis B,* p. 217.

24 Vryheid et al., "Infant and Adolescent Hepatitis B Immunization up to 1999."

25 Vryheid et al., 같은 글.

26 Muraskin, *The War Against Hepatitis B.*

27 Richard T. Mahoney, "Public-Private Partnerships in the Development of the Hepatitis B Vaccine in Korea: Implications for Developing Countries," *Science, Technology and Society* 10(2005): 129-140.

28 Muraskin, *The War Against Hepatitis B.*

29 Muraskin, 같은 책, p. 92.

30 Vryheid et al., "Infant and Adolescent Hepatitis B Immunization up to 1999."

31 DeRoeck, *Immunization Financing in Developing Countries and the International Vaccine Market.*

32 Muraskin, *The War Against Hepatitis B.*

33 Pierre Van Damme, Mark A. Kane and Andre Meheus, "Integration of Hepatitis B Vaccine into National Immunization Programmes," *British Medical Journal* 314, no. 7086 (1997): 1,033-1,036; Mark A. Kane, "Status of Hepatitis B Immunization Programmes in 1998," *Vaccine* 16, suppl. (1998): S104.

34 Muraskin, *The War Against Hepatitis B*.

35 Kane, "Status of Hepatitis B Immunization Programmes in 1998.".

36 Vryheid et al., "Infant and Adolescent Hepatitis B Immunization up to 1999."

37 Muraskin, *The War Against Hepatitis B*.

38 UNICEF, *Vaccines for Children: Supply at Risk* (New York: UNICEF, 2002), http://www.unicef.org/publications/index_4442.html (검색일 : 2007년 3월 20일).

39 UNICEF, 같은 책.

40 DeRoeck, *Immunization Financing in Developing Countries and the International Vaccine Market*.

41 DeRoeck, 같은 책.

42 Mahoney, "Public-Private Partnerships"; Mahoney, "DNA Hepatitis B Vaccine."

43 Mahoney, "Public-Private Partnerships."

44 Mahoney, 같은 글.

45 Y. Madhavi, "Manufacture of Consent? Hepatitis B Vaccination," *Economic and Political Weekly* June 14, 2003, 2,417-2,424.

46 William Muraskin, "The Last Years of the CVI and the Birth of the GAVI," in Michael R. Reich ed., *Public-Private Partnerships for Public Health* (Cambridge, MA: Harvard Center for Development Studies, 2002), pp. 115-168.

47 Muraskin, "The Last Years of the CVI."

48 Muraskin, 같은 글.

49 Muraskin, 같은 글.

50 Scott Wittet, "Introducing GAVI and the Global Fund for Children's Vaccines," *Vaccine* 19, no. 4-5 (2001): 385.

51 Wittet, 같은 글.

52 Bill and Melinda Gates Foundation, "Ensuring The World's Poorest Children Benefit From Lifesaving Vaccines," http://www.gatesfoundation.org/whatwerelearning (검색일 : 2007년 3월 20일).

53 Gates Foundation, 같은 글.

54 Gates Foundation, 같은 글.

55 예를 들어 다음을 참조. Anita Hardon and Stuart Blume, "Shifts in Global Immunization Goals (1984-2004): Unfinished Agendas and Mixed Results," *Social Science and Medicine* 60 (2005): 345-356.

56 Rachel Zimmerman, "Some Question Whether Drug Makers Play Too Large a Role in Vaccine Fund?," *Wall Street Journal* December 3, 2001, A12.

57 Tore Godal, "GAVI, the First Steps: Lessons for the Global Fund," *The Lancet* 360

(2002): 175-176.

58 Madhavi, "Manufacture of Consent? Hepatitis B Vaccination."

59 Gates Foundation, "Ensuring The World's Poorest Children Benefit From Lifesaving Vaccines."

60 Gates Foundation, 같은 글; HLSP, *Lessons Learned from GAVI Phase 1 and Design of Phase 2: Findings of the Country Consultation Process* (London: HLSP, 2005), http://www.gavialliance.org/resources/Lessons_learned_Phase_1_July05.pdf (검색일: 2008년 3월 7일).

5 | 말라리아 신속진단검사 : 진단검사 접근성

1 Roll Back Malaria Partnership, *What Is Malaria?* (Geneva: World Health Organization, 2000), http://www.rbm.who.int/cmc_upload/0/000/015/372/RBMInfosheet_1.pdf (검색일: 2007년 2월 2일); UN Millennium Project, Task Force on HIV/AIDS, Malaria, TB and Access to Essential Medicines Working Group on Malaria, Awash Teklehaimanot, Burt Singer, Andrew Spielman, Yesim Tozan and Allan Schapira, *Coming to Grips with Malaria in the New Millennium* (London: Earthscan, 2005).

2 Roll Back Malaria Partnership, 같은 책.

3 Roll Back Malaria Partnership, 같은 책.

4 2006년 세계보건기구는 다음과 같은 병용 요법을 권고했다. ① 아르테메메터/루메판트린, ② 아르테수네이트(artesunate)와 아모디아퀸(amodiaquine) 병용 요법, ③ 아르테수네이트와 메프로퀸(mefloquine) 병용 요법, ④ 아르테수네이트와 술파독신/피리메타민(sulfadoxine/pyrimethamine) 병용 요법. 더 자세한 내용은 다음을 참조. World Health Organization, *The Use of Malaria Rapid Diagnostic Tests*, 2nd ed. (Geneva: WHO, 2006), http://www.who.int/malaria/publications/atoz/9290612045/en/ (검색일: 2007년 2월 2일).

5 World Health Organization, *New Perspectives: Malaria Diagnosis: Report of a Joint WHO/USAID Informal Consultation, 25-27 October, 1999* (Geneva: WHO, 2000, WHO/CDS/RBM/2000.14/WHO/MAL/2000.1091).

6 World Health Organization, 같은 책.

7 World Health Organization, 같은 책.

8 David Mabey, Rosanna W. Peeling, Andrew Ustianowski and Mark D. Perkins, "Diagnostics for the Developing World," *Nature Reviews. Microbiology* 2 (2004): 231-240.

9 World Health Organization, *The Use of MRDTs*.

10 Bevinje S. Kakkilaya, "Rapid Diagnosis of Malaria," *Lab Medicine* 8, no. 34 (2003):

602-608; Anthony Moody, "Rapid Diagnostic Tests for Malaria Parasites," *Clinical Microbiology Reviews* 15 (2002): 66-68.

11 Kakkilaya, "Rapid Diagnosis of Malaria"; World Health Organization, *New Perspectives.*

12 수용성 단백질인 HRP2는 성숙하지 않은 열대열원충(*P. falciparum*)의 생식 모세포의 무성 단계에서 생산된다. pLDH는 살아 있는 기생충의 유성 단계와 무성 단계에서 생산된 용해 가능한 해당 효소이며, 네 가지 인체 말라리아 종 모두에서 발견된다. 전특이적 알돌라아제는 비(非)열대열원충과 동일하게 열대열원충의 혈액 단계에서 발현되는 효소이다. Kakkilaya, "Rapid Diagnosis of Malaria"; World Health Organization, *The Role of Laboratory Diagnosis to Support Malaria Disease Management: Focus on the Use of Rapid Diagnostic Tests in Areas of High Transmission* (Geneva: WHO, 2006), http://www.who.int/malaria/publications/atoz/who_htm_mal_2006_1111/en/ (검색일 : 2007년 2월 9일).

13 World Health Organization, *The Role of Laboratory Diagnosis.*

14 Moody, "Rapid Diagnostic Tests for Malaria Parasites."

15 World Health Organization, *The Role of Laboratory Diagnosis.*

16 World Health Organization, *Malaria Rapid Diagnosis: Making It Work: Meeting Report of an Informal Consultation on Field Trials and Quality Assurance on Malaria Rapid Diagnostic Tests* (Manila: World Health Organization Regional Office for the Western Pacific, January, 2003).

17 Christine Beadle, Gary W. Long, Walter R. Weiss, Peter D. McElroy, S. Melissa Maret, Aggrey J. Oloo and Stephen L. Hoffman, "Diagnosis of Malaria by Detection of *lasmodium Falciparum* HRP-2 Antigen with a Rapid Dipstick Antigen-Capture Assay," *Lancet* 343 (1994): 564-568.

18 World Health Organization, *The Role of Laboratory Diagnosis.*

19 Pernille Jorgensen, Lon Chanthap, Antero Rebueno, Reiko Tsuyuoka and David Bell, "Malaria Rapid Diagnostic Tests in Tropical Climates: The Need for a Cool Chain," *American Journal of Tropical Medicine & Hygiene* 74, no. 5 (2006): 750-754; World Health Organization, *Malaria Rapid Diagnosis* and World Health Organization, *The Use of MRDTs.*

20 Jorgensen et al., 같은 글.

21 World Health Organization, *The Role of Laboratory Diagnosis.*

22 World Health Organization, 같은 책.

23 David Bell, *Is there a Role for Malaria Rapid Diagnostic Tests in Africa?* (Geneva: WHO/Roll Back Malaria, 2004).

24 저자(로라 프로스트)와 비정부기구 익명 활동가의 2006년 3월 31일자 인터뷰.

25 World Health Organization, *New Perspectives*.

26 World Health Organization, 같은 책.

27 World Health Organization, 같은 책.

28 World Health Organization and UNICEF/UNDP/World Bank/WHO Special Programme for Research & Training in Tropical Diseases (TDR), *Towards Quality Testing of Malaria Rapid Diagnostic Tests: Evidence and Methods* (Manila, Philippines: WHO/WPRO, 2006), http://www.wpro.who.int/malaria/sites/rdt (검색일 : 2008년 3월 22일).

29 World Health Organization, *New Perspectives*.

30 World Health Organization, 같은 책.

31 World Health Organization, "Forecasting Global Procurement of Malaria Rapid Diagnostic Tests: Estimates and Uncertainties," http://www.wpro.who.int/malaria/sites/rdt/ (검색일 : 2008년 4월 12일).

32 World Health Organization, 같은 글.

33 World Health Organization, *Malaria Rapid Diagnosis*.

34 World Health Organization, "Forecasting Global Procurement."

35 Jorgensen et al., "Malaria Rapid Diagnostic Tests in Tropical Climates."

36 저자와 비정부기구 익명 활동가의 2005년 11월 15일자 인터뷰.

37 World Health Organization, *The Role of Laboratory Diagnosis*.

38 비정부기구 익명 활동가와의 인터뷰.

39 A. H. Kilian, G. Kabagambe, W. Byamukama, P. Langi, P. Weis and F. von Sonnenburg, "Application of the ParaSight-F Dipstick Test for Malaria Diagnosis in a District Control Program," *Acta Tropica* 72 (1999): 281-293; Z. Premji, J. N. Minjas and C. J. Shiff, "Laboratory Diagnosis of Malaria by Village Health Workers Using the Rapid Manual ParaSight™-F test," *Transactions of the Royal Society of Tropical Medicine and Hygiene* 88 (1994): 418; Mayfong Mayxay, Paul N. Newton, Shunmay Yeung, Tiengkham Pongvongsa, Samlane Phompida, Rattanaxay Phetsouvanh and Nicholas J. White, "Short Communication: An Assessment of the Use of Malaria Rapid Tests by Village Health Volunteers in Rural Laos," *Tropical Medicine and International Health* 9 (2004): 325-329.

40 World Health Organization, *Malaria Rapid Diagnosis*.

41 World Health Organization, "Forecasting Global Procurement."

42 World Health Organization, *New Perspectives*, 36.

43 Lawrence Barat, James Chipipa, Margarette Kolczak and Thomas Sukway, "Does the

Availability of Blood Slide Microscopy for Malaria at Health Centers Improve the Management of Persons with Fever in Zambia?" *American Journal of Tropical Medicine and Hygiene* 60 (1999): 1,024-1,030.

44 World Health Organization, *The Role of Laboratory Diagnosis*.

45 Paula Tavrow, Elisa Knebel and Lynne Cogswell, "Using Quality Design to Improve Malaria Rapid Diagnostic Tests in Malawi," *Operations Research Results* 1, no. 4 (2000).

46 Tavrow et al., "Using Quality Design to Improve Malaria Rapid Diagnostic Tests in Malawi."

47 제니퍼 난니(Jennifer Nanni)와 익명 담당자의 2005년 10월 28일자 인터뷰.

48 익명 담당자와의 2005년 10월 28일자 인터뷰.

49 World Health Organization, *Malaria Rapid Diagnosis*, p. 1.

50 World Health Organization, 같은 책, p. 3.

51 World Health Organization, *The Use of MRDTs*.

52 World Health Organization, 같은 책.

53 World Health Organization, *The Role of Laboratory Diagnosis*.

54 World Health Organization, 같은 책.

55 World Health Organization, *Steps Towards the Development of a Global WHO Policy on Malaria Rapid Diagnostic Tests* (Geneva: WHO, 2002).

56 World Health Organization, UNICEF, Population Services International and Management Sciences for Health, *Sources and Prices of Selected Products for the Prevention, Diagnosis and Treatment of Malaria* (Geneva: WHO, 2004), www.who.int/medicines/areas/access/AntiMalariaSourcesPricesEnglish.pdf (검색일 : 2007년 2월 5일).

57 대니얼 버먼(Daniel Berman)의 2005년 1월 19일 작성 글. "세계보건기구 자료의 말라리아 진단법의 질 (3)"(Quality of Malaria Tests in WHO Sources & Prices [Msg 3]). http://www.essentialdrugs.org/edrug/archive/200501/msg00061.php

58 데이비드 벨(David Bell)의 2005년 1월 20일 작성 글. "세계보건기구 자료의 말라리아 진단법의 질 (4)"(Quality of Malaria Tests in WHO Sources & Prices [Msg 4]). http://www.essentialdrugs.org/edrug/archive/200501/msg00063.php

59 익명 담당자와의 2005년 10월 28일자 인터뷰.

60 World Health Organization and TDR, *Towards Quality Testing of Malaria Rapid Diagnostic Tests*.

61 Waverly Rennie and Steven A. Harvey, *Field Report: Developing and Testing a Generic Job Aid for Malaria Rapid Diagnostic Tests (RDTs)* (Bethesda, MD: Quality Assurance Project, 2004).

62 World Health Organization, *The Role of Laboratory Diagnosis*, 23; Elisa Knebel, *The*

Use of Manual Job Aids by Health Care Providers: What Do We Know? (Bethesda, MD: Quality Assurance Project, 2000).

63 World Health Organization, "Forecasting Global Procurement."

64 프로스트와 익명 담당자와의 2007년 1월 4일자 인터뷰.

65 비정부기구 익명 활동가와의 인터뷰.

6 | 노르플란트 : 피임 접근성

1 Sheldon J. Segal, *Under the Banyan Tree: A Population Scientist's Odyssey* (New York: Oxford University Press, 2003).

2 Sheldon J. Segal, "The Development of Norplant Implants," *Studies in Family Planning* 14 (1983): 159; Judah Folkman and David M. Long, "The Use of Silicone Rubber as a Carrier for Prolonged Drug Therapy," *Journal of Surgical Research*, 4 (1964): 139-142.

3 Segal, *Under the Banyan Tree*, p. 89.

4 Segal, 같은 책, p. 159.

5 Segal, 같은 책.

6 Segal, 같은 책, p. 91.

7 ICCR은 광범위한 피임 및 생식 건강 관련 제품의 개발을 책임지고 있다. 미래 그룹(Future's Group)의 직원들은 1971년 창립한 이래 2000년까지 ICCR에 의해 개발된 제품이 개발도상국 내 가역적 피임 방법의 50.9퍼센트를 차지하게 되리라고 계산했다. 개발도상국 내 1억2천만 명의 여성들이 이 연구 그룹을 통해 개발된 제품들을 사용하고 있었다. 다음을 참조. Segal, 같은 책.

8 Segal, 같은 책, p. 92.

9 와이어스-에이어스트(현재 와이어스 제약)는 2003년 미국 펜실베이니아 주 라노(Radnor)에서 뉴저지 주 메디슨(Madison)으로 본사를 옮겼다.

10 Segal, *Under the Banyan Tree*; Irving Sivin, Harold Nash and Sandra Waldman, *Jadelle Levonorgestrel Rod Implants: A Summary of Scientific Data and Lessons Learned from Programmatic Experience* (New York: Population Council, 2002).

11 Sivin et al., 같은 책.

12 Segal, *Under the Banyan Tree*, p. 94.

13 Segal, 같은 책, p. 94.

14 Joanne Spicehandler, "Norplant Introduction: A Management Perspective," in Sheldon J. Segal, Amy O. Tsui and Susan M. Rogers, *Demographic and Programmatic Conse-*

quences of Contraceptive Innovations (New York: Plenum Press, 1989), p. 204.

15 Spicehandler, 같은 글.

16 Spicehandler, 같은 글.

17 Veena Soni, "The Development and Current Organisation of The Family Planning Programme," in Tim Dyson and Nigel Crook eds., *India's Demography: Essays on the Contemporary Population* (New Delhi: South Asian Publishers Pvt. Ltd., 1984), p. 191, Spicehandler, "Norplant Introduction," p. 200에서 인용함.

18 Spicehandler, 같은 글.

19 Spicehandler, 같은 글, p. 203.

20 Spicehandler, 같은 글.

21 Spicehandler, 같은 글.

22 Sivin et al., *Jadelle Levonorgestrel Rod Implants*, p. 3.

23 Sivin et al., 같은 책.

24 Spicehandler, "Norplant Introduction."

25 Spicehandler, 같은 글.

26 Spicehandler, 같은 글.

27 World Health Organization, Special Programme of Research, Development and Research Training in Human Reproduction, "Facts about an Implantable Contraceptive: Memorandum from a WHO meeting," *Bulletin of the World Health Organization* 63 (1985): 491.

28 Jayanti Tuladhar, Peter J. Donaldson and Jeanne Noble, "The Introduction and Use of Norplant Implants in Indonesia," *Studies in Family Planning* 29 (1998): 291-299.

29 Tuldahar et al., 같은 글.

30 Central Bureau of Statistics, National Family Planning Coordinating Board, Ministry of Health and Macro International, Inc., *Indonesian Demographic and Health Survey: Preliminary Report* (Jakarta: Central Bureau of Statistics, 1995), Karen Hardee, Sandor Balogh and Michelle T. Villinski, "Three Countries' Experience with Norplant Introduction," *Health Policy and Planning* 12 (1997): 199-213에서 인용함.

31 Tuladhar et al., "The Introduction and Use of Norplant Implants in Indonesia."

32 이 보고서들에 대한 분석은 다음을 참조. Heather Boonstra, Vanessa Duran, Vanessa Northington Gamble, Paul Blumenthal, Linda Dominguez and Cheri Pies, "The 'Boom and Bust Phenomenon': The Hopes, Dreams and Broken Promises of the Contraceptive Revolution," *Contraception* 61 (2000): 9-25.

33 Boonstra et al., 같은 글; Jennifer J. Frost, "The Availability and Accessibility of the Contraceptive Implant from Family Planning Agencies in the United States, 1991-1992,"

Family Planning Perspectives 26 (1994): 4-10.

34 Hardee et al., "Three Countries' Experience with Norplant Introduction."

35 The Alan Guttmacher Institute, *Norplant: Opportunities and Perils for Low-Income Women*, Special Report no. 1, (New York: Alan Guttmacher Institute, 1992); Frost, "The Availability and Accessibility of the Contraceptive Implant from Family Planning Agencies in the United States, 1991-1992."

36 Ian S. Fraser, Aila Tiitinen, Biran Affandi, Vivian Brache, Horacio B. Croxatto, Soledad Diaz, Jean Ginsburg, Sujuan Gu, Pentti Holma, Elof Johansson, Olav Meirik, Daniel R. Mishell, Jr., Harold A. Nash, Bo von Schoultz and Irving Sivin, "Norplant Consensus Statement and Background Review," *Contraception* 57 (1998): 1-9.

37 Fraser et al., 같은 글.

38 Frost, "The Availability and Accessibility of the Contraceptive Implant from Family Planning Agencies in the United States, 1991-1992."

39 Frost, 같은 글.

40 Frost, 같은 글.

41 Hardee et al., "Three Countries' Experience with Norplant Introduction."

42 Barbara Feringa, Sarah Iden and Allan Rosenfield, "Norplant: Potential for Coercion," in Sarah E. Samuels and Mark D. Smith eds., *Dimensions of New Contraceptives: Norplant and Poor Women* (Menlo Park, CA: Henry J. Kaiser Family Foundation, 1992), pp. 53-54.

43 Frost, "The Availability and Accessibility of the Contraceptive Implant from Family Planning Agencies in the United States, 1991-1992."

44 Frost, 같은 글.

45 Ruth Simmons and Peter Fajans, "Contraceptive Introduction Reconsidered: A New Methodology for Policy and Program Development," *Journal of Women's Health* 8 (1999): 163-173.

46 Hardee et al., "Three Countries' Experience with Norplant Introduction."

47 Boonstra et al., "The 'Boom and Bust Phenomenon'."

48 Boonstra et al., 같은 글; Frost, "The Availability and Accessibility of the Contraceptive Implant from Family Planning Agencies in the United States, 1991-1992."

49 "Poverty and Norplant: Can Contraception Reduce the Underclass?" *The Philadelphia Inquirer*, December 12, 1990, p. A18.

50 Andrew R. Davidson and Debra Kalmuss, "Topics for Our Times: Norplant Coercion —An Overstated Threat," *American Journal of Public Health* 87 (1997): 550-551.

51 Polly F. Harrison and Allan Rosenfield eds., *Contraceptive Research, Introduction*

and Use: Lessons from Norplant (New York: National Academy Press, 1998).

52 Kristyn M. Walker, "Judicial Control of Reproductive Freedom: The Use of Norplant as a Condition of Probation," *Iowa Law Review* 78 (1993): 779-812.

53 Davidson and Kalmuss, "Topics for Our Times."

54 Davidson and Kalmuss, 같은 글.

55 Polly F. Harrison and Allan Rosenfield, "Research, Introduction and Use: Advancing from Norplant," *Contraception* 58 (1998): 323-334.

56 Margot Zimmerman, Joan Haffey, Elisabeth Crane, Danusia Szumowski, Frank Alvarez, Patama Bhiromrut, Vivian Brache, Firman Lubis, Maher Salah, Mamdouh Shaaban, Badria Shawky, Ieda Poernomo Sigit Sidi, "Assessing the Acceptability of Norplant Implants in Four Countries: Findings from Focus Group Research," *Studies in Family Planning* 21 (1990): 92-103.

57 Tuldahar et al., "The Introduction and Use of Norplant Implants in Indonesia."

58 Ninuk Widyantoro, "The Story of Norplant Implants in Indonesia," *Reproductive Health Matters* 3 (1994): 26.

59 Hardee et al., "Three Countries' Experience with Norplant Introduction."

60 Tuldahar et al., "The Introduction and Use of Norplant Implants in Indonesia."

61 Hardee et al., "Three Countries' Experience with Norplant Introduction."

62 Harrison and Rosenfield, "Research, Introduction and Use," 326-327.

63 Frost, "The Availability and Accessibility of the Contraceptive Implant from Family Planning Agencies in the United States, 1991-1992."

64 Simmons and Fajans, "Contraceptive Introduction Reconsidered."

65 Harrison and Rosenfield, "Research, Introduction and Use."

66 Hardee et al., "Three Countries' Experience with Norplant Introduction."

67 American Lawyer Media, "Ruling Ends Many Norplant Claims," *The Legal Intelligencer* 226, no. 43 (2002): 4.

68 Gina Kolata, "Will the Lawyers Kill Off Norplant?," *The New York Times* May 28 1995, pp. 1, 5.

69 Kolata, 같은 글.

70 American Lawyer Media, "Ruling Ends Many Norplant Claims."

71 American Lawyer Media, 같은 글, p. 4.

72 Harrison and Rosenfield, "Research, Introduction and Use."

73 Harrison and Rosenfield, 같은 글, p. 324.

74 Harrison and Rosenfield, *Contraceptive Research*.

75 Sivin et al., *Jadelle Levonorgestrel Rod Implants*.

76 John Maurice, "Contraceptive implants come of age," *Progress in Reproductive Health Research* 61 (2003): 1.

77 Maurice, 같은 글.

78 Ruth Simmons, Peter Hall, Juan Diaz, Margarita Diaz, Peter Fajans and Jay Satia, "The Strategic Approach to Contraceptive Introduction," *Studies in Family Planning* 28 (1997): 79-94.

79 Simmons and Fajans, "Contraceptive Introduction Reconsidered," p. 170.

80 Harrison and Rosenfield, "Research, Introduction and Use," p. 324.

81 Harrison and Rosenfield, 같은 글.

82 Harrison and Rosenfield, *Contraceptive research*.

83 Tuladhar et al., "The Introduction and Use of Norplant Implants in Indonesia."

84 Simmons and Fajans, "Contraceptive Introduction Reconsidered."

85 Simmons and Fajans, 같은 글.

86 Harrison and Rosenfield, "Research, Introduction and Use."

87 Harrison and Rosenfield, 같은 글.

7 | 백신 온도 확인 표식 : 장치 접근성

1 World Health Organization-UNICEF, *Quality of the Cold Chain: WHO-UNICEF Policy Statement on the Use of Vaccine Vial Monitors in Immunization Services* (Geneva: World Health Organization, 1999, WHO/V&B/99.18).

2 GAVI, *GAVI Sixth Board Report* (Ottawa, Canada: GAVI, 2001).

3 PATH, *HealthTech Historical Profile: Vaccine Vial Monitors* (Seattle: PATH, 2005). 다른 백신 온도 표지자들로는 temperature data loggers(국제 배송 시 온도 감시), Cold Chain Monitor cards(배송과 분배 사이 전환 시 온도 감시), Stop!Watch(냉장고 온도 감시) 등이 있다. 배송과 분배 과정 내내 사용할 수 있는 도구로는 VVMs가 유일하다.

4 PATH, 같은 책.

5 저자(로라 프로스트)와 레이 바우먼의 2005년 8월 19일자 인터뷰. 바우먼은 미국 댈러스에 위치한 텍사스 대학 화학과의 로버트 웰치(Robert A. Welch) 재단 기금 교수이자 앨런 맥 더미드(Alan G. MacDiarmid) 나노텍 연구소 소장이다.

6 PATH, *HealthTech Historical Profile*.

7 PATH, 같은 책.

8 PATH, 같은 책.

9 저자와 우밋 카토글루(WHO 소속 과학자)의 2005년 8월 17일자 인터뷰.

10 저자와 바우먼의 인터뷰.

11 PATH, *HealthTech Historical Profile*.

12 PATH, 같은 책; 저자와 테드 프루식(템프타임 수석 부사장), 크리스 콜필드(Chris Caulfield; 템프타임 판매 책임자)의 2005년 8월 3일자 인터뷰.

13 클리니센스 사(CliniSense Corporation)는 열 노출과 결빙을 둘 다 모니터링할 수 있는 전자식 실시간 온도 측정자인 라이프트랙(LifeTrack)을 개발했다. 그러나 이 측정기는 대량 생산을 하더라도 개당 3~5달러의 비용이 들었는데, 이는 개개의 백신에 부착하기에 너무 비쌌다. 다음을 참조하라. Stephen E. Zweig, "Advances in Vaccine Stability Monitoring Technology," *Vaccine* 24 (2006): 5,977-5,985.

14 PATH, *HealthTech Historical Profile*.

15 PATH, 같은 책.

16 저자와 크리스텐센(PATH 선임기술관리자)의 2005년 8월 16일자 인터뷰.

17 Oya Zeren Asfar and Birhan Altay, *Vaccine Vial Monitors Impact Study During 1997 National Immunization Days in Turkey* (Geneva: World Health Organization, 1998, WHO/EPI/TECHNET.98/WP.23).

18 Asfar and Altay, 같은 책.

19 PATH, Kingdom of Bhutan and World Health Organization, *Vaccine Vial Monitor Impact Study Results: Kingdom of Bhutan* (Seattle: PATH, 1999).

20 Ajit Mukherjee, Tej Pal Ahluwalia, Laxmi Narayan Gaur, Rakesh Mittal, Indira Kambo, Nirakar Chandra Saxena and Padam Singh, "Assessment of Vaccine Wastage During a Pulse Polio Immunization Programme in India," *Journal of Health, Population and Nutrition* 22 (2004): 13-18.

21 크리스텐센과의 인터뷰.

22 PATH, Kingdom of Bhutan and World Health Organization, *Vaccine Vial Monitor Impact Study Results*.

23 영국 소비자연합 연구·시험센터(The Consumer Association Research and Testing Centre)는 VVM2의 순응도 검사를, 미국 정밀측정 및 기구사(Precision Measurements and Instruments Corporation)는 세계보건기구와 계약을 맺어 VVM7, VVM14, VVM30의 순응도 검사를 시행했다.

24 저자와 익명 관계자의 2005년 9월 29일자 인터뷰.

25 크리스텐센과의 인터뷰.

26 PATH, *HealthTech Historical Profile*.

27 크리스텐센과의 인터뷰.

28 World Health Organization-UNICEF, *Quality of the Cold Chain*.

29 PATH, *HealthTech Historical Profile*.

30 World Health Organization, *Technical Review of Vaccine Vial Monitor Implementation* (Geneva: WHO, 2002).

31 World Health Organization, *Q&A: Technical Session on Vaccine Vial Monitors* (Geneva: WHO, 2002).

32 크리스텐센과의 인터뷰.

33 카토글루와의 인터뷰; World Health Organization, *Technical Review.*

34 World Health Organization, *Technical Review.*

35 World Health Organization, *Q&A.*

36 World Health Organization, 같은 책.

37 프루식·콜필드와의 인터뷰.

38 World Health Organization, *Technical Review.*

39 World Health Organization, 같은 책, p. 20.

40 World Health Organization, 같은 책.

41 GAVI, "VVM Uptake: Accelerating in International Markets," *Vaccine Forum* 1 (2004): 1-3.

42 PATH, *HealthTech Historical Profile.*

43 카토글루와의 인터뷰.

44 이 정책은 다음 백신들의 다용량 시약 용기에 적용되었다. 경구형 소아마비, 디프테리아·백일해·파상풍, 파상풍톡소이드, 디프테리아·파상풍, B형간염, 액상형 B형 인플루엔자 백신. 그리고 [다용량 시약 용기 정책이] 적용되지 않은 백신들은 다음과 같다. BCG, 홍역, 황열 백신 및 몇몇 B형 인플루엔자 백신 등. 이와 관련해서는 다음을 참조하라. World Health Organization, *WHO Policy Statement: The Use of Opened Multi Dose Vials in Subsequent Immunization Sessions* (Geneva: WHO, 2000, WHO/V&B/99.18).

45 World Health Organization, *WHO Plicy Statement.*

46 World Health Organization, 같은 책.

47 Asfar and Altay, *Vaccine Vial Monitors Impact Study During 1997 National Immunization Days in Turkey.*

48 Asfar and Altay, 같은 책, p. 7.

49 PATH, *HealthTech Historical Profile.*

50 Carib M. Nelson, Hariadi Wibisono, Hary Purwanto, Isa Mansyur, Vanda Moniaga and Anton Widjaya, "Hepatitis B Vaccine Freezing in the Indonesian Cold Chain: Evidence and Solutions," *Bulletin of the World Health Organization* 82 (2004): 99-105.

51 PATH, *HealthTech Historical Profile.*

52 World Health Organization, *Making Use of Vaccine Vial Monitors: Flexible Vaccine Management for Polio* (Geneva: WHO, 2000, WHO/V&B/00.14).

53 프루식·콜필드와의 인터뷰.

54 PATH, *HealthTech Historical Profile*, p. 10.

55 PATH, 같은 책.

56 World Health Organization-UNICEF, *Quality of the Cold Chain*.

57 GAVI, "VVM uptake," 1.

58 World Health Organization, *Technical Review*.

59 크리스텐센과의 인터뷰.

60 GAVI, "VVM uptake," 2.

61 크리스텐센과의 인터뷰.

62 World Health Organization-UNICEF, *WHO-UNICEF Policy Statement on the Imple-mentation of Vaccine Vial Monitors: The Role of Vaccine Vial Monitors in Improving Access to Immunization* (Geneva: WHO, 2007, WHO/IVB/070.04).

63 크리스텐센과의 인터뷰.

64 크리스텐센과의 인터뷰.

65 카토글루와의 인터뷰.

66 프루식·콜필드와의 인터뷰.

67 Temptime Corporation, *Implementation Update on VVM* (Morris Plains, NJ: Temptime Corporation, 2005).

68 프루식·콜필드와의 인터뷰.

69 PATH, *HealthTech Historical Profile*.

8 | 여성용 콘돔 : 이중 보호 기술 접근성

1 UNAIDS, *AIDS Epidemic Update 2006* (Geneva: UNAIDS, 2006), http://www.unaids.org/en/HIV_data/epi2006/ (검색일 : 2007년 3월 5일); UNFPA, UNAIDS and UNIFEM, *Women and AIDS: Confronting the Crisis* (Geneva: UNAIDS, 2004), http://www.unfpa.org/hiv/women (검색일 : 2007년 3월 5일).

2 UNAIDS, 같은 책.

3 이 방법들에 대한 검토는 다음을 참조. Robin Shattock and Suniti Solomon, "Commentary: Microbicides—Aids to Safer Sex," *The Lancet* 363 (2004): 1,002-1,003; Joanne E. Mantell, Shari L. Dworkin, Theresa M. Exner, Susie Hoffman, Jenni A. Smit and Ida Susser, "The Promises and Limitations of Female-Initiated Methods of HIV/STI Protection," *Social Science and Medicine* 63 (2006): 1,998-2,009.

4 Arnaud Fontanet, Joseph Saba, Verapol Chandelying, Chuanchom Sakondhavat, Pra-

phas Bhiraleus, Sungwal Rugpao, Chompilas Chongsomchai, Orawan Kiriwat, Sod-sai Tovanabutra, Leonard Dally, Joep M. Lange and Wiwat Rojanapithayakorn, "Protection Against Sexually Transmitted Diseases by Granting Sex Workers in Thailand the Choice of Using the Male or Female Condom: Results from a Randomized Controlled Trial," *AIDS* 12 (1998): 1,851-1,859; Paul J. Feldblum, Maureen A. Kuyoh, Job J. Bwayo, Mohamed Omari, Emelita L.Wong, Kathryn G. Tweedy and Michael J. Welsh, "Female Condom Introduction and Sexually Transmitted Infection Prevalence: Results of a Community Trial in Kenya," *AIDS* 15 (2001): 1,037-1,044; P. P. French, Mary Latka, Erica L. Gollub, C. Rogers, D. R. Hoover and Zena A. Stein, "Use-Effectiveness of the Female Versus Male Condom in Preventing Sexually Transmitted Disease in Women," *Sexually Transmitted Diseases* 30 (2003): 433-439.

5 Elizabeth Powell and Gerry Yemen, *The Female Health Company (A)* (Charlottesville, VA: The University of Virginia Darden School Foundation, 2003, UVA-BC-0146), http://papers.ssrn.com/sol3/papers.cfm?abstract_id=907748 (검색일 : 2008년 3월 22일).

6 Cynthia A. Pearson, "National Women's Health Network and the US FDA: Two Decades of Activism," *Reproductive Health Matters* 3 (1995): 132-141.

7 Powell and Yemen, *The Female Health Company (A)*.

8 Warren E. Leary, "Female Condom Approved for Market," *New York Times* May 11, 1993, p. C5.

9 Leary, 같은 글, p. C5.

10 W. L. Drew, M. Blair, R. C. Miner and M. Conant, "Evaluation of the Virus Permeability of a New Condom for Women," *Sexually Transmitted Diseases* 17 (1990): 110-12; B. Voeller, S. Coulter and K. Mayhan, "Gas, Dye and Viral Transport Through Polyurethane Condoms," *Journal of the American Medical Association* 266 (1991): 2,986-2,987.

11 Robert A. Hatcher, James Trussel, Felicia H. Stewart, Anita L. Nelson, Willard Cates, Jr., Felicia Guest and Deborah Kowal, *Contraceptive Technology*, 18th rev. ed. (New York: Ardent Media, 2004).

12 Bidia Deperthes and Theresa Hatzell Hoke, "Effectiveness of Female Condoms in the Prevention of Pregnancy and Sexually Transmitted Infections" (PowerPoint presentation to the Global Consultation on the Female Condom, September 26-9, 2005), http://www.path.org/files/gcfc2005/THERESA_BIDIAFCGS_effectiveness_sept_22_THH.pdf (검색일 : 2007년 3월 5일).

13 Feldblum et al., "Female Condom Introduction and Sexually Transmitted Infection Prevalence"; Fontanet et al., "Protection Against Sexually Transmitted Diseases by Granting Sex Workers in Thailand the Choice of Using the Male or Female Condom";

French, "Use-Effectiveness of the Female Versus Male Condom in Preventing Sexually Transmitted Disease in Women."

14 PATH and UNFPA, *Female Condom: A Powerful Tool for Protection* (Seattle, WA: PATH, 2006).

15 AMFAR, *The Effectiveness of Condoms in Preventing HIV Transmission* (Issue Brief 1, January, 2005).

16 Amy Kaler, "'It's Some Kind of Women's Empowerment': The Ambiguity of the Female Condom as a Marker of Female Empowerment," *Social Science and Medicine* 52 (2001): 783.

17 "Zimbabwe Women Petition State on Female Condom," *AIDS Weekly Plus* December 23-30, 1996, p. 10.

18 Dominique Meekers and Kerry Richter, "Factors Associated with Use of the Female Condom in Zimbabwe," *International Family Planning Perspectives* 31 (2005): 30-37.

19 Susie Hoffman, Joanne Mantell, Theresa Exner and Zena Stein, "The Future of the Female Condom," *International Family Planning Perspectives* 30 (2004): 140.

20 45명이 참석한 이 회의는 미국 국제개발처의 재정 지원을 받았다. 대부분의 참가자들이 미국 기구에 소속되었고, 그 외의 사람들로는 세계보건기구와 국제가족계획연맹(International Planned Parenthood Federation)의 대표들이 포함되었다. 다음을 참조하라. Patrick Friel, "Review of Past Action Plans and Their Implementation" (Presentation to the Global Consultation on the Female Condom, September 26-29, 2005), http://www.path.org/files/gcfc2005/Female_Condom_Baltimore_9-2005.pdf (검색일 : 2007년 3월 5일).

21 AIDSCAP Women's Initiative, *The Female Condom: From Research to the Marketplace* (Arlington, VA: Family Health International/AIDSCAP, 1997).

22 World Health Organization, *WHO Information Update: Considerations Regarding Reuse of the Female Condom* July 2002, http://www.who.int/entity/reproductive health/topics/rtis/reuse_FC2_info_update.pdf (검색일 : 2007년 3월 5일).

23 World Health Organization, *WHO/UNAIDS Information Update: Considerations on Reuse of the Female Condom* July 2000, http://www.who.int/entity/reproductive health/topics/rtis/reuse_FC2_info_update.pdf (검색일 : 2007년 3월 5일); World Health Organization, *WHO Information Update*.

24 Gowri Vijaykumar, Zonke Mabude, Jenni Smit, Mags Beksinska and Mark Lurie, "A Review of Female-Condom Effectiveness: Patterns of Use and Impact of Unprotected Sex Acts and STI Incidence," *International Journal of STD and AIDS* 17 (2006): 652-659.

25 Alice Welbourn, "Sex, Life and the Female Condom: Some Views of HIV Positive Women," *Reproductive Health Matters* 14 (2006): 32-40; Sarah C. Thomsen, Wilkister Ombidi, Cathy Toroitich-Ruto, Emily L. Wong, Heidi O. Tucker, Rick Homan, Nzioki Kingola and Stanley Luchters, "A Prospective Study Assessing the Effects of Introducing the Female Condom in a Sex Worker Population in Mombasa, Kenya," *Sexually Transmitted Infections* 82 (2006): 397-402; Lucy Mung'ala, Nduki Kilonzo, Patrick Angala, Sally Theobald and Miriam Taegtmeyer, "Promoting Female Condoms in HIV Voluntary Counselling and Testing Centers in Kenya," *Reproductive Health Matters* 14 (2006): 99-103; Vibeke Rasch, Fortunata Yambesi and Rose Kipingili, "Acceptance and Use of the Female Condom among Women with Incomplete Abortion in Rural Tanzania," *Contraception* 75 (2007): 66-70.

26 Friel, "Review of Past Action Plans and Their Implementation," p. 8.

27 Paulo R. Telles Dias, Katia Souto and Kimberly Page-Shafer, "Long-Term Female Condom Use among Vulnerable Populations in Brazil," *AIDS Behavior* 10, suppl. (2006): S67-S75.

28 AIDSCAP Women's Initiative, *The Female Condom*; Telles Dias et al., "Long-Term Female Condom Use among Vulnerable Populations in Brazil"; Welbourn, "Sex, Life and the Female Condom"; Rasch et al., "Acceptance and Use of the Female Condom among Women with Incomplete Abortion in Rural Tanzania"; Mireille Munyana, "Promoting the Female Condom in Burundi," *Exchange on HIV/AIDS, Sexuality and Gender* 2006-2, http://www.kit.nl/net/KIT_Publicaties_output/ShowFile2.aspx?e=1023 (검색일 : 2006년 10월 25일); M. Okunlola, I. Morhason-Bello, K. Owonikoko and A. Adekunle, "Female Condom Awareness, Use and Concerns among Nigerian Female Undergraduates," *Journal of Obstetrics and Gynaecology* 26 (2006): 353-356.

29 Thamban Valappil, Joseph Kelaghan, Maurizio Macaluso, Lynn Artz, Harland Austin, Michael E. Fleenor, Lawrence Robey and Edward W. Hook, III, "Female Condom and Male Condom Failure among Women at High Risk of Sexually Transmitted Diseases," *Sexually Transmitted Diseases* 32 (2005): 35-43; Susan S. Witte, Nabila El-Bassel, Louisa Gilbert, Elwin Wu, Mingway Chang and Jennifer Hill, "Promoting Female Condom Use to Heterosexual Couples: Findings from a Randomized Clinical Trial," *Perspectives on Sexual and Reproductive Health* 38 (2006): 148-154; Maurizio Macaluso, Richard Blackwell, Denise J. Jamieson, Andrzej Kulczycki, Michael P. Chen, Rachel Akers, Dhong-jin Kim and Ann Duerr, "Efficacy of the Male Latex Condom and of the Female Polyurethane Condom as Barriers to Semen During Intercourse: A Randomized Clinical Trial," *American Journal of Epidemiology* 166 (2007):

88-96.

30 Macaluso et al., "Efficacy of the Male Latex Condom and of the Female Polyurethane Condom as Barriers to Semen During Intercourse."

31 Welbourn, "Sex, Life and the Female Condom."

32 Mitchell Warren, "I've Read the News Today, Oh Boy: Global Politics of Condom Promotion" (PowerPoint presentation to the Global Consultation on the Female Condom, 2005, September 26-29), http://www.path.org/files/gcfc2005/FC_consultation. pdf (검색일 : 2007년 3월 5일); Jacqueline Papo, "Promoting the Female Condom to Refugees," *Forced Migration Review* 25 (2006): 65-66; Macaluso et al., "Efficacy of the Male Latex Condom and of the Female Polyurethane Condom as Barriers to Semen During Intercourse."

33 Papo, 같은 글.

34 Munyana, "Promoting the Female Condom in Burundi."

35 Thomsen et al., "A Prospective Study Assessing the Effects of Introducing the Female Condom in a Sex Worker Population in Mombasa, Kenya."

36 S. Newmann, P. Sarin, N. Kumarasamy, E. Amalraj, M. Rogers, P. Madhivanan, T. Flanigan, S. Cu-Uvin, S. McGarvey, K. Mayer and S. Solomon, "Marriage, Monogamy and HIV: A Profile of HIV-Infected Women in South India," *International Journal of STD and AIDS* 11(2000): 250-253.

37 Steve Vickers, "Zimbabweans Make Condom Bangles," *BBC News* February 10, 2005, http://news.bbc.co.uk/2/hi/africa/4250789.stm (검색일 : 2007년 3월 5일).

38 Mung'ala et al., "Promoting Female Condoms in HIV Voluntary Counselling and Testing Centers in Kenya"; Witte et al., "Promoting Female Condom Use to Heterosexual Couples"; Thomsen et al., "A Prospective Study Assessing the Effects of Introducing the Female Condom in a Sex Worker Population in Mombasa, Kenya."

39 AIDSCAP Women's Initiative, *The Female Condom*; Mung'ala et al, 같은 글.

40 Deperthes and Hoke, "Effectiveness of Female Condoms in the Prevention of Pregnancy and Sexually Transmitted Infections."

41 Rasch, "Acceptance and Use of the Female Condom among Women with Incomplete Abortion in Rural Tanzania."

42 Hoffman et al., "The Future of the Female Condom"; Witte et al., "Promoting Female Condom Use to Heterosexual Couples"; Thomsen et al., "A Prospective Study Assessing the Effects of Introducing the Female Condom in a Sex Worker Population in Mombasa, Kenya"; Mantell, "The Promises and Limitations."

43 Mantell, 같은 글; Rasch, "Acceptance and Use of the Female Condom among Women with Incomplete Abortion in Rural Tanzania."

44 Warren, "I've Read the News Today, Oh Boy"; Hoffman et al., "The Future of the Female Condom"; Thomsen et al., "A Prospective Study Assessing the Effects of Introducing the Female Condom in a Sex Worker Population in Mombasa, Kenya."

45 Vastha Kibirige, "The Female Condom: Uganda Experience" (PowerPoint presentation to the Global Consultation on the Female Condom, September 26-29, 2005), http://www.path.org/files/gcfc2005/UGANDA.pdf (검색일 : 2007년 3월 5일); Mark Rilling, "Overview: USAID's Procurement of Female Condoms" (PowerPoint presentation to the Global Consultation on the Female Condom, September 26-29, 2005), http://www.path.org/files/gcfc2005/MARK_female_condom.pdf (검색일 : 2007년 3월 5일); UNFPA, "Intensified FC Initiative—lobal Overview: Ethiopia" (PowerPoint presentation to the Global Consultation on the Female Condom, September 26-29, 2005), http://www.path.org/files/gcfc2005/UNFPA_Female_Condom_presentation.pdf (검색일 : 2007년 3월 5일).

46 Rilling, "Overview"; UNFPA, 같은 글; Mung'ala et al., "Promoting Female Condoms in HIV Voluntary Counselling and Testing Centers in Kenya"; Welbourn, "Sex, Life and the Female Condom."

47 Thomsen et al., "A Prospective Study Assessing the Effects of Introducing the Female Condom in a Sex Worker Population in Mombasa, Kenya"; Mung'ala et al., "Promoting Female Condoms in HIV Voluntary Counselling and Testing Centers in Kenya"; Rasch, "Acceptance and Use of the Female Condom among Women with Incomplete Abortion in Rural Tanzania."

48 Amy Kaler, "The Future of Female-Controlled Barrier Methods for HIV Prevention: Female Condoms and Lessons Learned," *Culture, Health & Sexuality* 6 (2004): 501-516; David W. Dowdy, Michael D. Sweat and David R. Holtgrave, "Country-Wide Distribution of the Nitrile Female Condom (FC2) in Brazil and South Africa: A Cost-Effectiveness Analysis," *AIDS* 20 (2006): 2,091-2,098.

49 Kaler, "The Future."

50 Friel, "Review of Past Action Plans and Their Implementation," p. 4.

51 Hoffman et al., "The Future of the Female Condom."

52 Kaler, "The Future." Kaler notes that an exception is the work of women-and-AIDS groups located in Africa, particularly SWAA (Society for Women and AIDS) in Ghana and WASN(Women and AIDS Support Network) in Zimbabwe.

53 Kaler, "The Future."

54 Shattock and Solomon, "Commentary."

55 Mantell, "The Promises and Limitations."

56 Hoffman et al., "The Future of the Female Condom."

57 Kaler, "The Future"; Vijaykumar et al., "A Review of Female-Condom Effectiveness."

58 Erica L. Gollub, "The Female Condom: Tool for Women's Empowerment," *American Journal of Public Health* 90 (2000): 1,377-1,381.

59 Vijaykumar et al., "A Review of Female-Condom Effectiveness.".

60 저자(베스 앤 프랫)와 익명 담당자의 2008년 2월 13일자 인터뷰.

61 AIDSCAP Women's Initiative, *The Female Condom*.

62 Friel, "Review of Past Action Plans and Their Implementation," p. 5.

63 Karen King, "FC Female Condom: Key Learnings, Key Challenges" (PowerPoint presentation to the Global Consultation on the Female Condom, September 26-9, 2005), http://www.path.org/files/gcfc2005/KAREN_FHC_PATH%20MTG_SEPT_2005.pdf (검색일 : 2007년 3월 5일).

64 Friel, "Review of Past Action Plans and Their Implementation."

65 The Female Health Company, *Hitting Our Stride: The Female Health Company 2002 Annual Report* (Chicago: The Female Health Company, 2002), http://femalehealth.investorroom.com/index.php?s=65 (검색일 : 2008년 3월 12일).

66 The Female Health Company, *No More Excuses: The Female Health Company 2005 Annual Report* (Chicago: The Female Health Company, 2005), http://femalehealth.investorroom.com/index.php?s=65 (검색일 : 2008년 3월 12일); King, "FC Female Condom."

67 The Female Health Company, *No More Excuses*.

68 AIDSCAP Women's Initiative, *The Female Condom*, p. 15.

69 Glenn Austin, "Presentation to the Global Consultation on the Female Condom" (Power Point presentation to the Global Consultation on the Female Condom September 26-9, 2005), http://www.path.org/files/gcfc2005/GAustinPresentSpeakernotes-GCFC10-16-05.pdf (검색일 : 2007년 3월 5일).

70 익명 담당자들과의 인터뷰.

71 The Female Health Company, *The Distance Traveled: The Female Health Company 2006 Annual Report* (Chicago: The Female Health Company, 2006), http://femalehealth.investorroom.com/index.php?s=65 (검색일 : 2008년 3월 12일); Kounteya Sinha, "Female Condom for Rs 5 in India," *The Times of India*, March 6, 2008, http://timesofindia.indiatimes.com/Female_condom_for_Rs_5_in_India/articleshow/2841558.cms (검색일 : 2008년 4월 7일).

72 The Female Health Company, 같은 책.

73 The Female Health Company, 같은 책.

74 익명 담당자들과의 인터뷰.

75 PATH and UNFPA, *Female Condom*.

76 Austin, "Presentation to the Global Consultation on the Female Condom."

77 PATH, "Women's Condom: Building Protection against Unintended Pregnancy and HIV," http://www.path.org/projects/womans_condom.php (검색일 : 2008년 3월 22일); PATH, *Technology Solutions for Global Health: Women's Condom* (Seattle, WA: PATH, 2008), http://www.path.org/publications/files/TS_update_womans_condom.pdf (검색일 : 2008년 3월 22일).

78 Austin, "Presentation to the Global Consultation on the Female Condom."

79 Patricia S. Coffey, Maggie Kilbourne-Brook, Glenn Austin, Yancy Seamans and Jessica Cohen, "Short-term Acceptability of the PATH Woman's Condom among Couples at Three Sites," *Contraception* 73 (2006): 588-593.

80 PATH and UNFPA, *Female Condom*.

81 PATH and UNFPA, 같은 책.

82 Austin, "Presentation to the Global Consultation on the Female Condom."

83 PATH and UNFPA, *Female Condom*, p. 27.

84 Mantell, "The Promises and Limitations."

85 Joanne E. Mantell, E. Scheepers and Q. Abdool Karim, "Introducing the Female Condom Through the Public Health Sector: Experiences from South Africa," *AIDS Care* 12 (2000): 589-601.

86 Mantell, "Introducing the Female Condom."

87 Thomsen et al., "A Prospective Study Assessing the Effects of Introducing the Female Condom in a Sex Worker Population in Mombasa, Kenya"; Mung'ala et al., "Promoting Female Condoms in HIV Voluntary Counselling and Testing Centers in Kenya"; Telles Dias et al., "Long-Term Female Condom Use among Vulnerable Populations in Brazil."

88 Mantell, "The Promises and Limitations."

89 익명 담당자들과의 인터뷰.

90 Garry Canille and Luka Monoja, "Intensified FC Initiative: Global Overview of UNFPA FC Situation Assessment Nigeria and Ethiopia" (PowerPoint presentation to the Global Consultation on the Female Condom, September 26-29, 2005), http://www.path.org/files/gcfc2005/UNFPA_Female_Condom_presentation.pdf (검색일 : 2008년 3월 5일).

91 PATH and UNFPA, *Female Condom*.

92 익명 담당자들과의 인터뷰.

93 Friel, "Review of Past Action Plans and Their Implementation."

94 Global Campaign for Microbicides and the UNAIDS Global Coalition on Women and AIDS, *Observations and Outcomes from the Experts' Meeting on Female Condoms* December 10, 2004 (검색일 : 2007년 3월 5일).

95 PATH and UNFPA, *Female Condom*, p. 7.

96 Friel, "Review of Past Action Plans and Their Implementation," p. 4에서 인용함.

97 Mary Latka, "Female-Initiated Barrier Methods for the Prevention of STI/HIV: Where Are We Now? Where Should We Go?" *Journal of Urban Health: Bulletin of the New York Academy of Medicine* 78 (2001): 571-580.

98 다음을 참조. Theresa Hatzel Hoke, Paul Feldblum, Kathleen Van Damme, Marlina Nasution, Thomas Grey, Emelita Wong, Louisette Ralimamonjy, Leonardine Rahari-malala and Andry Rasamindrakotroka, "Randomized Controlled Trial of Alternative Male and Female Condom Promotion Strategies Targeting Sex Workers in Madagascar," *Sexually Transmitted Infections* 83 (2007): 448-453.

9 | 종합 : 접근성 없이 성공 없다

1 Amy Kaler, "'It's Some Kind of Women's Empowerment': The Ambiguity of the Female Condom as a Marker of Female Empowerment," *Social Science and Medicine* 52 (2001): 783.

2 John W. Kingdon, *Agendas, Alternatives and Public Policies* (Boston: Little, Brown, 1984), p. 129.

3 Isabelle Royer, "Why Bad Projects Are So Hard to Kill," *Harvard Business Review* 81 (2003): 48-56.

4 Jayanti Tuladhar, Peter J. Donaldson and Jeanne Noble, "The Introduction and Use of Norplant Implants in Indonesia," *Studies in Family Planning* 29 (1998): 291-299.

5 이런 종류의 정책 분석 방법 중 하나를 다음에서 확인할 수 있다. Michael R. Reich and David M. Cooper, *PolicyMaker: Computer-Assisted Political Analysis, Software and Manual* (Brookline, MA: PoliMap, 1996~98).

6 Ruth Levine, *Millions Saved: Proven Successes in Global Health* (Washington, DC: Center for Global Development, 2004).

7 Kingdon, *Agendas, Alternatives and Public Policies*.

8 Andrew R. Davidson and Debra Kalmuss, "Topics for Our Times: Norplant Coercion

—An Overstated Threat," *American Journal of Public Health* 87 (1997): 551.

Ebrahim Samba, Francis Nkrumah and Rose Leke, "Getting Polio Eradication Back on Track in Nigeria," *New England Journal of Medicine* 350 (2004): 645-646.

Pamela Feldman-Savelsberg, Flavien T. Ndonko and Bergis Schmidt-Ehry, "Sterilizing Vaccines or the Politics of the Womb: Retrospective Study of a Rumor in Cameroon," *Medical Anthropology Quarterly* 14, no. 2 (2000): 159-179.

Uche V. Amazigo, William R. Brieger, Moses N. Katabarwa, O. Akogun, M. Ntep, B. Boatin, J. N'Doyo, M. Noma and Azodoga Seketeli, "The Challenges of Community-Directed Treatment with Ivermectin (CDTI) within the African Programme for Onchocerciasis Control (APOC)," *Annals of Tropical Medicine and Parasitology* 96, supplement 1 (2002): 41-48.

Jacob Kumaresan, Ian Smith, Virginia Arnold and Peter Evans, "The Global TB Drug Facility: Innovative Global Procurement," *International Journal of Tuberculosis & Lung Disease* 8 (2004): 130-138.

Michael R. Reich and Priya Bery, "Expanding Global Access to ARVs: The Challenges of Prices and Patents," in Kenneth H. Mayer & Hank F. Pizer eds., *The AIDS Pandemic: Impact on Science and Society* (San Diego, CA: Elsevier Academic Press, 2005).

World Health Organization, *Sources and Prices of Selected Products for the Prevention, Diagnosis and Treatment of Malaria* (Geneva: WHO, 2004).

World Health Organization, UNICEF, UNAIDS and MSF, *Sources and Prices of Selected Medicines and Diagnostics for People Living with HIV/AIDS* (Geneva: WHO, 2005).

Michael J. Free, "Achieving Appropriate Design and Widespread Use of Health Care Technologies in the Developing World: Overcoming Obstacles that Impede the Adaptation and Diffusion of Priority Technologies for Primary Health Care," *International Journal of Gynecology & Obstetrics* 85, supplement 1 (2004): S3-S13.

Marc J. Roberts, William Hsiao, Peter Berman and Michael R. Reich, *Getting Health Reform Right: A Guide to Improving Performance and Equity* (New York: Oxford University Press, 2004).

용어 해설

여기서는 이 책에서 다루고 있는 접근성과 관련된 주요 용어의 정의, 공공 보건 의료 개념 및 질병과 건강 상태에 대해 설명하고 있다.

● **가격 적정성**affordability

국제기구, 정부 조직, 보건 의료 제공자 및 최종 소비자가 보건 의료 기술 및 서비스를 구매할 수 있는 경제적 감당 능력

● **가용성**availability

보건 의료 기술 및 서비스의 지속적인 공급에 영향을 주는 국제적·국가적·지역적 요인들. 가용성과 관련된 활동은 보건 의료 기술 및 서비스의 생산, 주문, 운송, 저장, 유통, 최종 사용자로의 전달 등 다양한 영역을 포함한다.

● **간 경화**cirrhosis

건강한 간 조직이 섬유화와 결절로 대치되어 추후 간기능상실과 같은 심각한 합병증으로 진행될 수 있는 만성 간질환 상태. 간 경화는 알코올의존증이나 B형간염 바이러스 및 C형간염 바이러스 감염 등의 다른 건강 관련 문제들이 진행되면서 나타나는 전형적인 증상 중 하나이다.

● **결핵**tuberculosis

마이코박테리아균 중 결핵균*M. tuberculosis*에 의해 발생하는 질병. 결핵균은 성장 속도가 느린 세포 내 세균으로 호흡기나 저온살균 처리되지 않은 우유를 통해 전파된다. 이 세균은 인간과 동물에게 호흡기뿐만 아니라 확산성 감염을 유발한다. 사회경제적 지위가 낮은 사람들과 AIDS 환자에게서 기회감염으로 많이 발생하며, 감염된 환자들에게서 폐에 결절이 생기는 경우가 많아 결핵이라고 명명되었다. 결핵 관리 방법으로는 거주환경 개선, 생활수준 향상, BCG 백신 접종, 결핵균에 노출되었을 때 결핵약 중 하나인 이소니아지드(아이나)isoniazid의 예방 복용, 우유의 저온살균 처리 등이 있다. 현재까지 가장 최선의 치료법은 이소니아지드, 에탐부톨ethambutol, 리팜피신rifampicin과 (경우에 따라) 피라지나마이드pyrazinamide를, [환자를] 단기간 동안 직접 관찰해, 복용하는 방법directly observed therapy, DOTS이다.

● **결핵치료제국제연맹**Global Alliance for TB Drug Development

2000년 설립된 이래 긴급한 결핵 치료의 필요성을 역설하고 결핵 치료를 증진할 치료제 발견과 개발을 추구하고 있다. 오늘날 연맹 조직과 협력체들은 신약을 개발하는 가장 큰 조직으로 발전했으며 결핵 치료를 위한 국제적인 운동을 이끌고 있다. 「자료」 http://www.tballiance.org

● **공공·민간 협력(체)**public-private partnership

공유된 노동력 분배 및 협력 기관의 기여에 대한 상호 존중을 포함해 공공 조직과 하나 이상의 민간 조직 간에 이루어진 공식적인 협조 체계

● **공급 과정**supply chain

최종 사용자의 보건 의료 제품의 가용성을 보장할, 제조·조달·유통·납품에

이르는 일련의 활동

● **국경없는의사회**Medecins Sans Frontieres, MSF

독립적인 국제 의료 구호 단체로 무장 분쟁, 전염병, 자연재해로 말미암은 피해로 고통을 겪는 사람들에게 긴급 의료 지원을 하고 있다. 1968년 나이지리아 비아프라 내전에 파견된 프랑스 적십자사 소속 베르나르 쿠시네Bernard Kouchner를 비롯한 의사 및 언론인 12명에 의해 처음 시작되었다. 이들은 1971년 파리에서 '중립·공평·자원'의 3대 원칙과 '정치·종교·경제 권력으로부터의 자유'라는 기치 아래, 전쟁·기아·질병·자연재해 등으로 고통 받는 세계를 구호하기 위해 설립되었다. 이후 국경없는의사회는 인종·종교·성별 또는 정치 이념과 상관없이 사람들을 돕고 있다. 1972년 니카라과 지진 구호 활동, 1975년 베트남전쟁, 1990년 걸프 전쟁, 1999년 터키 및 타이완의 대지진 현장을 비롯해 소말리아, 보스니아 헤르체고비나, 나이지리아, 콩고, 에티오피아, 코소보, 동티모르 등 전쟁 및 재해 지역을 중심으로 활동해 왔다. 1996년, 1998년에는 북한에서도 구호 활동을 했다. 1991년 유럽 인권상, 미국 필라델피아 시가 주는 자유의 메달, 1997년 서울특별시가 제정한 서울평화상을 (북한에서 구호 활동을 벌인 공로로) 수상했으며 그간의 공로를 인정받아 1999년 노벨평화상을 받았다. 국경없는의사회는 현재도 70개 이상의 국가에서 기본적인 의료 서비스, 외과 수술, 전염병 퇴치, 재활, 의원 또는 병원 운영, 예방접종 캠페인, 위생 체계 구축, 안전한 식수 지원, 영양 보충, 정신건강을 위한 서비스를 제공하고 있다. 「자료」 http://www.msf.org

● **규모 확장**scaling up

제품의 개발 및 도입에 이어 보건 의료 기술의 접근성을 보장하기 위한 다음 단계로, ❶ 보건 의료 기술의 생산 증가, ❷ 지리적 가용성 증가, ❸ 공급 증가를 보장할 수 있는 행정 및 보건 의료 체계의 규모 확대, ❹ 이에 대한 수요가 있는 대상자 중 접근 가능한 대상자의 수 증가 등을 포함한다.

● **기술이전 계약** technology transfer agreement
특정 기술의 개발, 제조, 소매, 또는 기술의 사용 권한 중 일부 또는 전체를 특허 보유자로부터 다른 당사자에게 이전하는 데 동의하는 법적 계약

● **나병**leprosy / **한센병**Hansen's disease
말초 신경과 상기도 점막, 피부에 침입하는 마이코박테리아*Mycobacteria*인 나병균*M. leprae*에 의해 생기는 만성 감염병. 임상적으로 나병 감염은 다치거나 이차감염이 생기기 쉬운 피부 감각 저하 부위가 생겨나는 것(결핵양 나병tuberculoid leprosy에 의함)부터 피부, 안면 구조(특히 비중격), 사지에 심한 변화와 붕괴가 나타나는 것(나종형 나병lepromatous leprosy에 의함)까지 수많은 다양한 방식으로 나타날 수 있다. 나병균은 감염된 사람과의 직접 접촉이나 공기 매개 감염으로 전파된다고 알려져 있다. 나병을 치료하는 방법으로 리팜핀rifampin, 댑손dapsone, 그리고 (현재는 노바티스에 의해 무료로 기부되고 있는) 클로파지민clofazimine의 다제 복합 치료가 시행되고 있다.

● **납품**delivery
보건 의료 기술 및 서비스가 약국·병원·보건소·편의점 및 대규모 분배 캠페인 등의 민간 및 공공의 유통 체계를 통해 의도한 최종 사용자에게 물리적으로 도달하는 공급 체계 단계

● **내장리슈만편모충증**visceral leishmaniasis
흑혈병kala-azar으로도 알려져 있으며, 비장과 간을 침범해 발열, 체중 감소

증상을 나타나는 질병으로 적절한 치료가 이루어지지 않으면 결국 비장 및 간기능상실로 사망에 이른다. 아프리카, 인도, 지중해 및 남아메리카에 있는 세 가지 리슈만편모충*Leishmania* 중 하나에 의해 발병하며, 흡혈성 모래파리 sandfly를 매개로 전파된다. 매개 곤충vector을 관리하는 최선의 방법은 모기장 사용과 모래파리 숙주의 박멸로 알려져 있다. 신약이 개발 중이지만, 현재까지 최선의 치료제는 안티몬 합성물 약품이나 펜타미딘pentamidine이다.

● **대량 구매**bulk purchase
다수 구매자들이 개당 구매 가격을 낮추기 위해 예방접종이나 약품 같은 보건 의료 기술 및 서비스를 대량으로 함께 구매하도록 맺은 계약

● **도입**introduction
임상 현장에서 신기술이 전체 인구 집단을 대상으로 할 때 가격 적정성, 수용성, 효과 등이 타당한지를 검증하고, 추후 생산·분배·전달을 확장할 계획을 수정·보완하기 위해, 특정 대상자 집단에 보건 의료 신기술을 적용하는 첫 단계

● **디프테리아**diphtheria
디프테리아균*Corynebacterium diphtheria* 박테리아가 만드는 독소에 의해 발생하는 치명적인 상부 기도 질환. 전형적인 증상으로 열나고 목이 아프며 붓는다. 가장 중요한 임상적 양상은 목의 인두 부위에 염증이 생기거나 괴사한 표피 조직들이 막을 형성해 기도를 심하게 막는 것이다. 디프테리아 독소는 순환계나 림프계로 흘러들어 심장기능상실이나 심장마비를 일으킬 수 있다. 가장 좋은 예방법은 디프테리아 독소로 만든 백신을 접종하는 것이다.

● 림프성 사상충증lymphatic filariasis

심신을 약화하고 문드러지게 하는 열대병으로, 림프계 내에 사상충 선충인
반크로프트 사상충*Wuchereria bancrofti*과 말레이 사상충*Brugia malayi*이 침입해
발생한다. 모기에 물려 전파된 후, 유충larvae은 림프계로 들어가 성충이 될
때까지 자란다. 성충은 매우 길게 자라나 림프계를 막고 염증을 일으키며,
만성 염증과 주변 조직으로의 체액 이동을 야기해, 사지나 신체 일부가 과도
하게 부풀어 오르기도 한다. 그래서 코끼리피부병(상피병)elephantiasis으로 알
려져 있다. 매개인 모기를 줄이는 것이 예방법이다. 현재 치료 방침은, 만족
스러운 수준은 아니지만, 디에틸카바마진diethylcarbamazine, 이버멕틴, 알벤
다졸과 항생제를 병용 처방한다.

● 말라리아malaria

암컷 학질모기*Anopheline* mosquito가 물어서 전파되는 감염으로, 열원충*Plasmo-*
*dium*의 네 가지 종 가운데 하나에 의한 감염이 원인이며, 가장 병원성이 강
한 것은 열대열원충*P. falciparum*이다. 말라리아는 열원충의 종에 따라 정해지
는 규칙적인 간격의 발열 최고점들peaks의 발생이 특징이며, 두통·구토·근
육통·오한 등을 동반한다. 말라리아는 빈혈, 젖산 축적, 저혈당 등 다른 합
병증으로도 이어지며, 가장 심각한 합병증인 뇌말라리아는 발작과 혼수상태
를 비롯해 (제때 치료하지 않으면) 사망에 이를 수 있다. 살충제 처리된 모기장이
나 피레스로이드계 살충제 분무, 모기 서식지 방역 등 환경·개인 보호를 통
해 일차적으로 예방 관리한다. 치료는 퀴닌quinine, 클로로퀸chloroquine, ACT
로, 지역적인 약품 저항성에 따라 다수의 항말라리아 약품을 투여한다.

● 매독syphilis

스피로헤타균spirochete bacterium인 매독균*Treponema pallidum*에 의한 성 매개 또는 선천 감염. 치료하지 않으면 여러 단계로 진행하는데, 첫 단계는 감염 시작 부위의 병변과 림프샘 팽대이다. 수개월 후 반점, 발열, 신경계 증상을 포함한 다른 증상들이 동시적으로 발생한다. 적은 비율에서는 몇 년 후 3기 매독으로 발전해 온몸에 종양이 자라나며, 점진적인 치매와 심장 질환이 발생한다. 페니실린penicillin·테트라사이클린tetracycline·세프트리악손ceftriaxone 같은 항생제로 치료한다. 물리적 피임 방식과 임산부에 대한 선별 검사를 통해 관리한다.

● 모니터링monitoring

중재법이 원래의 계획에 따라 적절히 실행되고 있는지와 목표와 목적에 맞게 도달한 정도를 체계적이고 지속적으로 시행하는 평가. 모니터링은 변화하는 상황에 유연하게 대응할 수 있도록 중재법의 시행을 평가하는 피드백 메커니즘을 제공한다.

● 민감도sensitivity

특정 진단 도구에서 질병이 있다고 양성으로 나타난 대상자 중에서 실제 질병을 가진 사람의 비율. 진양성true positive을 진양성과 위음성false negative을 합한 값으로 나누어 산출한다. 1백 퍼센트의 민감도를 가졌다는 것은 질병에 걸린 모든 대상자를 이 진단법으로 진단할 수 있음을 의미한다(위음성이 전혀 없음). 민감도와 특이도는 진단 도구의 성능을 평가하는 데 가장 널리 사용되는 통계법이다.

● 바마코 선언Bamako Initiative

1987년 말리의 바마코에서 열린 세계보건기구 지역 회의에서 아프리카 각국의 보건국 장관들이 사하라 이남 아프리카 지역의 필수 의약품과 기타 보건 의료 서비스의 가용성을 증진할 전략을 실행하고자 채택한 공식 선언문이다. 당시 회의에서 유니세프의 수장이었던 그랜트James P. Grant는 사하라 이남 아프리카 지역이 처한 심각한 경제적 위기와 건강에 관한 사업들의 부정적 결과, 일차 의료 사업에 지속적으로 비용을 부담하기를 꺼리는 공여 국가들의 문제를 다루었다. 그와 더불어 지역사회에서 비용보다 높은 가격수준으로 약품을 팔아 재원을 마련하고, 이를 통해 일차 의료를 회생할 방법을 제시했다. 이에 대해 아프리카의 각국 보건국 장관들은 ❶ 지역 단위의 자체 모금이 가능한 메커니즘에 대한 정의와 사업의 실행, ❷ 지역사회의 참여 독려, ❸ 약품의 정기적인 공급을 통한 일차 보건 의료의 가속화 등의 결의안을 채택했다. 이 선언을 통해 지역 단위에서 건강 정책을 수립하도록 분권화가 이루어졌고 사하라 이남 아프리카 지역의 필수 의약품 공급을 증대할 국가적인 의약품 정책을 실질적으로 수립하도록 촉진했다.

「자료」 http://www.unicef.org/sowc08/docs/sowc08_panel_2_5.pdf

● 백신(예방접종)vaccine

비활성화되고 약화되거나 복제된 항원 또는 항원이나 독소 등의 일부로, 인간이나 다른 동물에게 접종되었을 때 인위적으로 B림프구나 T림프구를 생산해 면역반응을 활성화함으로써 향후 접촉할 수 있는 특정 병원체에 빠르고 효율적으로 대응할 수 있게 한다.

● 백일해pertussis

백일기침whooping cough으로 알려진, 공기 전파 세균인 백일해균*Bordetella per-*

*tussis*에 의해 발생하는 심각한 소아병. 초기에 백일해는 감기와 유사하나 짧은 점액성 기침이 발작적으로 계속되다가, 가쁜 호흡에 따른 '컹' 하는 소리를 내는 기침으로 이어진다. 폐렴·뇌염 등이 합병증이다. 가장 좋은 예방법은 디피티 백신을 접종하는 것이며, 일반적으로 항생제를 지속 투여해 치료한다.

● **비용 효과**(성) cost-effectiveness

보건 의료 기술 및 서비스의 총가격 대비 총기대효과를 비교하는 개념. 보건 의료 기술과 관련해 비용 효과성은 질병 발생 예방 건수 case averted, 사망 예방 건수 death averted, 연장된 건강 연령 healthy years of life saved, 삶의 질 보정 수명 quality-adjusted life years 등 대부분 기대되는 효과의 단위를 투자된 비용으로 나눈 비율로 제시된다.

● **빈혈** anemia

적혈구와 헤모글로빈 부족을 의미한다. 창백, 허약, 피로, 집중력 저하, 숨참, 빈맥 등의 증상이 나타나는데, 보통 다른 건강 문제로 말미암아 나타나는 경우가 많으므로 이를 치료하거나 예방하기 위해서는 빈혈의 원인에 접근할 필요가 있다.

● **사회 마케팅** social marketing

보건 의료 기술을 증진하기 위해 상업적인 광고 기법을 활용한 사회 변화 기법으로, ❶ 대상 집단을 포괄적으로 분석하고, ❷ 관련 소비자 세부 구획을 식별하며, ❸ 개별 소비자에 적합한 상품 포장 및 홍보 등의 기법을 활용해 해당 집단의 수요, 요구 및 신념에 대한 중재법을 설계한다.

● 새천년개발목표Millennium Development Goals

2000년 9월 뉴욕 유엔 본부에서 개최된 새천년개발목표 회의에서 빈곤·가난·질병의 퇴치를 위해 채택된 범세계적인 행동 계획이다. 극심한 빈곤 퇴치부터 보편적인 초등교육 제공까지 아우르는 여덟 개 목표의 청사진에 대해 전 세계의 국가와 세계의 주요 개발 단체가 승인했다. 여덟 개 목표는 다음과 같다. ❶ 극심한 빈곤과 기아 퇴치, ❷ 보편적인 초등교육 제공, ❸ 성평등 촉진과 여권 신장, ❹ 아동 사망률 감소, ❺ 모성 건강 개선, ❻ AIDS와 말라리아 등의 질병 퇴치, ❼ 지속 가능한 환경 보장, ❽ 국제적 개발 협력 확대. 아울러 모성 및 아동 건강 증진을 중점적으로 가속화하기 위해 각국 정부, 민간 영역, 재단, 국제기구, 시민사회와 연구 단체가 4억 달러 이상의 재원을 5년 이상 기간에 걸쳐 지원하기로 약속했다.

「자료」 http://www.un.org/millenniumgoals/bkgd.shtml

● 서방형 제제time-release medicines

일정한 농도를 유지하도록 일정한 시간에 걸쳐 서서히 몸에 흡수되게 만들어진 약품

● 소아마비(회백수염)poliomyelitis

소아마비 바이러스*poliobirus*의 혈청학적 타입 세 종류 가운데 하나로 말미암아 발생하는 질병. 이 바이러스는 배설물에서 경구로 감염되며, 95퍼센트는 무증상이나 가벼운 위장 장애를 일으키는 정도의 위장관 감염에 그친다. 1퍼센트가량의 경우에는 혈액을 통해 전파되어 중추신경에 도달해 뇌수막염과 유사한 증상을 일으키며, 때때로 운동신경 손상이나 호흡기관 부전, 마비 및 사지 근력의 약화 등은 영구적인 장애로 남기도 한다. 완화 의료, 호흡 재활, 물리치료 외에 다른 치료법이 없다.

예방법은 소크Jonas Salk의 비활성화 백신(사백신)과 세이빈Albert B. Sabin의 생백신 등 두 가지 소아마비 백신이 사용되는데 각각 장단점이 있다. 소아마비 바이러스는 사람 대 사람으로 전파되며, 인간 숙주 외에는 생존할 수 없기 때문에 소아마비 관리 및 박멸을 위해서는 예방접종이 일차적인 접근법으로 여겨진다.

● **소외 질환**neglected disease

전 세계의 빈곤층에서 겪고 있는 심각한 수준의 질환 또는 건강 상태. 대부분 열대 지역에 만연해 있는데, 음용수가 안전하지 않고, 위생 상태가 좋지 않으며, 주거 환경이 부실하고 의료 서비스를 받기 힘든 지역을 중심으로 퍼져 있는 전염성 질병이다.

「자료」 http://rarediseases.info.nih.gov/files/Neglected_Diseases_FAQs.pdf

● **실온 유통 체계**cool chain system

저온 유통 체계와 유사하나, 좀 더 큰 범위의 온도 변화에서 생산품이 유지될 수 있다는 면에서 차이가 난다.

● **알마아타(현재 알마티) 선언**Alma Ata Declaration

1978년 세계보건기구와 유니세프가 공동 주최해, 구소련 알마아타에서 열린 일차 보건 의료에 관한 회의에서 채택된 선언. "전 세계 모든 사람들의 건강을 보호하고 증진하기 위해 모든 정부, 보건·개발 종사자 및 전 세계 지역 주민에 의한 신속한 행동이 필요함을 천명"한다는 전문으로 시작해 총 10개 장으로 이루어져 있다. 건강은 기본적 인권이자 사회적 목표이고, 선진국과 개발도상국의 격차를 용인할 수 없음을 비롯해, 새로운 국제경제 질서의 중요성, 주민 참여의 권리와 의무, 일차 보건 의료의 내용 및 그 실현을 위한 국내 행동과 국제 협력 등이 언급되어 있으며, 각국이 "2000년까지 모든 사람에게 건강을"과 같은 목표를 실현하기 위해 행동할 것을 요구했다.

「자료」 대한기초간호자연과학학회 엮음, 『간호학대사전』, 현문사

● **역학**epidemiology

주어진 인구 집단에서 건강 상태의 현황 및 분포, 이에 영향을 주는 관련 요인을 분석하는 학문

● **연령 보정 사망률**age-adjustment mortality

집단 간의 잘못된 비교를 막기 위해, 연령별 인구 분포의 차이로 말미암은 영향을 보정해 산출한 사망률. 질병 및 사망 등의 사건은 연령대에 따라 달리 발생하며, 나이가 많은 인구가 주된 집단일수록 다른 집단보다 사망률이 높다.

● **옥스팜**Oxford Committee for Famine Relief, Oxfam

1942년 영국 옥스퍼드 주민들에 의해 옥스퍼드 기근구조위원회라는 이름으로 결성된 구호단체. 당시 제2차 세계대전 중 나치 지배 아래 해상 봉쇄령으로 굶주리고 있던 그리스 국민을 위한 구호 활동을 시작으로 전쟁이 끝난 뒤에도 활동 폭을 넓혀 벨기에 등지에서 전쟁 난민 구호에 앞장서며 긴급 구호단체로 성장했다. 1994년 9월 전쟁을 피해 자이르(현 콩고민주공화국) 국경 지대로 피난한 르완다 난민의 식수 문제를 주도적으로 해결하기도 했다. 이후 1995년 옥스팜 인터내셔널Oxfam International이라는 국제단체로 거듭나면서 빈곤 및 부조리에 맞서는 활동을 전 세계적으로 벌이고 있다. 2012년 현재 기구 및 지역사회의 기부금으로 전체 재정 수입의 약 80퍼센트를 충당하고 있다. 90개 이상의 국가에서 17개 조직의 네트워크로 연결된 국제 조직이다.

「자료」 http://www.oxfam.org

● **우수의약품 제조관리기준**GMP

제약 산업의 질을 관리하기 위해 제약 산업에 적용되는 일련의 지침. 중앙정부나 세계보건기구 같은 국제기구가 발표한다. 여기에는 연구 설계, 자료 수집과 보급, 제조 방법의 추적 가능성, 제조 및 포장 과정과 양질의 효과적인 의약품이 시장에 도달하는 데 영향을 주는 관련 요인 등을 관리하고 규제할 방안이 포함된다.

● **유병률**prevalence

특정 인구 집단에서 특정 시점이나 일정한 시기에 걸쳐 특정 건강 상태를 보이는 개인의 수를 전체 대상 인구 집단 수로 나눈 비율

● **유통**distribution

보건 의료 기술 및 서비스가 ❶ 주문된 후 생산자 및 공급자로부터 발송되고, ❷ 공공이나 민간의 조달 업체에 도착해 정리된 후 검열을 거쳐, ❸ 최종 사용자에게 전달될 수 있는 지점까지 공공이나 민간 기구를 통해 운송되고 목록화되어 저장되기까지 일련의 공급 체계 흐름

● **이환율**morbidity

특정 건강 문제 또는 이로 말미암아 야기되는 장애의 유병률

● **인구위원회**Population Council

60년 동안 인구위원회는 전 세계의 건강을 증진하기 위해 생의학적·사회과학적·공중보건학적 연구를 실시하고 더욱 효과적인 정책과 사업, 기술을 전파하는 역할을 감당했다. 현재 전 세계 50개 이상의 국가에서 18개 사무국의 6백 명이 넘는 직원이 연구와 사업을 펼치고 있다. 정부 및 시민사회 조

직과 함께 일하며 인구학적 연구, 의사 결정 연구, 기술적 지원, 생식 보건과 HIV에 대한 기초적인 생의학 연구, HIV 감염을 막기 위한 새로운 피임법 및 제품 개발에 힘쓰고 있다. 개발도상국에서의 생식 보건 및 인구학 연구자들의 역량을 강화하기 위해 연구비·연구소 지원 등을 실행하고 있다.

「자료」 http://www.popcouncil.org

● **임상 시험**trial

표준화되고, 체계적이고, 재현 가능하며, 정량적인 방법론을 통해 시행한 시험 연구. 무작위 시험 연구의 경우에 보통 한 그룹은 중재법을 받으며, 다른 한 그룹은 대조군으로 참여하게 된다.

● **입찰 절차**tender process

어떤 제품 및 서비스를 공급할 계약을 체결하고자 공급자들을 공개경쟁에 초대하는 과정. 사전에 제시된 요건에 부합하는 업체에만 입찰 기회를 제공하는 제한 입찰invited tender과 원하는 대상자 누구에게나 기회를 제공하는 공개 입찰open tender이 있다.

● **의료 장비**medical device

기존 기술이나 약품 또는 중재법의 효과와 가치를 높이도록 지원하는 보건 의료 과학기술. 백신이나 약품, 피임 기술이나 진단 기술 등은 의료 장비로 간주되지 않는다. 의료 장비는 백신 용기 모니터 및 유니젝트 주사기처럼 백신 및 약품을 전달하는 기구나, 살충제 처리된 모기장, 훈증제 용기 등 중요한 건강 문제의 치료를 위한 다른 통합 프로그램의 전달을 촉진하는 생산물이다. 이런 의료 장비는 제약 분야 이외의 산업에서 제조되는 경우가 많다.

● **자간증**eclampsia

높은 혈압과 부종, 소변에 단백질 함유량이 비정상적으로 많은 것이 특징적 증상인 임신 관련 상태. 발작과 때때로 혼수상태 및 사망으로 이어진다. 황산마그네슘 치료로 조절될 수 있다.

● **저온 유통 체계**cold chain system

제조 시점부터 최종 소비지에 도착할 때까지 특정 온도 범위 내에서 관리되어야 하는 의료 생산품을 위해 요구되는 공급 체계. 저온 유통 체계가 제 기능을 하지 못하면, 의료 생산품은 효능을 상실한다. 저온 유통 체계에는 의료 생산품의 포장부터 운송·저장·전달 등 여러 영역에 걸쳐 허용되는 온도 범위 내에서 의료 생산품이 유지되고, 손상되지 않도록 추적할 수 있는 정보 전달 체계 및 장비들이 포함된다.

● **(보건 의료) 접근성**access

최종 사용자가 필요할 때 양질의 보건 의료 기술 및 서비스를 지속적으로 확보하고 적절하게 사용할 수 있는 역량

● **(보건 의료) 접근성 활동 영역**access activities

최종 사용자에게 보건 의료 기술 및 서비스를 성공적으로 도달하게 하고, 의도한 건강 효과를 달성하는 데 영향을 주는 활동 요인들

● **(보건 의료) 접근성 향상 전략**access plan

보건 의료 기술 및 서비스가 생산되고 전달되어 성공적으로 사용하게 되는 것을 저해하는 장애 요인을 제거하려는 일련의 전략. 여기에는 관련된 참여 당사자의 분석과 위기 및 기회에 대한 평가 등이 포함된다. 접근성 향상 전

략은 보건 의료 기술 및 서비스의 개발, 도입, 규모 확장에 따라 주기적으로
개정할 수 있도록 유연하게 수립되어야 한다.

● 접근성가속화기구Accelerating Access Initiative
미국 국제개발처, 세계은행과 6개 연구 기반 의약품 회사(애벗 래버러토리스Abbott
Laboratories, 베링거 인겔하임 사Boehringer-Ingelheim GmbH, 브리스틀 마이어스 스퀴브 사Bristol-
Myers Squibb, F. 호프만 라로셰 사F. Hoffmann-LaRoche, 머크, 글락소스미스클라인)와의 공공·
민간 기관 간 협력을 위한 협의체로서 2000년 설립되었다. HIV/AIDS 치료
를 위한 항레트로 의약품을 사용하는 데서 국가 간 격차를 줄이는 것을 목적
으로 하며, 협력 단체들은 정부, 국제기구 및 다른 이익집단과 함께 효과적
인 의약품 사용을 보장할 광범위한 접근 방법을 모색하고자 한다.

「자료」 http://www.who.int/hiv/pub/progressreports/accelerating/en/index.html

● (보건 의료) 접근성의 장애 요인barriers of access
최종 사용자가 보건 의료 기술 및 서비스를 성공적으로 확보해 적절하게 사
용하는 것을 저해하는 환경적·정치적·경제적·사회문화적·생물학적·기술적
장애 요인. 장애 요인에는 국제기구나 정부의 결의(의 부재), 부족한 보건 의료
체계 역량, 최종 사용자의 불신, 높은 생산비용, 부적절하고 비효율적인 기
술 및 질병 양상의 변화 등 다양한 요인이 포함된다.

● 정책 커뮤니티policy community
특정한 정치적인 목표를 공유하면서, 이를 옹호하고 공식화하며 실행하기
위해 상호작용하는 공동체

● 제네릭Generic

특허 보호하에 생산되던 의약품의 특허 기간이 끝난 뒤, 다른 제약사가 특허 만료 후 공개된 기술과 원료 등을 이용해 만든 의약품으로서, 약효·품질이 같은 제품을 의미한다. 약효·품질이 동질적이지만 특허를 가진 의약품보다 대체로 저렴하다.

● 제약 배합formulation

의약품 생산과정 중 하나로, 활성 성분과 비활성 첨가제와 같은 다양한 제약 물질을 혼합해 환자들이 소비할 수 있는 형태의 제제로 생산하는 이차적 제조 공정의 일부

● 조달procurement

의료 기술의 가용성을 보장하기 위해 민간이나 공공의 제공자로부터 건강 관련 제품을 구입하는 행위. 조달 여부에 대한 결정은 생산품의 단위당 비용, 요구 수량, 사용 가능한 제품의 질, 대량 구매나 최소 비용 및 가격 인상 조정의 가능성, 주어진 예산 한계, 정부나 조직의 구매 대행기관 섬세한 조정 절차, 수요와 공급을 예측하는 적절한 자료의 가용성, 그리고 공급 업체, 가격 및 제품에 대한 투명한 정보의 접근성 등에 따라 영향을 받는다.

● 조력(촉진) 요인facilitating factors

최종 사용자가 보건 의료 기술 및 서비스를 성공적으로 획득하고 사용할 능력을 증진하는 요인들. 여기에는 제품 옹호자, 국제기구나 정부의 정치적 결의, 보건 의료 체계의 전달 역량, 최종 사용자의 용인 가능성, 생산비용 감소, 기술 설계의 변화 등이 포함된다.

- **조직적 구조**architecture

  보건 의료 기술 및 서비스의 접근성을 보장하는 데 필요한 다양한 활동들이 원활하게 조정·운영되기 위해 확립된 조직적 구조 및 관계. 조직적 구조화를 위해서는 잘 정의된 노동력과 역할 구분뿐만 아니라 상호 소통, 의사 결정 과정, 모니터링, 평가를 위한 효과적인 통로를 갖추어야 한다.

- **주산기**|perinatal period

  출산 전 5개월부터 출산 후 1개월에 이르는 기간

- **주혈흡충증**schistosomiasis

  빌하르츠bilharzia로 알려져 있으며, 물달팽이aquatic snail을 중간숙주로 필요로 하는 동일한 생활환을 공유하는 세 종류의 흡충 감염 가운데 하나이다. 주혈흡충schistosome은 인체의 간과 폐, 종에 따라서는 장과 방광을 공격한다. 초기 흡충 감염은 발열, 설사, 림프샘 팽대를 일으키지만, 더 심각하게는 이후 만성 감염에 대한 면역 반응으로 말미암아 장과 방광에 용종과 염증을 생기게 하고, 충란이 간으로 다시 침입해 간질환과 출혈을 일으키거나 사망에 이르기도 한다. 프라지콴텔이 일차 치료 약품이다. 소아와 위험군을 대상으로 한 전 집단 화학요법이 세계보건기구에서 권장하는 관리 전략이다.

- **지적 재산권**intellectual property rights, IPR

  일정 기간 개발자가 특정 생산품이나 처리 과정의 소유권을 보호받을 수 있게 하는 특허나 그 밖의 법적 구속 방법. 지적 재산권을 확보한 개발자로부터 허가받지 않으면, 다른 사람이 이에 대한 권리나 이익을 주장할 수 없다.

- **진단 검사**(진단 방법)diagnostic

  개별 환자를 진단하기 위해 임상적 목적으로 사용되거나 전체 인구의 역학 조사를 목적으로 특정 질병이나 건강 상태를 평가하기 위해 사용되는 보건 의료 도구. 여기에는 임상적인 체크리스트부터 현미경 관찰, 병원체 배양, 특정 항원·항체의 혈청학적 검사 등 다양한 기술이 포함된다. 새로운 신속 진단 방법에서는 면역 크로마토그래피 분석법이 점차 많이 사용되고 있다.

- **질병 부담**burden of disease

  재정적 비용, 사망률, 이환율 또는 다른 지표들로 측정된 건강 문제에 대한 영향. 질병 부담은 종종 질 보정 생존 연수quality-adjusted life years, QALYs 또는 장애 보정 생존 연수disability-adjusted life years, DALYs로 측정되는데, 두 지표 모두 질병으로 말미암아 줄어든 생존 기간을 정량화한 지표이다. 한 단위 연수가 생존 기간 1년의 손실을 의미하며, 전반적인 질병 부담은 현재 건강 상태와 개인이 질병과 장애로부터 자유로운 이상적인 건강 상태와의 격차를 통해 측정된다. 이를 통해 각 질병으로 말미암은 부담을 비교하거나 보건 사업을 통한 효과를 예측할 수 있다.

  「자료」 http://www.who.int/topics/global_burden_of_disease/en

- **채택**adoption

  국제적·국가적 수준을 비롯해 보건 의료 제공자 및 최종 사용자 등 다양한 수준에서의 보건 의료 기술 및 서비스를 수용해 적절하게 사용하는 것 또는 그 수요

- **최종 사용자**end-user

  보건 의료 기술 및 서비스를 사용하리라고 의도된 소비자. 최종 사용자는 소

매점에서 여성용 콘돔을 구입하는 사람부터 출생 시 B형간염 예방접종을 받는 환자뿐만 아니라, 말라리아 신속진단검사를 사용하는 의료인까지 다양한 종류의 소비자가 포함된다.

● 트라코마trachoma

클라미디아균*Chlamydia trachomatis*에 의한 안구 결막의 질환으로, 오염된 손이나 수건, 파리 등에 의해 전염된다. 클라미디아균 감염이 반복되면 만성적인 염증과 속눈썹 전도, 각막 손상 및 궤양 등을 일으켜 실명에 이르게 된다. 세계보건기구는 네 가지 영역으로 구성된 SAFE 전략을 포함하는 트라코마 제어 프로그램을 권장한다. SAFE 프로그램은 속눈썹 전도의 수술 치료, 파이저에서 후원받는 아지스로마이신azithromycin 1회 요법, 손과 얼굴 자주 씻기, 깨끗한 물과 위생을 제공하는 환경적 중재법으로 구성된다.

● 특이도specificity

특정 진단 도구에서 질병이 없는 것으로 나타난 대상자 중에서 실제 질병이 없는 대상자의 비율. 진음성true negative을 진음성과 위양성false positive을 합한 값으로 나누어서 산출한다. 특이도가 1백 퍼센트라는 것은 질병이 없는 모든 건강한 대상자를 이 진단법으로 진단할 수 있음을 의미한다(위양성이 전혀 없음). 민감도와 특이도는 진단 도구의 성능을 평가하는 데 가장 널리 사용되는 통계법이다.

● 파상풍tetanus

파상풍균*Clostridium tetani*에서 만들어지는 파상풍독소tetanospasmin로 말미암은 중추신경계 질환이며 일반적으로는 균 포자에 의한 상처 오염으로 감염된다. 독소는 근육 경련, 입벌림장애trismus, 경부 강직과 기타 임상 증상으로

폐부전과, 특히 출산 후 탯줄 부위 오염으로 말미암은 영아 감염의 경우에 높은 사망률로 이어진다. 관리 방법은 감염이 의심될 때 항파상풍 면역글로불린을 주사하는 것이며, 파상풍톡소이드tetanus toxoid 접종과 출산 관련 의료 기관과 의료 종사자들의 위생 관리를 통해 예방한다.

● **필수 의약품 목록**Essential Drugs List; Essential Medicines
세계보건기구가 정의하는 것으로서, 질병의 유병률, 효능, 안정성에 대한 증거 및 비용 효과성을 바탕으로 보건 의료 체계가 대상 인구 집단의 우선적인 건강 관련 수요를 충족할 의약품들을 가리킨다. 2년마다 개정되며 각국 보건부처가 의약품들의 조달 및 규제 정책을 결정할 때 참고할 지침을 제공한다.

● **항원**antigen
인체 면역 체계가 발동해 항체를 생성하도록 유발하는 특정 외부 미생물에 있는 단백질 서열

● **항체**antibody
인체 면역 체계의 일부로 백혈구에 의해 생성되는 면역글로불린. 항체는 외부 미생물에서 발현되는 항원에 작용하며, 이를 통해 건강한 세포에 결합하는 것을 차단하거나 감염에 반응하는 다른 면역 체계를 활성화한다.

● **홍역**measles
전염성이 강한 공기 전파 감염으로 상부 및 하부 기도, 림프계, 혈액 및 체내의 다른 부분까지 퍼지는 파라믹소바이러스*Paramyxovirus* 감염. 환자는 감기 같은 증상으로 시작해, 결막염이 뒤잇고, 최종적으로 전신에 구진홍반성 반점과 빰 안쪽에 코플릭 반점Koplik's spot이 나타난다. 선진국에서 홍역이 심각

해지는 경우는 거의 없다. 그러나 개발도상국에서는 폐렴, 뇌염, 각막 병변, 출혈성 반점 등의 합병증으로 말미암아 높은 영아 사망률을 보인다. 홍역 백신과 홍역·볼거리·풍진MMR 복합 백신이 예방과 관리의 일차 수단이다. 합병증을 치료하고 증상에 대처하는 것 이외의 치료는 없다.

● 활동 흐름activity stream
보건 의료 기술 및 서비스에 대한 접근성을 창출할 때 조직적 구조, 가용성, 가격 적정성, 채택 등의 요인을 반영해 고려되어야 할 활동들

● 활성 성분active ingredient
계획된 약리학적 효과를 일으키는 약품 및 제약 산출물 성분. 활성 성분이 실제로 쓰이려면 대개 생산과정에서 비활성 성분인 첨가제와 혼합되어야 한다.

● 황열yellow fever
아프리카 열대 지역이나 중앙아메리카 및 남아메리카에서 플라비바이러스 *Flaviviridae*과에 속하는 바이러스가 숲모기Aedes mosquito에 의해 전파되어 발생하는 질병. 임상적으로 황열 환자는 초기에 갑작스러운 발열과 두통, 근육통 등이 나타나며, 상당수의 환자들이 간출혈로 진행해 사망에 이르기도 한다. 최선의 예방책은 모기장이나 살충제 도포 등으로 매개 곤충을 관리하는 방법과 예방접종이다. 완화 요법 외에는 치료법이 없다.

● 회선사상충증onchocerciasis
회선사상선충*Onchocerca vulvulus*에 의해 피부와 안구에 침입해 실명에 이르게 하는 질병으로 강물 실명river blindness로도 알려져 있다. 사상선충의 애벌레는 먹파리*Simulium* black fly가 흡혈할 때 사람에게 감염된다. 애벌레는 성충

으로 성장하며 피부밑의 결절에서 해를 주지 않는 상태로 존재한다. 하지만 성충이 번식할 때, 암컷은 수천 마리의 미세선충microfilariae을 생산하며, 이 미세선충이 피부밑에 축적되어 심한 가려움증과 착색을 일으킨다. 더 심한 경우에는 미세선충이 눈으로 이동해 각막·포도막·망막에 염증을 일으키며, 시신경을 위축시켜 실명에 이른다. 매개하는 곤충을 제어하고 연간 복용량의 이버멕틴을 1회에 투여하는 집중 치료가 일차적인 예방책이다. 머크의 약품 기부 프로그램에 의해 제공되는 이버멕틴이 사상선충의 치료제이다.

● 효과effectiveness
보건 의료 기술 및 서비스가 일반적으로 사용되었을 때 건강에 미치는 영향. 보통 특정 대상자 집단에서 보건 의료 기술 및 서비스의 도입으로 말미암아 나타나는 질병 발생 건수의 감소 등으로 평가된다.

● 효능efficacy
보건 의료 기술 및 서비스가 임상 시험이나 현장 시험처럼 통제된 환경에서 특정 결과를 얻을 수 있는 능력. '효과'가 일반적으로 사용되었을 때 기대되는 결과라면, '효능'은 통제된 특수 환경에서 기대되는 결과라는 면에서 차이가 있다.

● A형간염 바이러스hepatitis A virus, HAV
피코르나바이러스*Picornaviridae*과의 헤파토바이러스*Hepatovirus*인 A형간염 바이러스는 간세포를 표적으로 한다는 점 말고는 다른 간염 바이러스와 관련이 없다. 이 급성 질환은 항문-구강 전파 경로를 통해 확산되며 황달, 암갈색 소변, 극심한 피로감, 구토, 발열 등의 증상을 동반한다. 감염 시 회복하기까지 수개월이 걸리기도 하지만, 간에 손상을 남기는 경우는 거의 없다.

면역글로불린 조사가 A형간염 바이러스 노출에 대해 인정받은 예방법이다. 그러나 감염된 이후에는 치료법은 없다. 예방접종과 공중 보건 개선, 조리 시 위생 관리를 통해 예방할 수 있다.

● b형 헤모필루스 인플루엔자*Haemophilus influenzae* type b, Hib
헤모필루스 인플루엔자*Haemophilus influenzae* 박테리아 가운데 여섯 종의 공기 전파 균주 중 하나로 특정 조건에서 하부 기도에 침입해 폐렴과 유사한 증상을 일으키거나, 중추 신경계에 침입해 뇌수막염을 일으킨다. 봉와직염[연조직염]이나 관절염, 청력 소실, 지적 장애나 다른 합병증을 일으킬 수도 있다. 항체를 통해 치료할 수 있는데, 주된 예방법은 유아기 초기에 백신 접종을 실시하는 것이다.

● B형간염 바이러스hepatitis B virus, HBV
DNA 유전자 지도의 특성과 간세포를 대상으로 하기 때문에 헤파드나바이러스*Hepadnavirus*로 불리는 B형간염 바이러스는 인체의 면역 체계에서 대개 빠르게 제거된다. 때로는 피로·오심惡心·황달·복통을 동반한다. 대다수는 급성 감염으로부터 완전히 회복하지만, 6개월 이상 혈액 내에 바이러스가 남아 있는 사람들은 만성 감염으로 진단된다. 만성 감염에 대한 인체의 면역 반응은 간세포의 지속적인 파괴와 생성이 주된 것이며, 이것이 아프리카와 동남아시아 지역의 간 경화와 간암 유병의 주원인이다. B형간염 바이러스는 성관계를 맺거나 출산 시(산모로부터 태아에게), 주사를 통해(오염된 혈액이나 가공 혈액) 전파될 수 있다. 그러나 전 세계적으로 가장 흔한 경우는 신생아기에 오염된 보건 환경이나 산모로부터 전파되는 것이다. 한편 (물리적 피임 기구를 쓰거나 혈액 및 오염된 기구에 대한 안전 과정을 향상하는 등의) 보호 장치를 제외하고는, 위험이 있는 집단에 대한 일차적인 예방법은 B형간염 백신이며, 이는 건강한 성인에게서 90퍼센트의 효과를 보인다. 항바이러스제인 라미부딘lami-vudine을 일차적으로 사용해 치료한다.

● GAVI(세계백신면역연합) Global Alliance for Vaccines and Immunizations
저개발 국가에서의 예방접종 접근성을 높여 아이들의 생명을 구하고 사람들의 건강을 보호할 목적으로 설립된 공공·민간 협력체이다. 개발도상국과 공여 국가, 세계보건기구, 유니세프, 세계은행, 선진국과 개도국의 백신 산업, 기술 및 연구 단체, 시민사회, 게이츠재단 및 그 밖의 민간 자선단체 등이 함께하고 있다. 협력 기구 각각의 능력과 전문성을 극대화해 예방접종 접근성을 높일 새로운 해결책을 모색하고 있다.　　　　「자료」 http://www.gavialliance.org

● GFATM(AIDS·결핵·말라리아 퇴치 국제기금)
Global Fund to Fight AIDS, Tuberculosis and Malaria
2002년 설립된 후 세 질병의 만연을 막기 위한 자원을 극적으로 늘렸다. 정부, 시민사회, 민간 부문과 질병에 이환된 지역사회의 공조를 촉진하는 가장 효과적인 전략을 사용한다. 사업을 직접적으로 실행하거나 관리하는 대신, 해당 지역의 전문가들이 질병에 이환된 인구 집단을 도울 수 있도록 자금을 지원하는 방식을 채택한다.　　　　「자료」 http://www.theglobalfund.org/en

● HIV(인체면역결핍바이러스)human immunodeficiency virus
CD4+ 면역 세포만 특이적으로 감염시키는 바이러스로서 레트로바이러스 Retroviridae과에 속하며 숙주세포의 DNA에 융합되기 위해 역전사효소를 사용한다. HIV는 성관계를 맺거나 출산 시(산모로부터 태아에게), 주사를 통해(오염된 혈액이나 가공 혈액) 전파될 수 있다. 초기에는 단핵구증mononucleosis 양상을 띤 발열, 피로, 림프샘 팽대 같은 증상을 보인다. 단기간 경과 후 HIV는 긴

잠복기로 들어가 복제를 계속하며 체내 면역 체계를 파괴해, 결국 인체가 기회감염 및 그 밖의 감염에 대응할 수 없도록 만든다. 이 시점에서 AIDS로 진행했다고 진단할 수 있다. 일단 환자가 AIDS로 임상적 진행을 하면, 조치를 취하지 않을 경우 사망에 이르게 된다. HIV에 대한 완치제는 없다. 보건 교육과 건강 행태 교정, 콘돔 보급, 혈액 안전 활동을 통해 예방하며, 현재로서는 서너 가지 항레트로바이러스제의 병용 요법이 치료법이다.

● PAHO(세계보건기구 아메리카지역사무소) Pan American Health Organization
세계에서 가장 오래된 국제 공공 의료 기관으로 1902년 설립되었다. 북미·남미 지역의 건강과 삶의 질을 증진할 기술 협력을 도모하는 한편, 협력 단체의 참여를 촉진하고 있다. PAHO는 세계보건기구의 아메리카 지역 사무소이자 유엔에 소속된 기관이기도 하다. 「자료」 http://www.paho.org

● PATH(보건의료적정기술 프로그램) Program for Appropriate Technology in Health
1977년 설립해 미국 워싱턴 주 시애틀에 본부를 둔 국제적인 비영리 보건 단체이다. 초기에는 가족계획에 집중했으나, 보건 의료, 모자보건, 생식 보건, 백신과 예방접종, HIV·말라리아·결핵을 포함해 새롭게 번지고 있는 전염병 등 다양한 분야로 활동 영역을 넓혔다. 현재 전 세계에 걸쳐 30개 사무국이 있고 1천2백 명 이상의 직원이 일하고 있다. 「자료」 http://www.path.org

● TRIPs(무역 관련 지적재산권에 관한 협정)
Trade-Related Aspects of Intellectual Property Rights
2001년 제품 및 공정 과정의 특허 소유자를 보호하기 위해 시행되었다. TRIPs는 세계무역기구 회원국에 각국의 발달 상태에 따라 정해진 기간 내에 지적재산권 보호 규정을 제정하도록 규정했다. 항바이러스 치료의 가용성을 옹호하는 AIDS 퇴치 활동가들의 요구에 대응해, 공공 보건의 응급 상황에서는 반드시 필요한 경우 특허권이 유효한 보건 의료 기술의 제품 등록을 제공하도록 TRIPs 규정이 개정된 바 있다.

찾아보기

ㄱ

ㅇ

유니세프 조달 부서 UNICEF Supply Division 121, 122, 124, 209, 213~215, 218, 221,

222, 225, 226, 230, 231, 234, 286, 293

유럽의약품평가기구 European Agency for the Evaluation of Medicines 42

유럽특허협약 European Patent Convention 242

유병률● prevalence 45, 68, 74, 76, 90, 97, 119, 120, 225

유엔개발계획 United Nations Development Program, UNDP 87, 124, 193

유엔에이즈계획 United Nations Programme on HIV/AIDS, UNAIDS 13, 40, 54, 243, 244, 250,

258, 271, 285

유엔인구기금 United Nations Population Fund, UNFPA 40, 54, 180, 193, 243, 250, 261,

263~265, 268, 270, 271, 285

유통● 40, 45~48, 72, 77, 157, 177, 181, 189, 202, 233, 290

의료 종사자 health workers 49, 50, 56, 166, 223, 281, 282

이머크 사 E. Merck 44, 71, 75, 81, 99

이버멕틴 ivermectin 44, 93, 288

이슬람 181, 197, 287

이집트 49, 73, 74, 79, 90, 174, 205

이환율● morbidity 73, 82, 96, 137, 147, 165

인공피임수술협회 Association for Voluntary Surgical Contraception 179

인구위원회● Population Council 168~171, 173~183, 188, 189, 195~197, 199, 277, 279,

280, 282, 291

인도 49, 51, 84~86, 89, 111, 113, 124, 128, 174, 176, 211, 227, 243, 248, 257, 258,

268, 290, 297

인도네시아 111, 113, 116~119, 128, 174, 178, 180~182, 185, 188~190, 192,

195~197, 206, 207, 224, 227, 279, 287, 298

일본 BCG 사 Japan BCG 216, 219

임상 시험● 62, 71, 72, 123, 132, 146, 169, 172, 174, 178, 180~182, 185, 194, 196,

206, 245, 260, 275, 276, 291

입찰 절차● 48

ㅈ

기타

ICT 말라리아 Pf ICT Malaria Pf 151, 152

LG화학 LG Chemical 113, 123, 216

p-톨루엔 술폰산염 PTS(p-toluene sulfonate) diacetylene 205, 206

PAHO 백신조달 순환기금(PAHO 순환기금) PAHO Revolving Fund for Vaccine Procurement
225, 226, 286

PAHO● Pan American Health Organization (세계보건기구 아메리카지역사무소) 204, 209,
226, 228, 232, 234, 285, 286

PATH● Program for Appropriate Technology in Health (보건의료적정기술 프로그램)
116~119, 174, 179, 204~213, 215, 218, 220, 221, 223, 225~228, 230~234,
256, 259~261, 263, 265, 268, 270, 277, 278, 280, 286, 296

PEPFAR President's Emergency Plan for AIDS Relief (AIDS 경감을 위한 [미국] 대통령
긴급방안) 9

TDR Special Programme for Research and Training in Tropical Diseases (열대 질환 연구와 훈련을
위한 특별사업) 87, 154, 159, 282

TRIPs● Trade-Related Aspects of Intellectual Property Rights (무역 관련 지적재산권에 관한
협정) 26

VA 여성용 콘돔 VA Female Condom 257, 259

WPRO Western Pacific Regional Office of WHO (세계보건기구 서태평양지역사무처) 154,
155, 159, 166, 280

지은이

로라 J. 프로스트 (Laura J. Frost)

국제 보건 분야에서 질적 연구 및 정책 연구를 수행하고 자문하는 Global Health Insights의 공동 창립자이자 파트너로서, 미국 컬럼비아 대학 보건대학원 강사이기도 하다. 미국 하버드 대학 보건대학원에서 국제보건 전공으로 보건학 석사 및 박사 학위를, 미국 터프츠 대학에서 인문법학 석사 학위를 받았다. 보건 기술의 접근성, 공공·민간 부문 간 협력, 보건 재정, 의제 설정 등 다양한 분야에서 여러 국제 보건 기구들과 함께 15년 넘게 일했다.

마이클 R. 라이히 (Michael R. Reich)

미국 하버드 대학 보건대학원 국제보건학과 다로 다케미 기념 교수이다. 1983년부터 하버드 대학 교수로 있다. 미국 예일 대학에서 정치학으로 박사 학위를 받았다. 공중 보건 정책, 보건 정책 개혁, 의약품 정책 분야에서 방대한 저술 활동을 하고 있다. 최근 저서로 *Pharmaceutical Reform: A Guide to Improving Performance and Equity*, *Getting Health Reform Right: A Guide to Improving Performance and Equity* (이상 공저)가 있다.

옮긴이

서울대학교 이종욱글로벌의학센터

2013년 8월 발족해 서울대학교의 글로벌 의학을 담당하고 있다. 세계보건기구 사무총장을 지낸 고(故) 이종욱 박사의 유지를 이어, 가난한 나라의 보건 의료 수준을 증진하고자 노력하는 교수들의 활동을 조직하고 지원하는 역할을 하고 있다. 세계보건기구 서태평양지역사무소에서 서태평양 지역 보건의료인력 양성을 위한 지원 센터(Regional Education Development Centre for Health Professionals)로 지정한 바 있으며, 현재 약 50~60명의 교수들이 다양한 활동을 펼치고 있다.

이 책의 번역은 김윤(이종욱글로벌의학센터 부소장), 오주환(이종욱글로벌의학센터 간사), 박상민(서울대학교 통일의학센터 담당 교수), 조희경(서울대학교 의과대학 교수), 강민아(이화여자대학교 행정학과 교수), 이자호(이종욱글로벌의학센터 참여 연구원), 허종호(이종욱글로벌의학센터 국제보건프로젝트 참여 연구원), 송진수(한국국제보건의료재단(KOFIH) 전문위원), 이훈상(한국국제협력단(KOICA) 보건전문관), 김현경(KOFIH 아시아부 부장), 조정명(KOICA 평가실 과장), 박명지(KOFIH 아시아부 주임)가 담당했고, 여러 차례 강독 모임을 통해 수정 및 조정하는 작업을 거쳤다.

김윤

의학박사(의료관리학)이고, 미국 하버드 대학 보건대학원 국제보건학과에서 다케미 펠로(Takemi Fellow, 2011/2012)를 마쳤다. 현재 서울대학교 의과대학 의료관리학교실 주임교수로 있고, 이종욱글로벌의학센터 부소장이다. 건강보험 심사평가원 연구소장을 역임했고, 국제보건의료재단 이사, 보건복지부 건강보험 ODA TF 전문위원 등으로 활동하고 있다. 국제 보건의 철학과 가치, 한국에 적합한 공적 원조 전략에 관심이 있다.

오주환

보건정책학 박사(보건정치경제학)이고, 하버드 대학 보건대학원 국제보건학과에서 다케미 펠로(2008/2010)를 마쳤다. 현재 서울대학교 의과대학 교수로 있고, 이종욱글로벌의학센터 간사이다. 보건복지부 건강보험 ODA TF 전문위원, 외교부 빈곤퇴치기여금 민간운용심의위원 등 국제 보건 분야에서 활동하고 있다. 공적 개발 원조의 기존 문제점을 극복해, 보건 의료 분야에서 좋은 개발 원조 사업을 형성하는 데 관심이 있다.

박상민

서울대학교 보건대학원을 거쳐 하버드 대학 보건대학원 국제보건학과에서 박사 후 과정으로 다케미 펠로(2006/2007)를 마쳤다. 현재 서울대학교 의과대학 가정의학교실 교수로 있고, 서울대학교 통일의학센터 담당 교수이다. 통일의학센터 창립 멤버로서 북한 보건 의료 지원 사업, 공공 보건 의료 및 국제 보건 영역의 다양한 사업과 연구 활동을 하고 있다. 글로벌 의학 분야 내 일차 의료 강화와 비전염성 질환 관리에 관심이 있다.

조희경

서울대학교 의과대학에서 박사 학위를 받았고, 하버드 대학 보건대학원에서 영양역학 분야 방문 과학자 및 다케미 펠로(2010/2012)를 마쳤다. 현재 서울대학교 의과대학 교수로 있고, 같은 대학 보건진료소 가정의학과장 및 건강증진센터장이다. 건국대학교 의과대학 교수 및 건강증진센터 부소장을 역임했고, 국제 보건에 관심이 있다.

강민아

하버드 대학 보건 정책 프로그램(Health Policy Program)에서 박사 학위를 받고, 같은 대학 보건대학원에서 다케미 펠로(2009/2010)를 마쳤다. 현재 이화여자대학교 행정학과 교수로 있고, 한국정책학회 국제화위원장이다. 또한 이종욱글로벌의학센터 국제 보건 의료 프로젝트 초빙연구위원으로 참여해 자문하고 있다. 보건 의료 정책 분야의 거버넌스, 국제 개발 협력 등에 관심이 있다.

이자호

재활의학 전문의이며 서울대학교 의료관리학교실에서 석사 과정을 마쳤다. 현재 국립재활원 공공재활 의료지원과 팀장으로 있고, 이종욱글로벌의학센터 참여 연구원이다. 베트남 장애 아동 재활 사업에 참여하며 장애 관련 국제 보건 전문가의 필요성을 느꼈고 이에 관심이 많다.

허종호

서울대학교 보건대학원에서 석사 학위를 받았고, 미국 캘리포니아 샌디에이고 대학 및 샌디에이고 주립 대학의 공공 보건 프로그램 박사과정에 있다. 현재 이종욱글로벌의학센터 국제보건프로젝트 참여 연구원이다. 국제 보건 영역의 개발도상국 청소년 건강에 관심이 많다.

송진수

내과 전문의이며 서울대학교 병원에서 감염내과 전임의 과정을 마쳤다. 하버드 대학 보건대학원에서 국제보건학 석사 과정을 했다. 현재 한국국제보건의료재단(KOFIH) 전문위원이고, 캄보디아 바탐방 지역의 통합 모자 보건 사업을 담당하고 있다. 해

외의 비정부기구 활동을 계기로 국제 보건에 관심을 갖게 되었다.

이훈상

미국 존스홉킨스 보건대학원에서 국제 보건 정책 및 관리 분야 보건학 석사 학위를 받고, 같은 대학 국제보건학과에서 박사 후 과정을 마쳤다. 현재 한국국제협력단(KOICA) 사회개발팀 보건전문관이며 개발도상국 보건 분야 ODA 지원 사업 자문과 정책 연구 및 사업 개발 업무를 담당하고 있다. KOICA 보건 분야 지원 전략 개발에 외부 연구 위원으로 참여했고, 프로젝트 말라위(Project Malawi)의 모자 보건 사업 컨설턴트를 역임했다.

김현경

연세대학교에서 영문학·개발학 석사 학위를 받고 같은 대학 국제관계학 박사과정을 수료했다. 현재 KOFIH 아시아부 부장으로 있으며, 국제 보건 분야의 여러 사업에 참여하고 있다. 대학원 시절 인턴으로 활동하며 겪은 부룬디 난민 캠프의 경험을 계기로 국제 개발 협력에 관심을 갖게 되었다.

조정명

이화여자대학교에서 영어영문학·경제학을 전공하고 서울대학교 보건대학원에서 보건 정책 관리학 석사 학위를 받았다. 현재 KOICA ODA 평가실 과장으로 있다. 대학 시절 미국 교환학생으로 있으면서 개발 경제학을 접한 후 보건 분야의 정책 및 성과 부문에 관심을 갖게 되었다.

박명지

중앙대학교에서 영어학을 전공하고 같은 대학 국제대학원 국제정치학 석사 학위를 받았다. 현재 KOFIH 주임으로 라오스 주재 담당자이며, 현지에서 모자 보건 사업을 맡고 있다. 아시아 지역 전체의 인권에 대한 관심이 많고 현재는 모자 보건 서비스를 실제로 최종 사용자에게 도달하게 할 효과적인 개입 방안에 관심이 있다.